丁震护考急救包®

护士执业资格考试

札记

丁 震 编著

U0912373

山东城市出版传媒集团·济南出版社

图书在版编目（CIP）数据

护士执业资格考试札记 / 丁震编著 . — 济南 : 济南出版社 , 2023.12

（丁震护考急救包）

ISBN 978-7-5488-5965-9

Ⅰ . ①护…　Ⅱ . ①丁…　Ⅲ . ①护士—资格考试—自学参考资料　Ⅳ . ① R192.6

中国国家版本馆 CIP 数据核字 (2023) 第 242867 号

丁震护考急救包　护士执业资格考试札记

DING ZHEN HUKAO JIJIUBAO　HUSHI ZHIYE ZIGE KAOSHI ZHAJI

丁震 / 编著

出 版 人　田俊林

责任编辑　张所建

装帧设计　舜思教育

出版发行　济南出版社

地　　址　济南市市中区二环南路 1 号（250002）

总 编 室　（0531）86131715

印　　刷　三河市中晟雅豪印务有限公司

版　　次　2023 年 12 月第 1 版

印　　次　2023 年 12 月第 1 次印刷

成品尺寸　185mm × 260mm　16 开

印　　张　18

字　　数　477 千

定　　价　129.00 元

内容简介

本书是全国护士执业资格考试的复习参考书，按照考试大纲要求，共分为22章。全书主要以表格的形式总结归纳历年考试的高频知识点，并使用流程图和思维导图梳理知识逻辑，在侧栏展示历年考试平均分数及重要高频知识点。全书有表格346个，思维导图、流程图45幅，图片153幅，采用四色印刷。购买正版图书，扫描封面二维码，还可获得20节重点、难点疾病的精品课程。

前 言

根据2008年国务院颁布的《护士条例》和2010年卫生部、人力资源社会保障部颁布的《护士执业资格考试办法》文件精神，全国护士执业资格考试（简称护考）实行国家统一考试大纲、统一组织命题和统一合格标准的考试制度。考试成绩合格者，方可申请护士执业资格注册。

现行的护考分为专业实务和实践能力2个科目，每个科目有120道试题，采用标准分报告成绩，目前固定合格分数线，2个科目均为300分通过，一次通过2个科目为成绩合格。2011年是护考的分水岭：2011年之前，护考与护理学（师）和护理学（中级）考试的考试形式和命题特点相同，难度较低；2011年之后，护考命题特点发生巨大变化，难度加大，且已形成独特的命题风格。难度提升主要体现在新考点比例高、命题范围大、出题思路绕3个方面。

2015年以来，每年考试之后都会在网上听到众多考生的抱怨之声，这说明有相当比例的考生并没有做好护考难度加大的学习准备和心理准备。为了适应目前护考命题的难度特点，我认为最重要的前提就是选择高质量的考试图书。质量高的考试图书应该具备两个基本特点：一是考点、试题的覆盖面足够大。现行护考的命题范围很大，过于简单的图书会缺失大量考点，严重误导考生，容易导致考生进入考场后心理防线崩溃，所以提醒考生一定不可轻信只复习高频考点就可以轻松通过考试的宣传。护考复习有方法、有技巧，但每年与全国的70万考生竞争，并无捷径。二是能够帮助考生梳理清楚考试所要求的庞大考点体系的内在联系，化繁为简，使考生能在理解的基础上掌握、记忆。注意复习一定要建立在理解的基础上，不求甚解地死记硬背或总结一些没有内在联系的顺口溜并不能有效地应对目前命题灵活的考试。

我已经跟踪护考20年，并不断分析、总结每年护考的命题规律和变化趋势，目的是为考生提供质量更高、更权威的考试图书和培训课程。2024年"丁震护考急救包"系列图书共有7本，略有变化，原《护士执业资格考试点线学习法考点背诵及强化1000题》和《护士执业资格考试考点背诵掌中宝》2本图书停止出版，取而代之的2本新书分别是《护士执业资格考试历年真题考点解读5套卷》和《护士执业资格考试札记》。7本图书简介如下：

1. 《丁震护士执业资格考试护考急救包》：是全国护考经典的培训教材，自2009年出版以来，已助力全国数百万考生顺利通过考试。该书包含上、中、下3册图书和1张网络学习卡。上册为应试指导教材，坚持及时修订，考点覆盖全，编写精练，经历年考试验证，每个批次考试考点的押中比例高于同类书20%左右，但篇幅却比同类书少20%以上；全书共有表格200余个，插图、彩图近100幅，绝大多数为我归纳的原创图表。中册为包含2024道题的章节练习。下册为5套模拟试卷。网络学习卡中包括"护考核心专题课""护考历年题讲解课""护考病例分析专项课"等总时长超过60个小时的优质课程。

2.《护士执业资格考试应试指导》：与《丁震护士执业资格考试护考急救包》的上册应试指导内容相同，便于考生与其他图书搭配选购。

3.《护士执业资格考试模拟6套卷全解析》：精选1440题。

4.《护士执业资格考试预测5套卷全解析》：精选1200题。

5.《护士执业资格考试冲刺4套卷全解析》：精选960题。

以上3本试卷共有3600题，每套试卷中包含8道图形题。每套试卷均高度仿真历年机考，精心组卷。每道试题均配有作者的原创解析，对有干扰价值的选项逐项解析，解析可帮助考生不仅掌握考点，更可以理清解题的逻辑思路，特别适合应对目前灵活的护考命题。3本试卷之间的试题不同，且与《丁震护士执业资格考试护考急救包》中、下册中的试题也不相同。为适应护考难度加大的要求，建议考生加大做题量。

6.《护士执业资格考试历年真题考点解读5套卷》：是根据近2年多批考试原创的全真试卷和解析，体现近年考试命题的微妙变化，参考价值特别高。

7.《护士执业资格考试札记》：是一本图表化的记忆手册，以表格总结归纳历年考试的高频知识点，以流程图和思维导图梳理重点疾病的知识逻辑，并配套近20节重点、难点疾病的精品课程。

由于护考难度较大，对基础比较差的考生，跟着老师的思路，认真听考试的培训课程可以大幅度降低复习备考难度和时间成本，有效提高分数。

从2010年到2019年，每年考试前，我都应邀到全国护理院校为考生做“点线学习法”现场冲刺培训，共培训200余场。2020年以后，课程转向线上直播和录播，课件经过不断的修订完善，试题和考点覆盖更广。2023年起课程已全部转变为线上录播课的形式，有以讲题为主的“护考预测课”“护考押题课”“护考历年题讲解课”“护考病例分析专项课”，也有以讲知识点为主的“护考核心考点课”等。“护考预测课”“护考押题课”是主干课程，以“点线学习法”的思路展开讲解，重在类似知识点的分类和归纳，对知识点的扩展是课程的最大特色，有助于考生深刻理解每道题和每个知识点，融会贯通，举一反三。课程充分体现了我和我的讲师团队对护考教学的专业研究成果，对考生应考将大有裨益。

在图书编写和课程录制过程中，我和我的团队始终坚持两个基本原则：一是内容原创原则，二是及时修订原则，每年增补新的知识总结和新试题。只有不断努力，才能出精品。

由于编写和出版的时间紧、任务重，书中不足之处，请广大考生批评指正。

丁震

2023年9月于北京

目录

第一章　基础护理知识和技能

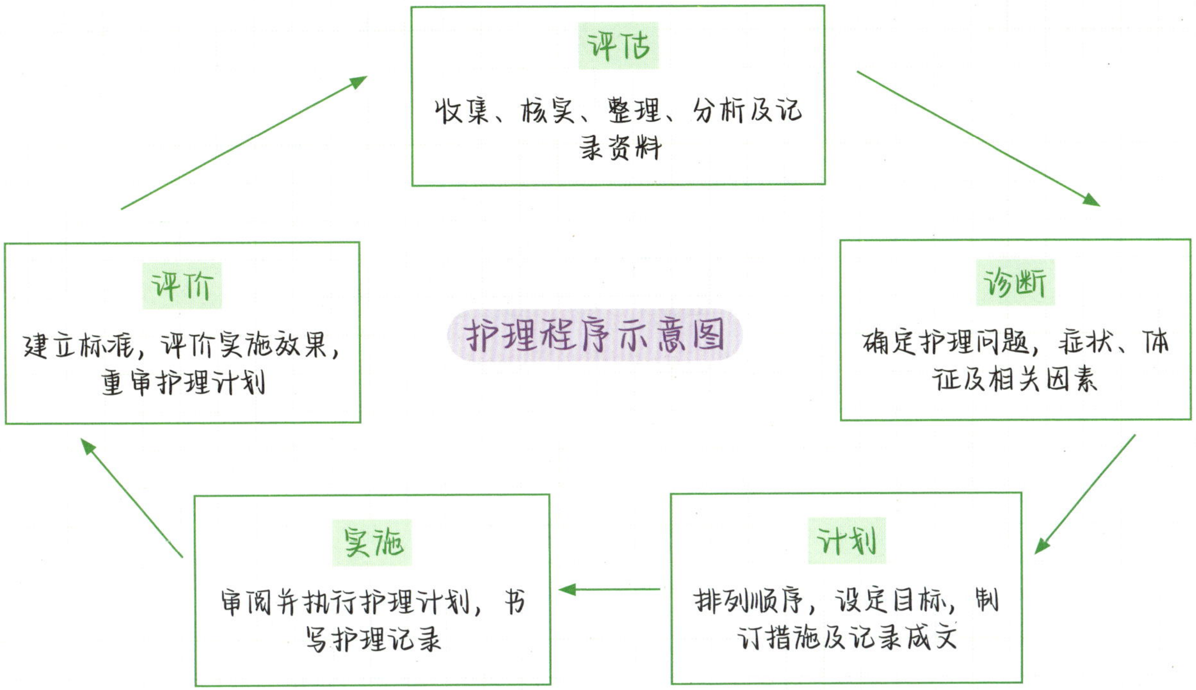

护理程序

（1～2分）

一般系统论组成护理程序的理论框架。

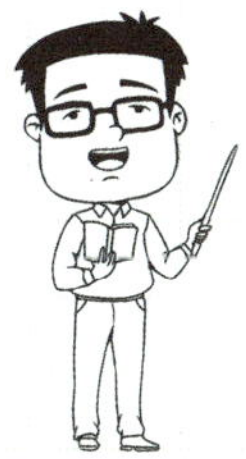

护理程序由护理评估、诊断、计划、实施和评价5个步骤组成。

护理程序系统模式

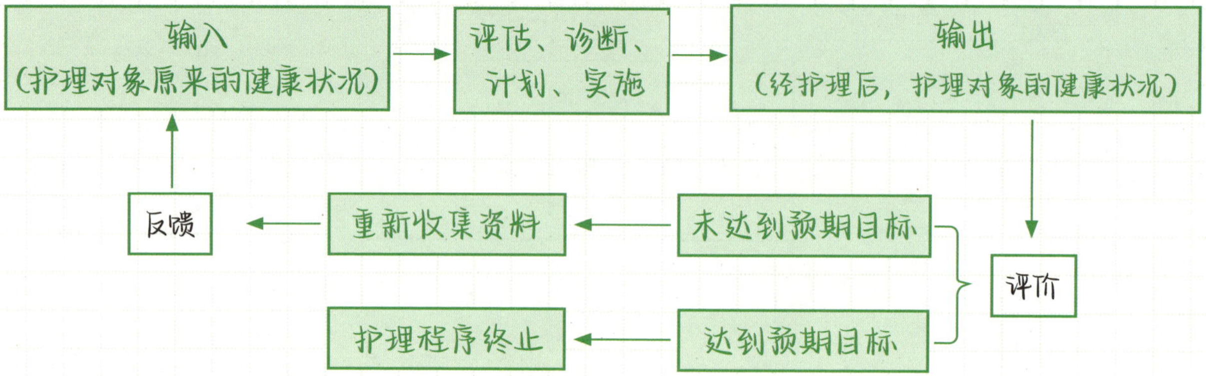

知识补充

护理评估是护理程序的第一步，贯穿护理程序的整个过程。

资料类型

分 类	获得方式	举 例
主观资料	护士主要通过交谈而获得的患者主诉或主观感觉，是患者对自己健康状况的认知和体验	头晕、胸闷、乏力、瘙痒、恶心、疼痛等
客观资料	护士通过观察、体检、仪器检查或实验室检查获得的资料	口唇发绀、水肿、血压升高、体重下降等

主观资料的记录尽量用患者的原话，并加用引号；客观资料的记录应使用医学术语，描述确切。

资料来源

- 患者本人——主要来源
- 家属及其重要关系人——意识不清、精神状态不稳定、语言障碍者及婴幼儿，其家属或重要关系人是获取资料的重要来源
- 其他医务人员
- 患者目前或既往的病历或记录
- 医疗和护理文献资料

知识补充

收集资料的方法包括交谈、观察、健康评估、查阅资料。

护理诊断分类

分　类	定　义	举　例
现存的护理诊断	对护理对象当前正存在的健康问题或反应的描述	气体交换受损、体温过高
潜在的护理诊断	护理对象目前虽尚未发生问题，由于危险因素存在，若不预防处理就可能会发生健康问题	有感染的危险、有受伤的危险
健康的护理诊断	对个体、家庭或社区服务对象具有的达到更高健康水平潜能的描述	母乳喂养有效
综合的护理诊断	由某种特定的情境或事件所引起的现存的或潜在的护理诊断	强暴创伤综合征

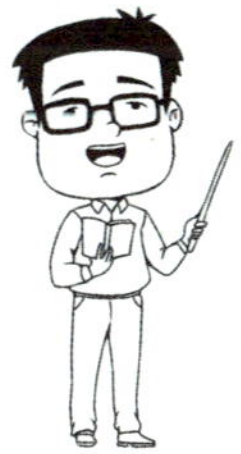

护理诊断是护理计划主要的制订依据。

知识补充

护理计划包括排列护理诊断的优先顺序、确定预期目标、制订护理措施、护理计划成文4方面内容。

知识补充

护理记录单采用PIO格式记录：P，患者的健康问题；I，针对健康问题采取的护理措施；O，护理后的效果。

护理诊断的陈述方式

- 三部分陈述
  - PSE公式
  - 多用于现存的护理诊断
  - 营养失调（P）：肥胖（S）　与进食过多有关（E）
- 二部分陈述
  - PE公式
  - 只有护理诊断名称和相关因素，没有临床表现
  - 皮肤完整性受损（P）　与长期卧床导致局部组织受压有关（E）
- 一部分陈述
  - 只有P
  - 多用于健康的护理诊断
  - 愿意加强应对

护理问题分类

- 首优问题
  - 对生命威胁最大，需要立即解决的问题
  - 心输出量减少、气体交换受损、严重体液不足、组织灌流量改变等
- 中优问题
  - 虽然不直接威胁生命，但对服务对象在精神上和躯体上造成极大痛苦，严重影响健康的问题
  - 睡眠型态紊乱、有受伤的危险、有感染的危险、焦虑、恐惧等
- 次优问题
  - 个人在应对发展和生活变化时所遇到的问题，这些问题与特定的疾病或其预后并不直接相关
  - 如社交孤立、家庭作用改变、疲劳、精神困扰

护理措施的分类

- **独立性护理措施**
  - 护士不依赖医嘱，运用护理知识和技能可独立完成的护理活动
  - 帮助患者抬高水肿的肢体、指导腹部术后患者咳嗽时保护切口、提供健康教育
- **合作性护理措施**
  - 护士与其他医务人员共同合作完成的护理活动
  - 护士与营养师共同制订符合服务对象病情的饮食计划
- **依赖性护理措施**
  - 护士执行医嘱的护理活动
  - 遵医嘱给药、更换伤口敷料、外周静脉置管、诊断性检查的准备工作

马斯洛的需要层次理论

自我实现需要	自我实现需要
尊重与自尊需要	自我尊重、对他人尊重、被他人尊重、信心
爱与归属需要	爱情、友情、性亲密
安全需要	人身安全、工作职位保障、健康保障、财产所有性、资源所有性
生理需要	呼吸、水、食物、睡眠、生理平衡、性

马斯洛将人的需要按其重要性和发生的先后顺序，由低到高依次分为生理需要、安全需要、爱与归属需要、尊重需要和自我实现需要。

医院和住院环境

（1～2分）

门诊护理工作

- 预检分诊——先预检分诊，再指导挂号
- 做好保健工作
- 安排候诊和就诊
  - 高热、剧痛、呼吸困难、出血、休克等患者，安排提前就诊或送急诊室处理
  - 原因不明的发热患者应安排到发热门诊就诊
- 开展健康教育
- 严格消毒隔离——对传染病患者或疑似者，安排至隔离门诊就诊
- 实施治疗护理

急诊护理工作

- 抢救工作
  - 急救物品管理做到“五定”
  - 医生到达现场前，可进行保持呼吸道通畅、止血、洗胃、吸氧、配血、建立静脉通道等操作
  - 记录患者到达、医生到达、病情变化和抢救措施落实的时间
  - 医生下达的口头医嘱，护士须复述，经双方确认无误后再执行
  - 各种急救药品的空药瓶、空安瓿须经两人核对无误后再弃去
  - 输液瓶、输血袋等用后须集中放置
- 急诊观察
  - 危重患者立即送抢救室实施抢救
  - 遇意外灾害事件，立即通知护士长和有关科室组织抢救
  - 遇有法律纠纷、交通事故、刑事案件，报告医院保卫部门或公安部门
- 预检分诊——留观时间一般为3~7天

知识补充

急救物品五定：定数量品种、定点安置、定人保管、定期消毒灭菌和定期检查维修。

抢救结束后，请医生在6小时内据实补记医嘱。

病区物理环境

- 温度
  - 普通病室以18~22℃为宜
  - 新生儿病房、老年病房、产房、手术室以22~24°C为宜
- 湿度 —— 适宜的病室湿度为50%~60%
- 噪声
  - 白天病区较理想的噪声强度为35~40dB
  - 噪声强度在50~60dB能产生相当的干扰
  - 长时间处于90dB以上的环境中，可致耳鸣、血压升高、易怒、头痛等
  - 噪声强度高达120dB以上可造成高频率的听力损害，甚至永久性失聪
- 通风 —— 以30分钟/次为宜

通风换气可调节室内的温湿度，保持空气清新，增加空气中的氧浓度，降低二氧化碳浓度和微生物的密度，减少空气污染，预防呼吸道疾病传播。

温湿度变化对机体的影响

要　点		对机体的影响
温　度	过　高	可抑制神经系统，干扰呼吸和消化功能，影响散热，影响体力恢复，患者易烦躁
	过　低	可使患者肌肉紧张，缺乏动力，易受凉感冒
湿　度	过　高	机体水分蒸发减少，患者感到闷热，尿液排出量增加，对心、肾疾病患者不利
	过　低	空气干燥，机体水分蒸发增加，可导致口干舌燥、咽痛烦渴等，对气管切开、呼吸道感染和急性喉炎患者尤其不利

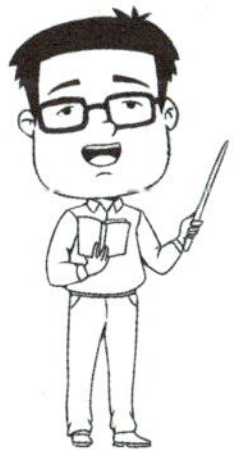

病室应定时开窗通风，通风时间以30分钟/次为宜，可达到置换室内空气的目的。

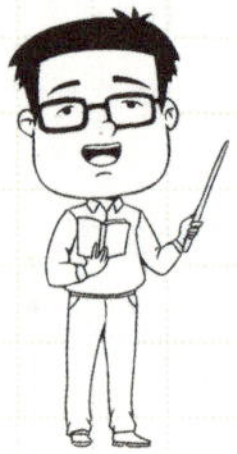

备用床目的：保持病室整洁、美观，准备接收新患者。

知识补充

暂空床目的：保持病室整洁，供新入院或暂时离床的患者使用。

麻醉床目的：便于接收和护理麻醉手术后的患者。

铺床法操作要点

- 备用床
  - 移开床旁桌，距床20cm左右
  - 铺大单顺序为先床头，后床尾；先近侧，后对侧
  - 枕头平放于床头盖被上，开口背门
- 暂空床
  - 折叠盖被，盖被头端向内折1/4，再折扇状三折于床尾
  - 根据病情，加铺橡胶单、中单
- 麻醉床
  - 铺橡胶单和中单
    - 腹部手术者铺在床中部
    - 颈、胸部或全麻手术者铺于床头
    - 下肢手术者铺在床尾
    - 非全麻手术者只铺于手术部位
    - 铺在床的中部时，上端距床头45~50cm
  - 枕头开口背门，立于床头
  - 床旁椅放在盖被折叠侧床尾，即远门的一侧

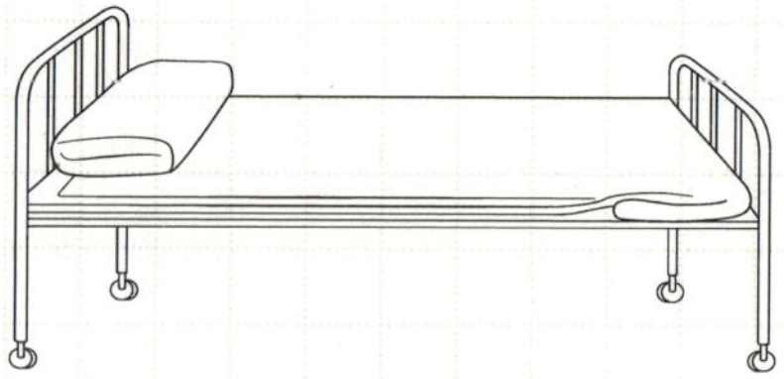

备用床

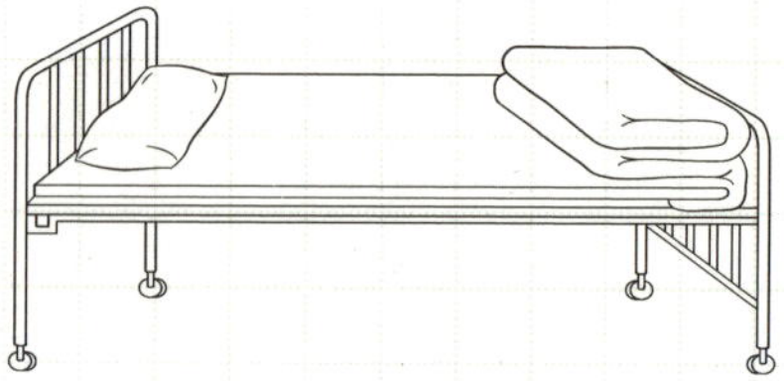

暂空床

铺床法遵循的节力原则

- 备齐物品，计划周到，用物按取用顺序放于治疗车上
- 使用肘部力量，动作平稳连续
- 铺床时身体靠近床边，上身保持直立
- 两腿前后或左右分开，两膝稍弯曲以降低重心
- 避免无效动作，减少多次走动
- 先铺床头，再铺床尾，最后铺中部

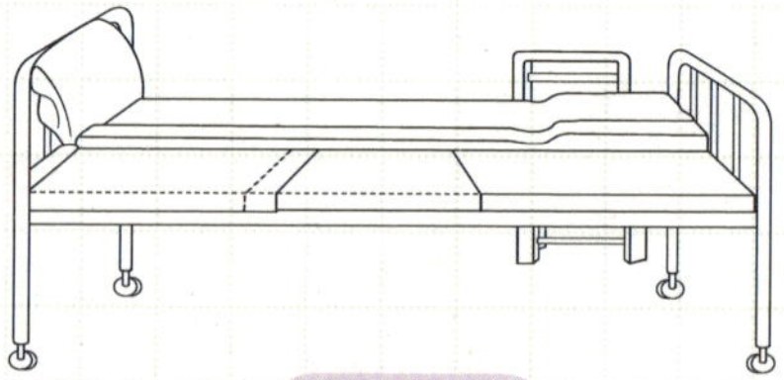

麻醉床

入院和出院患者的护理

（1～2分）

- 住院处的护理
  - 办理住院手续
    - 凭住院证办理
    - 病情危重或需要急诊手术的患者，应在入院或行急诊手术后再补办住院手续
  - 实施卫生处置
    - 急、危重症患者及即将分娩者可酌情免浴
    - 对传染病患者及疑似者，应送隔离室处置
  - 护送患者入病区
    - 护送时应注意安全和保暖，必要的输液、吸氧不可中断
- 入病区后初步护理
  - 一般患者
    - 准备床单位，将备用床改暂空床
    - 迎接新患者
    - 通知医生诊查
    - 入院介绍与指导，24小时内完善护理评估
    - 建立病历，填写相关表格
    - 执行医嘱
  - 急、危重症患者
    - 立即通知有关医生做好抢救准备，准备急救物品
    - 准备床单位，安置患者
    - 配合医生抢救

知识补充

患者换下的衣服或不需要的物品，可交由家属带回或在住院处存放；对传染病患者换下的衣服，最佳的处理方法是消毒后存放在住院处。

护送病情危急患者入病区时，不应停止输液或给氧等必要的治疗。

分级护理

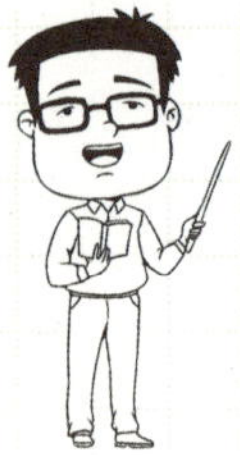

分级护理的依据：患者病情和（或）自理能力。

护理级别	适用对象	护理要点
特级护理	病情危重，随时可能发生病情变化需要抢救者； 复杂大手术后、大面积烧伤或严重创伤者； 需要严密监护生命体征的患者	专人24小时护理，严密观察患者病情变化，监测生命体征； 正确实施治疗、给药措施，准确测量出入量； 正确实施基础护理和专科护理； 实施床旁交接班等
一级护理	病情趋向稳定的重症患者； 手术后或者治疗期间，需要严格卧床的患者； 生活完全不能自理，且病情不稳定的患者； 生活部分自理，但病情随时可能发生变化的患者	每1小时巡视患者，观察病情变化，根据病情测量生命体征； 正确实施治疗、给药措施； 正确实施基础护理和专科护理； 提供护理相关的健康指导
二级护理	病情稳定，仍需要卧床的患者； 生活部分自理的患者	每2小时巡视患者，观察病情变化，根据病情测量生命体征； 正确实施治疗、给药措施； 提供护理相关的健康指导
三级护理	生活完全自理且病情稳定的患者； 生活完全自理且处于康复期的患者	每3小时巡视患者，观察病情变化，测量生命体征； 正确实施治疗、给药措施； 提供护理相关的健康指导

知识补充

大手术后患者的护理级别应为一级护理。

出入院病历排序

住院病历排序

体温单 → 医嘱单 → 入院记录 → 病史及体格检查 → 病程记录 → 会诊记录 → 各种检验和检查报告 → 护理记录单 → 长期医嘱执行单 → 住院病历首页 → 门诊和（或）急诊病历

出院病历排序

住院病历首页 → 出院或死亡病历 → 入院记录 → 病史及体格检查 → 病程记录 → 各种检验和检查报告 → 护理记录单 → 医嘱单 → 长期医嘱执行单 → 体温单

轮椅运送法操作要点

- 上轮椅
  - 轮椅面向床头，椅背与床尾平齐，制动车闸
  - 患者坐于轮椅中，尽量向后靠
- 推轮椅
  - 上坡时使患者面朝坡上，下坡时要减速，
  - 患者身体尽量向后靠，不可前倾
- 下轮椅 — 椅背与床尾平齐，患者面向床头，制动车闸

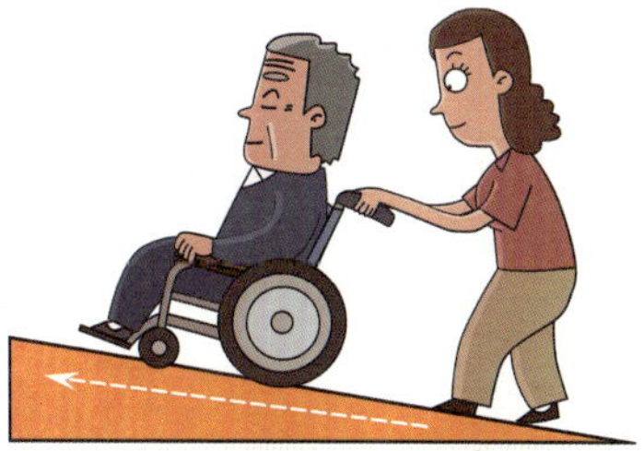

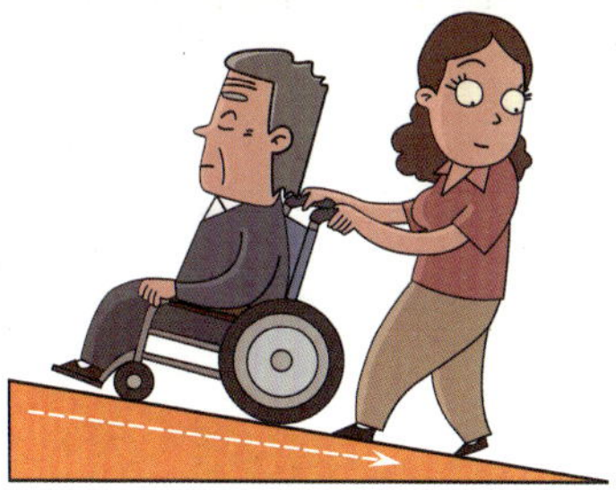

知识补充

出院病历排在最前和最后的内容分别是病历首页、体温单。

轮椅运送法运送不能行走但能坐起的患者；协助患者离床活动，以促进血液循环及体力恢复。

平车运送法

搬运方法	适用对象	平车位置	搬运操作
挪动法	病情许可，能配合的患者	平车与病床平行紧靠，大轮端靠床头	协助患者依次移动上半身、臀部、下肢于平车上；下车顺序恰好相反
一人搬运法	体重较轻、病情允许的患者或儿科患者	平车推至床尾，头端与床尾成钝角	护士一手自患者腋下伸至对侧肩部，另一手伸至患者大腿下；抱起患者，先将患者臀部轻放于平车中央，再放脚及上身
二人搬运法	病情较轻、体重较重不能活动的患者	平车推至床尾，头端与床尾成钝角	两名护士站在床的同侧，护士甲两手分别托住患者的头、颈、肩部和腰部；护士乙托住患者的臀部和腘窝
三人搬运法	不能活动、体重较重者	平车推至床尾，头端与床尾成钝角	三名护士站在床的同侧，护士甲双手分别托住患者头、颈、肩和背部，护士乙托住患者腰部和臀部，护士丙托住患者腘窝和小腿部
四人搬运法	颈、腰椎骨折或病情危重的患者	平车与病床平行紧靠，大轮端靠床头	护士甲站于床头，紧握帆布单头端或托住患者头、颈、肩部；护士乙站于床尾，紧握帆布单尾端或托住患者双腿；护士丙和护士丁分别站于病床和平车两侧，抓住帆布单四角

搬运前妥善安置各种导管，避免折叠、受压、脱落，保持通畅。

平车运送法，患者头卧于大轮端，上、下坡时提前通知患者注意安全，并保持其头在高处一端。

运送过程中护士在患者头侧，便于观察病情。

保持车速平稳。进出门时，先打开门再通过，避免碰撞房门。

一人搬运法

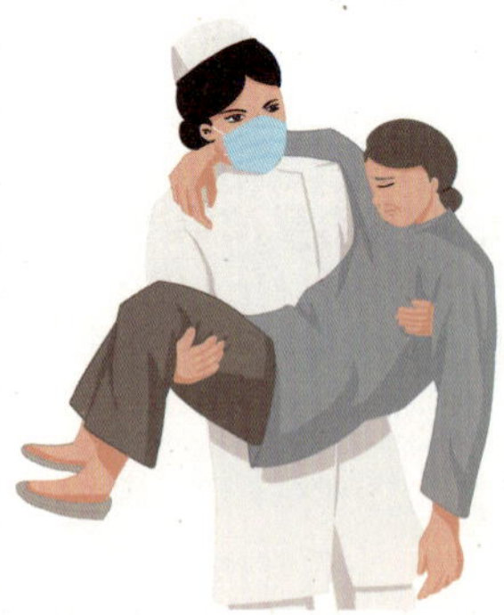

卧位和安全的护理

（1～2分）

- 常用卧位
  - 去枕仰卧位
    - 昏迷或麻醉未清醒患者——避免呕吐物误入气管而引起窒息或肺部并发症
    - 椎管内麻醉或脊髓腔穿刺后患者——预防颅内压降低而引起的头痛
  - 中凹卧位——休克患者
    - 抬高头胸有利于保持气道通畅，改善通气功能，改善缺氧症状
    - 抬高下肢有利于静脉血回流，增加心输出量，缓解休克症状
  - 半坐卧位
    - 腹腔、盆腔有炎症患者——使腹腔渗出液流入盆腔，减少炎症扩散和毒素吸收，便于引流
    - 腹部手术后患者——减轻腹部切口缝合处的张力，缓解疼痛，有利于切口愈合
    - 面部及颈部手术后患者——减少局部出血
  - 端坐位——支气管哮喘发作、急性左心衰、心包积液的患者
  - 俯卧位
    - 腰、背部检查或配合胰、胆管造影检查
    - 胃肠胀气所致腹痛的患者
  - 头高足低位
    - 颈椎骨折患者做颅骨牵引——作为反牵引力
    - 降低颅内压，预防脑水肿
    - 颅脑术后患者
  - 头低足高位
    - 肺部分泌物引流——使痰易于咳出
    - 十二指肠引流术——有利于胆汁引流
    - 跟骨或胫骨结节牵引——利用人体重力作为反牵引力
  - 膝胸卧位
    - 肛门、直肠、乙状结肠镜检查或治疗
    - 矫正胎位不正或子宫后倾
  - 截石位
    - 会阴、肛门部位的检查、治疗或手术——膀胱镜、妇产科检查、阴道灌洗
    - 产妇分娩

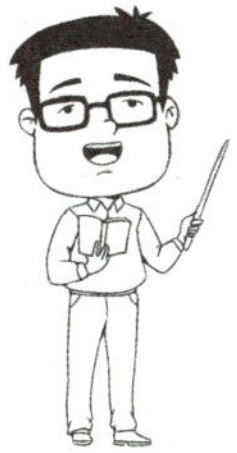

中凹卧位：抬高头胸20°～30°，抬高下肢15°～20°。

腰椎穿刺后取去枕平卧位的目的：预防颅内压降低引起头痛。

知识补充

腹腔有炎症的患者采取的体位：半坐卧位。

医院感染的预防和控制

(3～4 分)

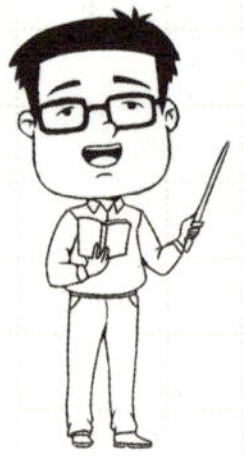

压力蒸汽灭菌法是物理消毒灭菌法中效果最好的一种方法，在临床应用广泛。

知识补充

紫外线灯管使用时间超过 1000 小时、强度低于 $70\mu W/cm^2$ 时应更换。

物理消毒灭菌方法

方　法	适用范围	操作方法	注意事项
燃烧法	无须保留物品：病理标本、特殊感染污染的敷料等；急用的某些金属器械、搪瓷类物品	无须保留物品在焚烧炉内焚烧；金属器械可在火焰上烧灼 20 秒；搪瓷类容器倒入少量 95% 乙醇，点火燃烧	锐利刀剪禁用燃烧法，以免锋刃变钝
干烤法	耐热、不耐湿、蒸汽或气体不能穿透物品的灭菌，如油剂、粉剂、金属等	150℃，2.5 小时；160℃，2 小时；170℃，1 小时；180℃，0.5 小时	油剂、粉剂的厚度不超过 0.6cm
煮沸消毒法	金属、搪瓷、玻璃和餐饮具或其他耐湿、耐热物品的消毒	玻璃器皿、金属及搪瓷类物品冷水放入，橡胶类物品待水沸后放入；加入 1%～2% 碳酸氢钠，沸点可达到 105℃；海拔每增高 300m，消毒时间延长 2 分钟	不用于外科手术器械的灭菌
压力蒸汽灭菌法	耐热、耐湿诊疗器械、器具和物品的灭菌	下排气式：121℃，102.8～122.9kPa，器械 20 分钟，敷料 30 分钟； 预排气：最短灭菌时间 4 分钟	不能用于油类和粉剂的灭菌
臭氧灯消毒法	空气、医疗污水、诊疗用水及物品表面的消毒	空气消毒要求时间不少于 15 分钟，物品表面消毒需要 60～120 分钟	消毒结束后 30 分钟方可进入
紫外线灯消毒法	空气、物品表面和液体的消毒	物品表面消毒，有效照射距离为 25～60cm，消毒时间 20～30 分钟；空气消毒时有效照射距离 < 2m，照射时间 > 30 分钟	从灯亮 5～7 分钟后开始计时，关灯后重新开启，需要间隔 3～4 分钟

化学消毒灭菌方法

消毒剂名称	消毒效力	适用范围	使用方法
戊二醛	灭菌	不耐热的诊疗器械与物品的浸泡消毒与灭菌，如内镜消毒	器械消毒时间 60 分钟，灭菌时间 10 小时
甲　醛	灭菌	不耐热、不耐湿的诊疗器械与物品的灭菌	对人体有一定毒性和刺激性
环氧乙烷	灭菌	不耐热、不耐湿的诊疗器械与物品的灭菌，如电子仪器、光学仪器、化纤织物等	灭菌后的物品须清除残留量后方可使用
过氧乙酸	灭菌/高效	耐腐蚀物品、环境、室内空气等的消毒	现配现用，使用时限≤ 24h
含氯消毒剂	高效/中效	物体表面、环境、物品及空气消毒； 分泌物、排泄物消毒（有效氯 10 000mg/L 干粉加入排泄物中，作用> 2 小时）	现配现用，使用时限≤ 24h；有腐蚀及漂白作用，不宜用于金属制品、有色织物消毒
碘　酊	中效	手术部位、注射和穿刺部位皮肤以及新生儿脐带部位皮肤消毒	擦拭 2 遍以上，作用 1~3 分钟后用 70%~80% 乙醇脱碘
碘　伏	中效	手、皮肤、黏膜及伤口的消毒	手及皮肤消毒：浓度 2~10g/L； 口腔黏膜及创面消毒：浓度 1000~2000mg/L； 阴道黏膜及创面消毒：浓度 500~1000mg/L
乙　醇	中效	手、皮肤、物体表面及医疗器械的消毒	不可用于硅胶制品，会使其老化变硬
氯己定	低效	手、皮肤、黏膜消毒	常用擦拭法或冲洗法
苯扎溴铵	低效	环境、物体表面、皮肤与黏膜消毒； 阴道黏膜擦拭、冲洗：消毒液浓度≤ 2000mg/L	不可与肥皂、碱、碘酊等阴离子表面活性剂同用

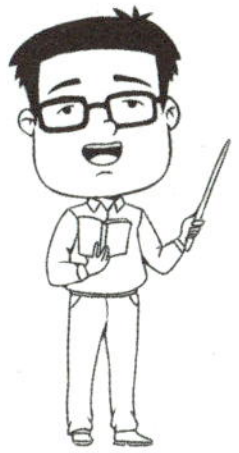

空气消毒常用纯乳酸（$0.12ml/m^3$）、食醋（$5\sim10ml/m^3$）。

过氧乙酸对金属物品有腐蚀性，0.5% 溶液用于餐具、体温计浸泡消毒。

知识补充

苯扎溴铵属于低效消毒剂，不能杀灭芽孢，只能杀灭除分枝杆菌外的细菌繁殖体和亲脂病毒。

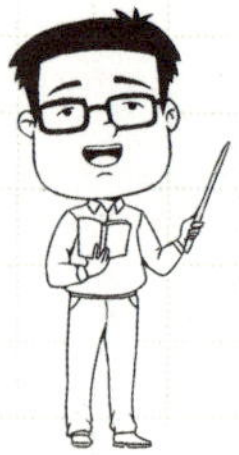

无菌持物钳不可夹取油纱布或换药、消毒皮肤。

取用无菌溶液时，应首先核对标签是否符合，即核对名称、浓度、剂量、有效期。

知识补充

使用无菌手套时若发现手套破损或可疑污染，应立即更换。

无菌技术

分类	操作要点
无菌持物钳使用	取钳：闭合钳端，垂直取出； 使用：保持钳端向下，在腰部以上视线范围内活动，不可倒转向上； 放钳：闭合钳端，垂直放回； 湿式保存：消毒液面需浸没持物钳轴节以上2~3cm或镊子长度的1/2； 干燥保存：每4小时更换1次
无菌包使用	查对：核对无菌包名称、灭菌日期、有效期、灭菌标识，检查无菌包有无潮湿或破损； 开包：手接触包布四角外面开包，不可触及包布内面及无菌物品； 有效期：无菌包内物品未用完且未被污染时，有效使用时间为24小时
铺无菌盘	铺巾：无菌巾上层呈扇形折至对侧，开口向外； 覆盖：开口处向上翻折2次，两侧边缘分别向下折1次； 有效期：4小时
倒取无菌溶液	检查：瓶签上的药名、剂量、浓度和有效期，瓶盖有无松动，瓶身有无裂缝，溶液有无沉淀、浑浊或变色； 倒液：瓶签朝向掌心，倒出少量溶液旋转冲洗瓶口，再由原处倒出溶液至无菌容器中
戴、脱无菌手套	戴手套：一手拇指和示指同时捏住两只手套的反折部分，取出手套→先戴一只手→戴好手套的手指插入另一只手套的反折内面，同法戴好→将一只手套的翻边扣套在工作服衣袖外面→同法扣套好另一只手套； 脱手套：戴手套的手捏住另一手套腕部外面，翻转脱下→将脱下手套的手伸入另一手套内，捏住内面边缘将手套向下翻转脱下

隔离区域划分

区域划分	概念	举例
清洁区	不易受到患者血液、体液和病原微生物等污染，且传染病患者不应进入的区域	医务人员的值班室、卫生间、更衣室、浴室以及储物间、配餐间等
潜在污染区（半污染区）	位于清洁区与污染区之间，有可能被患者血液、体液和病原微生物等物质污染的区域	医务人员的办公室、治疗室、护士站、检验室、内走廊等
污染区	传染病患者和疑似传染病患者接受诊疗的区域，也包括被其血液、体液、分泌物、排泄物污染的物品暂存和处理的区域	病室、患者卫生间及浴室、处置室、污物间、外走廊、患者入院和出院处理室等

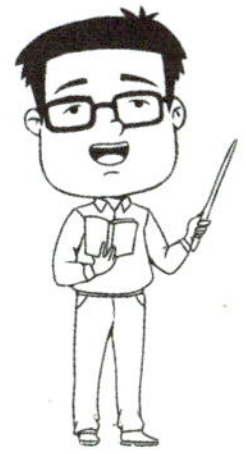

霍乱患者症状消失后，隔天大便培养1次，连续2次大便培养阴性方可解除隔离。

传染病隔离种类

	严密隔离	呼吸道隔离	接触隔离	肠道隔离	血液-体液隔离
适用情况	霍乱、鼠疫、严重急性呼吸综合征（SARS）、肺炭疽	开放性肺结核、麻疹、水痘、流行性脑脊髓膜炎、百日咳、腮腺炎	破伤风、丹毒、气性坏疽、狂犬病	伤寒、细菌性痢疾、病毒性肠炎、甲型和戊型肝炎、脊髓灰质炎	乙型肝炎、丙型肝炎、艾滋病、梅毒
隔离要求	专用单间隔离病室，门外挂有明显隔离标志	同类患者可共一室，不可相互借用物品	同类患者可共一室，做好床旁隔离	同类患者可共一室，做好床旁隔离，灭苍蝇和蟑螂	同类患者可共一室，室内应防蚊虫、防鼠虱
污物处理	污染敷料装袋标记后焚烧	口鼻分泌物消毒处理后方可排放	污染敷料装袋标记后焚烧	餐具、便器严格消毒，排泄物、呕吐物经消毒后倒掉	被服、换药器械先灭菌，再进行清洁消毒灭菌

知识补充

疟疾为虫媒传播疾病，应采取昆虫隔离。

护理职业防护

（0～1分）

- 职业损伤有害因素
  - 生物因素——细菌、病毒等
  - 化学因素——长期接触化疗药物、化学消毒剂及麻醉废气等
  - 物理因素
    - 放射性损害——接触放射性物质
    - 温度性损害——烫伤、烧伤、灼伤
    - 负重伤（机械性损伤）——腰椎间盘突出症常见
    - 锐器伤（最常见）——针刺伤是血源性传播疾病感染的最主要原因
  - 心理社会因素——受各种负性情绪影响、高压力工作等

锐器伤是导致护士血源性病原体职业暴露的主要原因，双手回套针帽、拔除注射针、整理用过的针头、采血是最常见的暴露环节。

职业损伤防护措施

分　类	防护措施	处理要求
锐器伤的防护	禁止用手直接接触使用后的锐器； 禁止直接用手传递锐器； 禁止将使用后的针头重新套上针帽； 禁止用双手分离污染的针头和注射器； 禁止用手折弯或扳直针头； 使用后的锐器直接放入耐刺、防渗漏的锐器盒内	处理流程：挤压—冲洗—消毒—包扎—上报； 从伤口近心端向远心端挤压，挤出伤口的血液，但禁止在伤口局部挤压，以免产生虹吸现象； 用肥皂液和流动水进行反复冲洗； 用75%乙醇或0.5%碘伏消毒伤口，并包扎； 及时上报，并于24小时内采取相应治疗措施
化疗药物损害的防护	穿戴防护用物； 溶解药物时，将溶媒沿瓶壁缓慢注入； 抽取瓶装药物时，应插入双针头； 抽取药液时以不超过注射器容量3/4为宜； 抽取药液后，在瓶内排气或排液后再拔出针头，勿使药液排到空气中	发生化疗药外溢时，应放置警示牌； 将吸水介质覆盖于溢出区域，迅速吸干； 再用一次性纱布或吸水介质依次蘸取含氯消毒液、清水和75%乙醇，由外向内擦拭； 皮肤暴露用肥皂和清水清洗暴露的部位，黏膜暴露用清水清洗，眼睛暴露用清水或等渗洁眼液冲洗

护士在工作时佩戴腰围可以加强腰部的稳定性，休息时应解下，以免长时间使用造成腰肌萎缩。

常用的口腔护理液

溶　液	作用及适用范围
生理盐水	清洁口腔，预防感染
0.02% 氯己定（洗必泰）溶液	清洁口腔，广谱抗菌
朵贝尔溶液（复方硼砂）	轻微抑菌，除臭
0.02% 呋喃西林溶液	清洁口腔，广谱抗菌
1%~3% 过氧化氢溶液	防腐、除臭，适用于口腔感染有溃烂、坏死组织者
1%~4% 碳酸氢钠溶液	碱性溶液，适用于真菌感染
2%~3% 硼酸溶液	酸性防腐溶液，抑菌
0.1% 醋酸溶液	适用于铜绿假单胞菌感染
0.08% 甲硝唑溶液	适用于厌氧菌感染

清洁护理

(3 分)

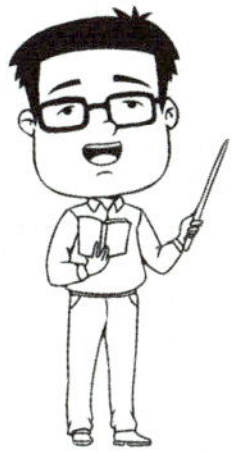

为昏迷患者行口腔护理时不必准备吸水管，禁忌漱口和棉球过湿，以免引起误吸。

知识补充

活动性义齿取下后，用冷水刷洗，浸于冷开水中备用；勿将义齿浸于热水或乙醇中，以免褪色、变形或老化。

压疮的分期、临床表现和治疗

分期	典型表现	治疗
淤血红润期（Ⅰ期）	局部皮肤完好，出现压之不褪色的局限性红斑，通常位于骨隆突处。与周围组织相比，该区域可有疼痛、坚硬或松软、皮温升高或降低	及时去除病因，防止局部继续受压，增加翻身次数；因皮肤已有损伤，不提倡按摩；半透膜敷料或水胶体敷料加以保护
炎性浸润期（Ⅱ期）	受压部位呈紫红色，皮下产生硬结，表皮常有水疱，易破溃；部分皮层缺损，表现为浅表开放性溃疡，创面呈粉红色、无腐肉	防止感染最重要。未破的小水疱防止破裂，使其自行吸收；大水疱可在无菌操作下抽出疱内液体，不必剪去表皮，消毒包扎；水疱已破溃时须消毒创面及创周皮肤，包扎
浅度溃疡期（Ⅲ期）	表皮水疱逐渐扩大、破溃，创面有黄色液体渗出；可见腐肉或焦痂；可有潜行或窦道	清除坏死组织，引流伤口渗液，促进肉芽组织生长；无感染者以生理盐水冲洗，有感染者以0.02%呋喃西林清洗创面；溃疡较深引流不畅者以3%过氧化氢冲洗，抑制厌氧菌生长；红外线灯照射，促进创面愈合
坏死溃疡期（Ⅳ期）	全层皮肤或组织缺损，伴骨骼、肌腱或肌肉外露；坏死组织颜色变黑，脓性分泌物增多，有臭味	清创处理，清除坏死组织或腐肉，保持引流通畅；创面外敷药物，定期换药，无菌敷料包扎

坐位时压疮好发于坐骨结节处。

仰卧位时好发于枕骨粗隆、肩胛、肘部、脊椎体隆突、骶尾部和足跟部。

侧卧位时好发于耳廓、肩峰部、髋部、大转子处、膝部及踝部的内外侧等。

知识补充

经常翻身是预防压疮最有效的方法。长期卧床者每2小时翻身1次，必要时每30分钟翻身1次。

压疮的好发部位

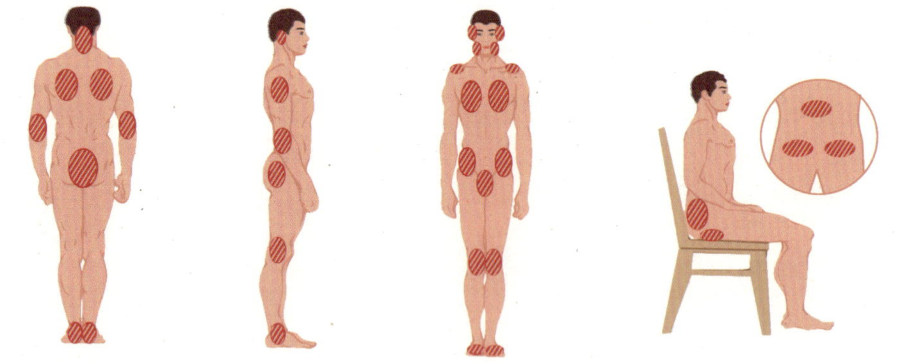

常见热型及特点

热型	特点	常见疾病
稽留热	体温持续在39~40℃，达数天或数周，24小时波动范围不超过1℃	常见于伤寒、大叶性肺炎高热期等
弛张热	体温常在39℃以上，24小时内温差达2℃以上，体温最低时仍高于正常水平	常见于败血症、风湿热、化脓性感染等
间歇热	体温骤然升高至39℃以上，持续数小时下降至正常，经过一个间歇期，体温又升高，高热期和无热期交替出现	常见于疟疾等
回归热	体温升至正常范围以上，数天后再降至正常，1~2天后再升高，如此交替出现	常见于霍奇金病等

常见的异常呼吸及其特点

类型	特点	常见疾病
潮式呼吸（陈-施呼吸）	呼吸由浅慢逐渐加快，达高潮后逐渐变浅、变慢，经过一段时间的暂停（5~20秒）后又出现如上的周期性呼吸，形如潮水起伏	常见于中枢神经系统疾病，如颅内压增高、脑炎、酸中毒、巴比妥类药物中毒等患者
间断呼吸（比奥呼吸）	有规律的几次呼吸后，突然停止呼吸，间隔一个短时间后又开始呼吸，如此呼吸和呼吸暂停反复交替	常见于濒死患者
酸中毒大呼吸（库斯莫尔呼吸）	呼吸深长而规则	常见于糖尿病、尿毒症等引起的代谢性酸中毒的患者
浅快呼吸	呼吸浅表而不规则，有时呈叹息样	多见于肺炎、胸膜炎、肋骨骨折、剧烈疼痛等患者，也可见于濒死患者

生命体征的观察与护理

(3分)

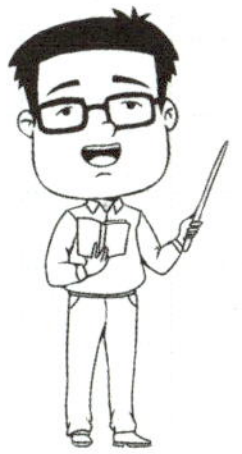

高热患者每4小时测量1次体温，待体温恢复正常3天后，改为每天1~2次。

知识补充

危重患者呼吸微弱，测量呼吸时，将少许棉花置于患者鼻孔前，观察棉花被吹动次数，测1分钟。

血压的测量方法

步骤	注意事项
体位	测血压常选择右上臂，肱动脉与心脏位于同一水平，坐位时手臂平第4肋软骨，仰卧位平腋中线
缠袖带	驱尽袖带内空气，平整置于上臂中部，下缘距肘窝2~3cm，松紧以能插入一指为宜
充气	触摸肱动脉搏动，将听诊器胸件置于肱动脉搏动最明显处，一手固定，另一手握加压气球，关气门，充气至肱动脉搏动消失再升高20~30mmHg

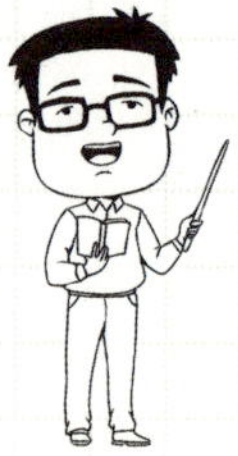

对需要持续观察血压者，应做到“四定”，即定时间、定部位、定体位、定血压计，有助于测定的准确性和对照的可比性。

异常脉搏的特点

分类		特点	常见疾病
节律异常	间歇脉	在一系列正常均匀的脉搏中，出现一次提前而较弱的脉搏，其后有一较正常延长的代偿性间歇，称间歇脉，亦称早搏、过早搏动或期前收缩	常见于各种器质性心脏病如急性心肌梗死或洋地黄中毒等患者；正常人过度疲劳、情绪激动或体位改变时也可出现
	脉搏短绌	在同一单位时间内脉率少于心率	常见于心房颤动患者
强弱异常	洪脉	心排血量增加、脉压增大时，脉搏强大有力	常见于高热、甲状腺功能亢进症、主动脉瓣关闭不全等患者
	交替脉	节律正常但强弱交替出现的脉搏，由于心室收缩强弱交替所致，是心肌受损的表现	常见于高血压性心脏病、急性心肌梗死的患者

知识补充

出现绌脉时，由2名护士同时测量，一人听心率，另一人测脉率，由听心率者发“开始”“停止”的口令，计数1分钟，记录方式为：心率/脉率/分。

续　表

分　类		特　点	常见疾病
强弱异常	水冲脉	脉搏骤起骤落，有如潮水涨落，急促有力	常见于主动脉瓣关闭不全、先天性动脉导管未闭、甲状腺功能亢进症等患者
	奇　脉	平静吸气时脉搏明显减弱甚至消失，又称吸停脉	常见于急性渗出性心包炎、心脏压塞的患者

治疗饮食

类　别	适用情况	饮食要求
高热量饮食	热能消耗较多的患者，如甲状腺功能亢进症、高热、烧伤、结核病等患者，产妇	在基本饮食的基础上加餐2次。加餐食物可为牛奶、豆浆、鸡蛋、巧克力等，总热量3000kcal/d
低蛋白饮食	需要限制蛋白质摄入的患者，如急性肾小球肾炎、尿毒症、肝昏迷等患者	成人蛋白质总量＜40g/d，病情需要时可低至20~30g/d。肾功能不全者应给予优质蛋白（动物蛋白），忌食豆制品；肝昏迷患者以植物蛋白为主
高蛋白饮食	长期消耗性疾病的患者，如结核病、营养不良、严重贫血、烧伤、甲状腺功能亢进症、癌症晚期等患者；大手术后	增加富含蛋白质的食物，按体重计算1.5~2.0g/(kg·d)，但总量不超过120g/d，总热量2500~3000kcal/d
低盐饮食	急、慢性肾小球肾炎，心脏病伴水肿，肝硬化腹水，重度高血压等患者；水肿较轻者	成人盐摄入＜2g/d（含钠0.8g），但不包括食物内自然存在的氯化钠。禁食一切腌制食品，如咸菜、咸肉、香肠、皮蛋等

饮食护理

(2分)

低钠饮食是指除无盐外，还应控制食物中的自然含钠量，钠摄入＜0.5g/d。

知识补充

基本饮食包括普通饮食、软质饮食、半流质饮食和流质饮食。

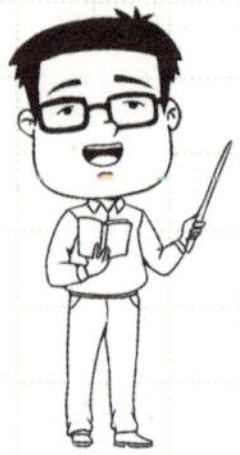

肠内营养时根据患者耐受情况调节滴注速度，可由 30 滴 / 分逐渐增加至 60~70 滴 / 分。

试验饮食

类 别	适用情况	饮食要求
大便隐血试验饮食	协助诊断消化道有无出血	禁食肉类、动物肝脏、血、含铁丰富的食物或药物、绿色蔬菜，以免造成假阳性；可食豆制品，土豆、冬瓜等非绿色蔬菜，米饭、馒头等
甲状腺 ^{131}I 试验饮食	用于协助测定甲状腺功能	禁食含碘食物，如海带、海蜇、紫菜、卷心菜、鱼、虾、干贝、蛏子、加碘盐等，禁用含碘消毒剂做局部消毒
肌酐试验饮食	协助检查测定肾小球的滤过功能，以排除外源肌酐的影响	禁食肉类、禽类、鱼类等高蛋白食物，禁饮茶与咖啡；主食摄入 <300g/d，蛋白质总摄入量 <40g/d，不限制蔬菜、水果和植物油的摄入
胆囊造影饮食	需要进行造影检查有无胆囊、胆管疾病的患者	检查前一天，午餐进高脂饮食，以刺激胆囊收缩和排空，有助于造影剂进入胆囊；晚餐进无脂肪、低蛋白、高碳水化合物的清淡饮食，晚餐后口服造影剂，禁食水、禁烟至第二天上午。检查当天早晨禁食，第一次摄片后如胆囊显影良好，进食脂肪餐，脂肪量 25~50g，30 分钟后再次摄片观察

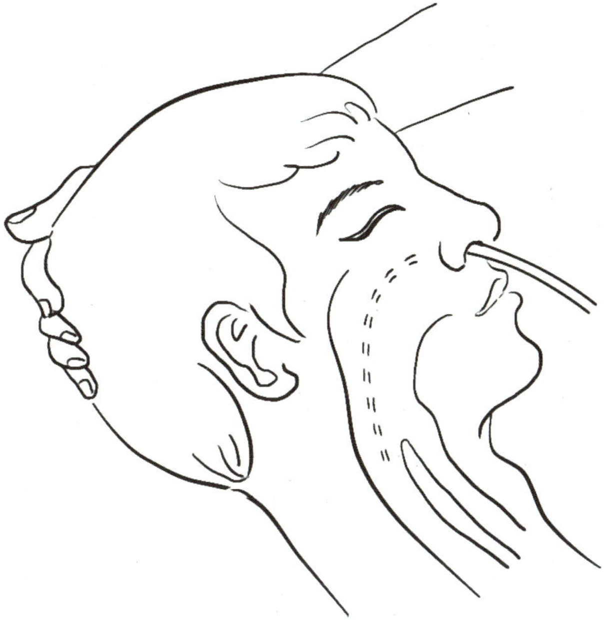

长期鼻饲者应定期更换胃管，普通胃管1次/周，硅胶胃管1次/月；更换胃管应该在当天晚上最后一次灌注食物后拔管，次晨从另一侧鼻孔插管。

为昏迷患者插入胃管

为昏迷患者插入胃管时，当胃管插至会厌部，即15cm时，将患者的头部托起，使下颌靠近胸骨柄，以增大咽喉部通道的弧度，便于胃管顺利通过会厌部。

知识补充

确认胃管是否在胃内最常用、最准确的方法是抽液法，注射器连接胃管末端抽吸，有胃液被抽出。

冷热疗法

(2 分)

冷、热疗法的作用及禁忌证

	作 用	适用情况	禁忌证
冷 疗	减轻局部充血和出血	适用于软组织损伤早期(48 小时内)、扁桃体切除术后、鼻出血等	血液循环障碍者;慢性炎症或深部化脓病灶;对冷过敏者;组织损伤、破裂或有开放性伤口处; 枕后、耳廓、阴囊处:防止冻伤; 心前区:防止引起反射性心率减慢、心律失常; 腹部:防止腹泻、腹痛; 足底:防止反射性末梢血管收缩而阻碍散热,警惕引起一过性冠状动脉收缩
	控制炎症扩散	适用于炎症早期	
	减轻疼痛	适用于急性损伤初期、牙痛、烫伤等	
	降低体温	适用于高热、中暑等;对于脑外伤、脑缺氧患者,低温可降低脑细胞代谢,提高脑组织对缺氧的耐受性,减轻脑细胞的损害	
热 疗	促进炎症消散和局限	适用于睑腺炎(麦粒肿)、乳腺炎等	急腹症诊断未明确者;软组织损伤早期 48 小时内;急性炎症;面部危险三角区感染者;各种脏器内出血;恶性肿瘤部位
	减轻深部组织充血	—	
	减轻疼痛	适用于腰肌劳损、肾绞痛、胃肠痉挛等	
	保暖	适用于年老体弱、危重、末梢循环不良等患者以及早产儿	

知识补充

为高热患者降温时,冰袋置于前额或头顶,冰囊可置于体表大血管分布处,如腋窝、腹股沟。

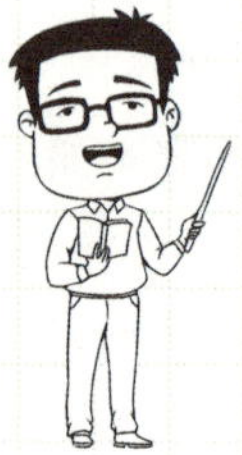

禁冷疗的部位包括枕后、耳廓、阴囊处、心前区、腹部、足底。

常见的冷、热疗方法及注意事项

方　法		注意事项
冷　疗	冰袋、冰囊	如为降温，冰袋使用后30分钟需要测体温，当体温降至39℃以下时取下冰袋
	冰帽	注意监测肛温，肛温不得低于30℃
	冷湿敷	每3~5分钟更换一次敷布，持续15~20分钟，确保冷敷效果，以防产生继发效应
	温水/乙醇拭浴	儿童用乙醇拭浴皮肤易造成中毒甚至昏迷和死亡，血液病患者用乙醇拭浴易导致或加重出血，故儿童及血液病高热患者禁用乙醇拭浴
热　疗	热水袋	成人60~70℃； 昏迷、感觉迟钝、循环不良等患者及老人、婴幼儿，水温应低于50℃； 灌水1/2~2/3满
	红外线灯	灯距治疗部位30~50cm，以患者感觉到温热为宜，治疗时间为20~30分钟
	热湿敷	水温50~60℃，拧至不滴水为度，以不烫手为宜； 每3~5分钟更换一次敷布，持续15~20分钟
	温水坐浴	水温40~45℃，避免烫伤； 女性患者经期、妊娠后期、产后2周内、阴道出血和盆腔急性炎症不宜坐浴，以免引起感染

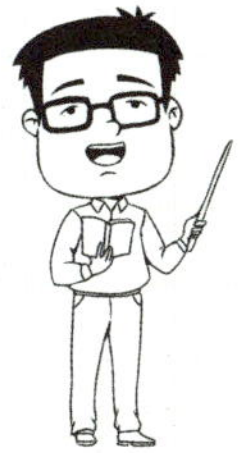

乙醇拭浴用物准备：需要30℃、25%~35%乙醇200~300ml。

知识补充

肢体感觉障碍、意识不清者禁用热水袋，防止因感觉障碍而被烫伤。

排泄护理

（3分）

尿液异常的评估

尿液形状		临床表现
尿液颜色	血尿	尿沉渣每高倍镜视野红细胞≥3个； 出血量多者尿色常呈洗肉水色、浓茶色或红色，称为肉眼血尿
	胆红素尿	尿液中含有胆红素，呈深黄色或黄褐色
	乳糜尿	尿液中含有淋巴液，排出的尿液呈乳白色
	血红蛋白尿	尿液中含有血红蛋白，常见于各种原因导致的大量红细胞在血管内被破坏，血红蛋白经肾脏排出形成血红蛋白尿，一般尿液呈浓茶色、酱油样色
尿量异常	多尿	24小时尿量>2500ml
	少尿	24小时尿量＜400ml或每小时尿量＜17ml
	无尿/尿闭	24小时尿量＜100ml为无尿

血红蛋白尿主要见于血型不合输血后的溶血、恶性疟疾等。

压力性尿失禁指患者平时尚能控制排尿，当腹内压骤然增高时（如咳嗽、打喷嚏、大笑、举重等），少量尿液不自主地从尿道口溢出。

留置导尿术

	注意事项
女性患者	协助患者取仰卧屈膝位，两腿外展，暴露外阴； 初次消毒顺序是由外向内、自上而下；擦洗顺序为阴阜→两侧大阴唇→分开大阴唇，再消毒两侧小阴唇→尿道口； 再次消毒顺序是内→外→内，自上而下，消毒顺序为尿道口→两侧小阴唇→尿道口； 导尿管轻轻插入尿道口至尿液流出后，再插入5~7cm
男性患者	导尿时，提起阴茎使之与腹壁成60°可使耻骨前弯消失，便于导尿管顺利通过； 导尿管插入尿道20~22cm，见尿液流出再插入1~2cm

知识补充

第1次导尿量不超过1000ml，以防虚脱和血尿。

大便颜色评估

大便颜色	提示疾病
柏油样便	上消化道出血
暗红色血便	下消化道出血
白陶土色便	胆道梗阻
果酱样变	肠套叠、阿米巴痢疾
米泔样便	霍乱、副霍乱
大便表面有鲜血	肛裂、痔
脓血便	细菌性痢疾、阿米巴痢疾、溃疡性结肠炎、肠结核

正常成人每天排便1~3次，为成形软便，每天排便量为100~300g，大便为黄褐色或棕黄色。

便秘的护理措施

- 帮助患者重新建立排便习惯
- 合理膳食
  - 多摄取可促进排便的食物和饮料
  - 增加纤维素和水分（1500~2000ml/d）的摄入
  - 多食蔬菜、水果、豆类、粗粮等高纤维食物
- 选择适宜的排便环境和姿势
- 腹部环形按摩——以肚脐为中心顺时针方向转圈按摩腹部
- 口服缓泻药——长期使用或滥用又常成为慢性便秘的主要原因
- 使用简易通便药——常用甘油栓、开塞露等

知识补充

高渗溶液进入肠道后在肠道内形成高渗环境，使肠道内水分大量增加，从而软化大便、刺激肠蠕动，加速排便。

协助排便的护理技术要点鉴别

	大量不保留灌肠			小量不保留灌肠	保留灌肠	肛管排气
	一般情况	降温	中暑			
液体温度（℃）	39~41	28~32	4	28	38	
灌肠液保留/排气时间（分钟）	5~10	30		10~20	> 60	< 20
灌肠溶液	0.1%~0.2% 肥皂水；生理盐水			“1、2、3”溶液（50% 硫酸镁 30ml、甘油 60ml、温开水 90ml）	10% 水合氯醛；2% 黄连素；0.5%~1% 新霉素	
灌肠液量（ml）	500~1000（成人）；200~500（小儿）；< 500（伤寒）			100~180	< 200	
肛管插入肛门深度（cm）	7~10（成人）；4~7（小儿）			7~10	15~20	15~18
液面与肛门距离（cm）	40~60（一般情况）；< 30（伤寒）			< 30	< 30	
卧位	左侧			左侧	左侧（细菌性痢疾、溃疡性结肠炎）；右侧（阿米巴痢疾），抬高臀部	左侧

知识补充

肝昏迷患者禁用肥皂水灌肠，以减少氨的产生和吸收；充血性心力衰竭和水、钠潴留患者禁用生理盐水灌肠。

阿米巴痢疾病变部位多在回盲部，行保留灌肠时，取右侧卧位使回盲部处于低位，有利于药物到达治疗部位。

常用注射给药法

	皮内注射（ID）	皮下注射（H）	肌内注射（IM）	静脉注射（IV）	股静脉注射
适用情况	药物过敏试验； 预防接种； 局部麻醉起始步骤	不宜口服（胰岛素）； 预防接种； 局部麻醉	不宜或不能口服、静脉用药，需要较快产生药效	不宜口服、皮下或肌内注射，需要迅速发挥药效的药物； 输液、输血、静脉营养等	急救时加压输液、输血或采集血标本
注射部位	前臂掌侧下段（药物过敏试验）； 上臂三角肌下缘（预防接种）	上臂三角肌下缘、腹部（胰岛素注射）、后背、大腿前侧和外侧	臀大肌：连线法为髂前上棘和尾骨连线的外上1/3处，十字法为外上象限并避开内角； 臀中肌、臀小肌（2岁以下婴幼儿）； 股外侧肌：大腿中段外侧，髋关节下10cm至膝上10cm； 上臂三角肌：上臂外侧，肩峰下2~3横指处	四肢浅静脉（肘部的贵要静脉、正中静脉、头静脉和手背、足背、踝部等静脉）、头皮静脉（小儿）	股三角区，股动脉内侧0.5cm处
消毒方法	75%乙醇	常规皮肤消毒法	常规皮肤消毒法	常规皮肤消毒法	常规皮肤消毒法
进针角度	5°	30°~40°	90°	15°~30°	90°或45°
是否回血	否	否	否	是	是

药物疗法和过敏试验法

(5分)

知识补充

普通胰岛素采用皮下注射法，宜选择上臂三角肌、臀大肌、大腿前侧、腹部等部位，以腹部吸收最快。

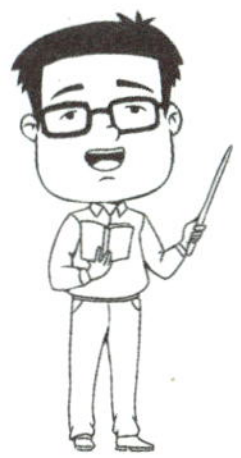

每小时1次的外文缩写是qh，每天1次的外文缩写是qd。

知识补充

破伤风抗毒素皮肤过敏试验阳性时可采用脱敏注射法，采用多次剂量递增的方法，将TAT分为0.1ml、0.2ml、0.3ml和余量4组，分别加入生理盐水至1ml，每隔20分钟注射1次。

停用破伤风抗毒素超过7天，再次使用时应重新做过敏试验。

药物过敏试验

药物	注射方法	皮试液浓度（/ml）	皮试液含量（/0.1ml）	阳性判断	急救处理
青霉素	ID	200~500U	20~50U	20分钟观察，出现红晕硬块，直径>1cm，或出现伪足、痒感	立即停药，协助患者平卧，报告医生，就地抢救；休克抢救首选0.1%盐酸肾上腺素
头孢菌素	ID	500μg	50μg	20分钟观察，同青霉素	同青霉素
链霉素	ID	2500U	250U	20分钟观察，出现红晕硬块，直径>1cm	同青霉素； 若抽搐，给予10%葡萄糖酸钙或5%氯化钙、新斯的明
破伤风抗毒素（TAT）	ID	150U	15U	20分钟观察，硬结>1.5cm，红晕>4cm，或出现伪足、痒感	同青霉素； 反应轻微者采用脱敏注射法
普鲁卡因	ID	2.5mg	0.25mg	20分钟观察，同青霉素过敏反应	同青霉素

- 口服给药健康教育
  - 健胃药 — 餐前服 — 促进消化液分泌，增加食欲
  - 助消化药 — 餐后服 — 有助于消化
  - 对胃黏膜有刺激性的药物 — 餐后服 — 减少刺激
  - 磺胺类药物 — 服药后多饮水 — 避免尿少时析出结晶，堵塞肾小管
  - 对牙齿有腐蚀作用和使牙齿染色的药物 — 用吸水管吸入
  - 止咳糖浆 — 同时服用多种药物时，最后服用止咳糖浆，服后不饮水，以免冲淡药液
  - 强心苷类药物 — 服用前测脉率

- 雾化吸入常用药物
  - 稀释痰液 — α-糜蛋白酶、乙酰半胱氨酸（痰易净）
  - 控制感染 — 庆大霉素、卡那霉素
  - 解除支气管痉挛 — 氨茶碱、沙丁胺醇
  - 减轻呼吸道黏膜水肿 — 地塞米松

除静脉和动脉注射药物直接进入血液循环外，其他给药途径均存吸收过程，由快至慢的顺序为气雾吸入＞舌下含服＞直肠给药＞肌内注射＞皮下注射＞口服给药＞皮肤给药。

知识补充

超声雾化吸入时，水槽和雾化罐中不可加入温水或热水；水槽内的蒸馏水量应足够，约 250ml；水温超过 50℃时，应关机更换冷蒸馏水；需要连续使用时，中间应间隔 30 分钟。

静脉输液

(2分)

输液瓶位置过低会使输液速度缓慢，抽吸有回血；输液管漏气表现为茂菲滴管内液面自行下降。

知识补充

输液时间（分钟）=［液体总量（ml）×点滴系数（滴/ml）］/每分钟滴数（滴/分）；点滴系数即每毫升溶液的滴数，默认为15滴/ml。

常见输液问题的表现及处理

输液问题	表现及处理
针头滑出静脉外	局部皮肤肿胀、疼痛；应拔针并更换针头，另选静脉重新穿刺
针头斜面紧贴静脉壁	液体滴入不畅或不滴；应调整针头位置或适当变换肢体位置
确定针头阻塞	药液不滴，挤压输液管有阻力，且无回血，可确定针头阻塞；应更换针头，重新选择静脉穿刺
压力过低	由于输液瓶位置过低或患者肢体抬举过高或患者周围循环不良所致；应适当抬高输液瓶或放低肢体位置
静脉痉挛	可进行局部热敷、按摩，使静脉扩张，促进血液循环

常见输液反应的临床表现

输液反应	临床表现
发热反应	输液后数分钟至1小时内发生； 寒战，发热，体温达38℃，停止输液后体温恢复正常； 重者可有寒战、高热，体温达40℃以上，伴头痛、恶心、呕吐等
循环负荷过重（急性肺水肿）	患者突然出现呼吸困难，感胸闷、气促，咳嗽、咳粉红色泡沫样痰
静脉炎	沿静脉走行出现条索状红线，局部组织表现为红、肿、热、痛，有时伴畏寒、发热等
空气栓塞	突感胸部异常不适或胸骨后疼痛，呼吸困难、严重发绀，有濒死感； 听诊心前区可闻及持续、响亮的水泡声； 心电图示心肌缺血的表现

常见输液反应的原因及护理措施

输液反应	原　因	护理措施
发热反应	常见于输入的溶液或药物不纯、输液器灭菌不严或被污染、输液过程中未能严格执行无菌操作等	反应较轻者可减慢滴速或停止输液，报告医生； 反应严重者应立即停止输液，通知医生，保留剩余药液和输液器，必要时做细菌培养； 给予物理降温等对症处理
循环负荷过重（急性肺水肿）	由于输液过快、过多，使心脏负荷过重； 患者原有心、肺功能不全	立即停止输液，协助患者取端坐位，双腿下垂； 给予高流量吸氧（6~8L/min），湿化瓶内加入20%~30%乙醇，以降低肺泡内泡沫的表面张力； 遵医嘱给予血管扩张药、平喘药、强心药、利尿药等
静脉炎	长期输注高浓度、强刺激性药物，引起静脉壁化学性炎症反应； 未严格执行无菌技术操作，引起静脉感染	停止发生静脉炎部位的输液； 患肢抬高制动，局部使用50%硫酸镁或95%乙醇湿热敷； 超短波理疗； 合并感染时遵医嘱给予抗生素治疗； 如发生血栓性静脉炎，禁忌局部按摩
空气栓塞	输液前未排尽输液管内空气或导管连接漏气； 加压输液时无人守护； 液体输完未及时添加或拔针； 拔除邻近胸腔的较粗深静脉导管时，穿刺点局部封闭不严	立即停止输液，协助患者取左侧卧位和头低足高位，有助于气体浮向右心室心尖部，避免阻塞肺动脉入口； 给予高流量吸氧等

知识补充

通常情况下，静脉输液滴速成人为40~60滴/分，儿童为20~40滴/分。

年老体弱、婴幼儿、心肺疾病者及输入高渗溶液、含钾药物、升压药物时速度宜慢；休克、严重脱水、心肺功能良好者输液速度可适当加快。

静脉输血

(2分)

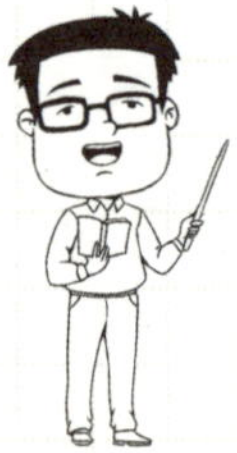

输血后血袋保留24小时，以备患者出现输血反应后分析原因。

常见的输血反应及临床表现

输血反应	原　因	临床表现
发热反应（最常见）	血液及输血器械被致热原污染； 违反无菌技术操作原则，造成污染； 多次输血后受血者体内产生白细胞或血小板抗体所致的免疫反应	轻者：1~2小时后自行缓解； 重者：头痛、恶心、呕吐，甚至血压下降、抽搐、昏迷
过敏反应	易过敏体质者； 供血者的血液中含有致敏物质，在献血前使用过可致敏的药物或食物； 多次输血后体内产生过敏性抗体	轻度：出现皮肤瘙痒、荨麻疹； 中度：出现血管神经性水肿，多见于眼睑、颜面部和口唇，支气管痉挛导致呼吸困难； 重度：可发生过敏性休克
溶血反应（最严重）	输入异型血； 输入变质血； 输入Rh因子不符血	最典型的症状为四肢麻木、腰酸背痛、黄疸和血红蛋白尿

大量输血后的反应

库存血中的部分血细胞被破坏，细胞内钾释放，可引起高钾血症，输入钙剂可拮抗钾离子对心肌的抑制作用。

	原　因	临床表现	处　理
出血倾向	库存血中的血小板破坏较多、凝血因子不足，且含有枸橼酸钠等抗凝剂	皮肤黏膜出现瘀点，静脉穿刺点瘀斑或拔针后出血不止，手术切口渗血，牙龈出血，甚至出现血尿	库存血应与新鲜血或血小板浓缩悬液交替输入
枸橼酸钠中毒	如患者肝功能不全，枸橼酸钠尚未氧化即与血中游离钙结合，使血钙下降	手足抽搐，出血倾向，血压下降，心率缓慢，甚至心脏骤停	输入库存血1000ml以上时，须遵医嘱静脉注射10%葡萄糖酸钙或氯化钙10ml，以补充钙离子

常见的输血反应的预防和处理

输血反应	预　防	护　理
发热反应（最常见）	严格管理输血用具，严格执行无菌操作	轻者减慢滴速或暂停输血； 重者立即停止输血并通知医生，对症处理，必要时遵医嘱给予解热镇痛药、抗过敏药或激素类药物
过敏反应	输血前半小时酌情给予抗过敏药物； 供血者采血前4小时不宜进高蛋白、高脂饮食	轻中度者：减慢输血速度，继续观察；遵医嘱给予抗过敏药物，如苯海拉明、异丙嗪、氢化可的松或地塞米松等。 重度者：立即停止输血；遵医嘱给予0.1%肾上腺素皮下注射，或糖皮质激素等抗过敏药物；呼吸困难者给予氧气吸入，严重喉头水肿者行气管切开；循环衰竭者应给予抗休克治疗
溶血反应（最严重）	认真做好血型鉴定和交叉配血试验，输血前做好查对； 严格执行血液采集、保存制度	立即停止输血并通知医生；给予吸氧，建立静脉通道。 双侧腰部封闭，双侧肾区热敷，解除肾血管痉挛，保护肾脏；遵医嘱给予5%碳酸氢钠碱化尿液，增加血红蛋白在尿中的溶解度，减少血红蛋白结晶沉淀，减轻肾小管阻塞

知识补充

库存血自血库取出后不能加温，以免血浆蛋白凝固变性而引起不良反应，需要在室温下放置15~20分钟后再输入。

输血前后及两袋血之间需要滴注少量生理盐水，以防发生不良反应。在输入血液前先输入少量生理盐水，冲洗输血器管道，最后滴入生理盐水，保证输血器内的血液全部输入体内，保证输血量准确。

标本采集

(2分)

知识补充

血生化检查，如肝功能、空腹血糖等宜在清晨空腹采血，事先告知患者晚餐后禁食，至次晨采血，以免影响检验结果。

真空采血管紫色管适用于血液学检查、交叉配血试验等。红色管用于生化和免疫学检测。蓝色管主要用于凝血试验。黄色管用于急诊生化和免疫学检测。绿色管主要用于血氨、血液流变学等检查。

静脉血标本的种类

标本	用途	操作要点
全血标本	用于对血细胞成分的检查，如血细胞计数和分类、形态学检查等	将血液沿管壁缓慢注入盛有抗凝剂的试管内，并轻轻摇动，使血液和抗凝剂充分混合
血清标本	用于大部分临床生化检查和免疫学检查，如测定肝功能、血清酶、脂类、电解质等	将血液沿管壁缓慢注入干燥试管内（无抗凝剂），勿将泡沫注入，避免振荡，以防红细胞破裂溶血
血浆标本	用于凝血因子测定和游离血红蛋白以及部分临床生化检查，如内分泌激素、血栓等检测	输液患者应避免在输液的同侧上肢或下肢采血，应在对侧肢体采血
血培养标本	用于检测血液中的病原菌	一般血培养取血5ml；亚急性细菌性心内膜炎患者，应取血10～15ml，以提高细菌培养阳性率；采血时间在使用抗生素前或患者寒战时

尿标本采集防腐剂的用量及作用

防腐剂	用法	适用检查	作用
40%甲醛	每100ml尿液中加入400g/L甲醛0.5ml	12小时尿细胞计数（阿迪计数）	防腐，固定尿中有机成分
浓盐酸	每升尿液中加入浓盐酸10ml	尿激素检查（17-羟类固醇，17-酮类固醇）	保持尿液在酸性环境中，防止尿中激素被氧化
0.5%～1.0%甲苯	每100ml尿液中加入甲苯0.5ml	尿生化检查，如尿蛋白、糖、电解质（钠、钾、氯）、肌酸、肌酐等定量	保持尿液中的化学成分不变，在倒入第1次尿后加入，在尿液表面形成薄膜，防止细菌污染

大便标本的采集

分　类	目　的	操作要点
常规标本	检查大便的一般性状、颜色、细胞等	嘱患者排便于清洁便盆内，用检便匙取中央部分或黏液脓血部分的大便约5g（蚕豆大小）； 水样便应盛于容器中
培养标本	检查大便中的致病菌	能排便者排便于消毒便盆内，用无菌棉签取中央部分或黏液脓血部分大便2~5g放入培养瓶内，盖紧送检； 若难以获得大便或排便困难者及幼儿，可采取直肠拭子法
隐血标本	检查大便中肉眼不可见的微量血液	嘱患者在检查前3天禁食肉类、动物血、肝脏、绿色蔬菜等，以免出现假阳性；第4天按常规标本留取粪便，及时送检
寄生虫标本	检查大便中的寄生虫、幼虫以及虫卵	嘱患者排便于清洁便盆内，留取不同部位带血或黏液的大便5~10g；查阿米巴原虫时，便盆应加温至接近正常体温，留便后连同便盆送检，以保持阿米巴原虫的活动状态

痰液标本的采集

分　类	目　的	操作要点
常规标本	检查痰液的一般性状、细菌、虫卵及癌细胞	嘱患者清晨起床未进食前先漱口，去除口腔杂质，深呼吸后用力咳出气管深处的痰液
培养标本	检查痰液中的致病菌，为合理选择抗生素提供依据	指导患者清晨起床后先用漱口液漱口，再用清水漱口，去除口腔内细菌，深呼吸数次，用力咳出气管深处的痰液于无菌集痰器内，盖好瓶盖
24小时标本	检查24小时痰量和性状，常用作浓集结核分枝杆菌检查	从晨7时漱口后第一口痰开始留取，至次晨7时漱口后第一口痰结束，24小时的全部痰液吐入集痰器内

知识补充

采集大便标本查寄生虫虫卵时，应留取不同部位带血或黏液的大便，以提高检出率。

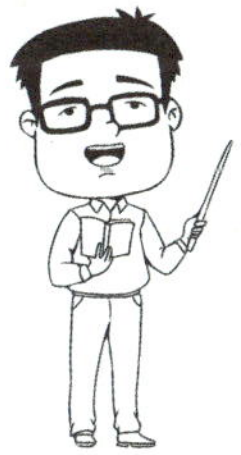

留取常规痰标本查癌细胞时，应用10%甲醛或95%乙醇溶液固定痰液后立即送检。

病情观察和危重患者的抢救技术

(3 分)

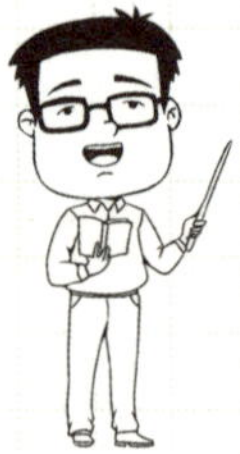

浅昏迷患者的瞳孔对光反射、角膜反射、眼球运动、吞咽反射、咳嗽反射等可存在。

知识补充

深昏迷患者深、浅反射均消失，呼吸不规则，血压下降，大小便失禁或潴留。

意识状态的分类及表现

分类			临床表现
以觉醒度改变为主的意识障碍	嗜睡		最轻度的意识障碍。患者处于持续睡眠状态，但能被言语或轻度刺激唤醒，醒后能正确、简单而缓慢地回答问题，但反应迟钝
	昏睡		患者处于熟睡状态，不易被唤醒。压迫眶上神经、摇动身体等强刺激可被唤醒，醒后答话含糊或答非所问，停止刺激后又很快进入熟睡状态
	昏迷	浅昏迷	患者意识完全丧失，可有较少的无意识自发动作，对声、光刺激无反应，对压迫眶上缘等疼痛刺激可有痛苦表情及躲避反应
		中昏迷	患者对外界正常刺激均无反应，自发动作少；对强刺激的防御反射、角膜反射及瞳孔对光反射减弱，大小便潴留或失禁，生命体征发生变化
		深昏迷	患者对各种刺激均无反应；全身肌肉松弛，肢体呈弛缓状态，各种反射均消失，眼球固定、瞳孔散大，仅能维持循环与呼吸的最基本功能
以意识内容改变为主的意识障碍	意识模糊		程度较嗜睡深，表现为思维和语言不连贯，对时间、地点、人物的定向力完全或部分发生障碍，可有错觉、幻觉、躁动不安、谵语或精神错乱
	谵妄		对周围环境的认识及反应能力下降，语言功能障碍，出现错觉、幻觉，可表现为紧张、恐惧和兴奋不安，甚至有冲动和攻击行为

氧疗分类及适应证

分　类	适应证
双侧鼻导管给氧法	目前临床最常用的给氧方法，适合长期吸氧的患者
面罩法	适用于张口呼吸及病情较重、烦躁不安的患者； 成人氧流量6~8L/min，小儿1~3L/min
氧气头罩法	适用于新生儿、婴幼儿供氧，长期给氧不易发生氧中毒
氧气枕法	可用于家庭氧疗、危重患者的抢救或转运途中，代替氧气装置

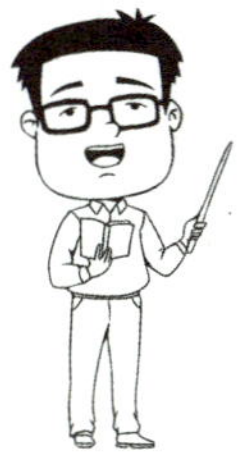

吸氧浓度(%)=21+4×氧流量(L/min)。

各种药物中毒的灌洗溶液和禁忌药物

毒　物	灌洗溶液（洗胃 / 导泻）	禁忌药物	禁忌原因
酸性物	镁乳，牛奶，蛋清水	强酸药物洗胃	
碱性物	5% 醋酸，蛋清水，牛奶	强碱药物洗胃	
1605、1059、4049(乐果)	2%~4% 碳酸氢钠	高锰酸钾洗胃	可氧化为毒性更强的物质
美曲膦酯（敌百虫）	1% 盐水或清水， 1:15 000~1:20 000 高锰酸钾	碳酸氢钠洗胃	遇碱性药物可分解出毒性更强的敌敌畏
敌敌畏	2%~4% 碳酸氢钠，1% 盐水， 1:15 000~1:20 000 高锰酸钾		
巴比妥类药物	1:15 000~1:20 000 高锰酸钾； 硫酸钠导泻（高渗透作用）	硫酸镁导泻	硫酸镁对心血管和神经系统有抑制作用，会加重巴比妥类药物的中毒

知识补充

中毒物质不明时，洗胃溶液可选用温开水或生理盐水。

强酸、强碱等腐蚀性药物中毒时，禁忌洗胃，以免造成胃穿孔，可给予药物或迅速给予物理性对抗剂，如牛奶、豆浆、蛋清、米汤等以保护胃黏膜。

临终患者的护理

(1分)

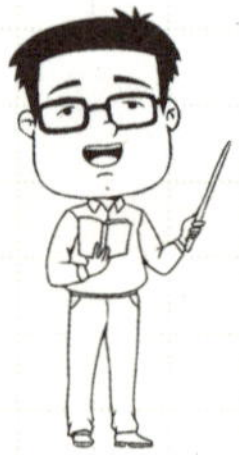

脑死亡诊断标准：无感受性和反应性，无运动，无呼吸，无反射，脑电波平坦。

知识补充

否认期是临终患者心理反应的第一期。

临终患者的心理反应

心理反应	表现	护理措施
否认期	患者得知自己病重面临死亡，常见的心理反应是“不，怎么可能是我？一定是他们搞错了”； 极力否认患病的事实，心存侥幸，四处求医，希望是误诊	护士应坦诚地回答患者提出的问题，注意医护人员对病情解释的一致性，顺势诱导，耐心解答患者的提问，不应欺骗患者，也不应打击患者的心理防御； 保持患者适当的希望，不回避与患者一起讨论死亡问题，使患者逐步面对死亡
愤怒期	怨天尤人，或迁怒于家属、医护人员，对医院的住院制度及治疗护理百般挑剔，出现气愤、怨恨和嫉妒的情绪； 心理反应常表现为“为什么是我？老天太不公平！我怎么这么倒霉！”	护士应具有足够的耐心和爱心，倾听患者的内心感受，理解患者的痛苦，一定程度上应允许患者的迁怒，适度的情绪宣泄是正常的适应性心理反应； 对其不合作行为耐心劝导，加以安抚和疏导，同时防止意外发生
协议期	开始接受病重或临终事实，为了延长生命，做出许多承诺作为交换条件； 心理反应常表现为“请让我好起来，我一定……”	护士应给予指导和关心，尽可能实现患者的愿望，减轻疾病痛苦，使其更好地配合治疗； 患者的协议行为有时不易被发现，护士应加强与患者沟通，鼓励其诉说内心的感受
忧郁期	随着病情恶化，患者内心被强烈的失落感所占据，出现悲伤、情绪低落、抑郁和绝望； 逐渐对周围事物失去兴趣，少言寡语，反应迟钝	护士应允许患者用不同方式宣泄情感，如忧伤、哭泣等； 耐心倾听患者诉说，安慰患者，调动其积极情绪； 安排患者与亲朋好友见面，尽量让家属陪伴身旁。注意安全，防范自杀
接受期	患者开始坦然接受面临死亡的现实； 喜欢独处，表情淡漠，睡眠时间增加甚至嗜睡，等待死亡到来	加强基础护理，保证患者临终前的生活质量； 尊重患者，不强迫与其交谈，提供安静舒适的环境，保持适当的陪伴，帮助患者了却未完成的心愿

医嘱的种类及处理

<table>
<tr><th colspan="2">种 类</th><th>特 点</th><th colspan="2">处 理</th></tr>
<tr><td colspan="2">长期医嘱</td><td>有效时间在24小时以上，须由医生注明停止后方可失效</td><td rowspan="2">由医生在医嘱单上开写，注明日期、时间，签全名</td><td>护士将长期医嘱分别转抄至各种执行单上</td></tr>
<tr><td colspan="2">临时医嘱</td><td>有效时间在24小时以内，通常只执行1次，有的须立即执行（st）</td><td>需要立即执行的医嘱，护士执行后须注明执行时间，签全名；
有限定执行时间的医嘱，护士应及时分别转抄到各种临时医嘱执行单上</td></tr>
<tr><td rowspan="2">备用医嘱</td><td>长期备用医嘱（prn）</td><td>有效时间在24小时以上，必要时执行，2次执行时间有间隔限制，在医生注明停止日期后方失效</td><td colspan="2">由医生在长期医嘱单上开写，须注明执行时间；护士每次执行后在临时医嘱单上记录执行时间，签全名</td></tr>
<tr><td>临时备用医嘱（sos）</td><td>12小时内有效，在病情需要时才执行，只执行1次，过期尚未执行则自动失效</td><td colspan="2">由医生在临时医嘱单上开写，12小时内有效；过时未用自动失效，护士在该项医嘱后用红笔写“未用”</td></tr>
</table>

医疗和护理文件记录

（1～2分）

知识补充

先执行临时医嘱，再执行长期医嘱；优先处理即刻执行的医嘱。

在抢救、手术过程中医生向护士下达口头医嘱时，护士应将医嘱复诵一遍，双方确认无误后方可执行。抢救或手术结束后应在6小时内据实补写医嘱。

高热患者降温后30分钟所测体温用红圈“○”表示，绘制在降温前体温的同一纵格内，与之以红虚线相连，下次测得体温仍与降温前体温以蓝线相连。

知识补充

脉搏短绌时，相邻脉搏或心率各自用红线相连，在对应时间的脉搏与心率之间用红笔画线填满。

体温单记录的内容和表示

内　容	表　示
体　温	用蓝笔绘制于体温单35~42℃栏；口温为蓝“●”，腋温为蓝“×”，肛温为蓝“○”
脉搏、心率	用红笔绘制于体温单相应的区域，相邻横线的每一小格为4次/分，每一大格为20次/分；脉搏为红“●”，心率为红“○”；相邻脉搏或心率用红线相连
呼　吸	用红色墨水笔填写在相应的呼吸栏内；相邻的两次呼吸上下错开记录；使用呼吸机的患者，在相应时间内顶格用黑笔以Ⓡ表示
底　栏	用蓝（黑）色墨水笔填写，内容包括血压、入量、出量、大便次数、体重、身高等项目
大便次数	每24小时记录一次，记前一天的大便次数；未解大便记“0”，大便失禁以“※”表示，人工肛门以“☆”表示，灌肠符号以“E”表示

体温单

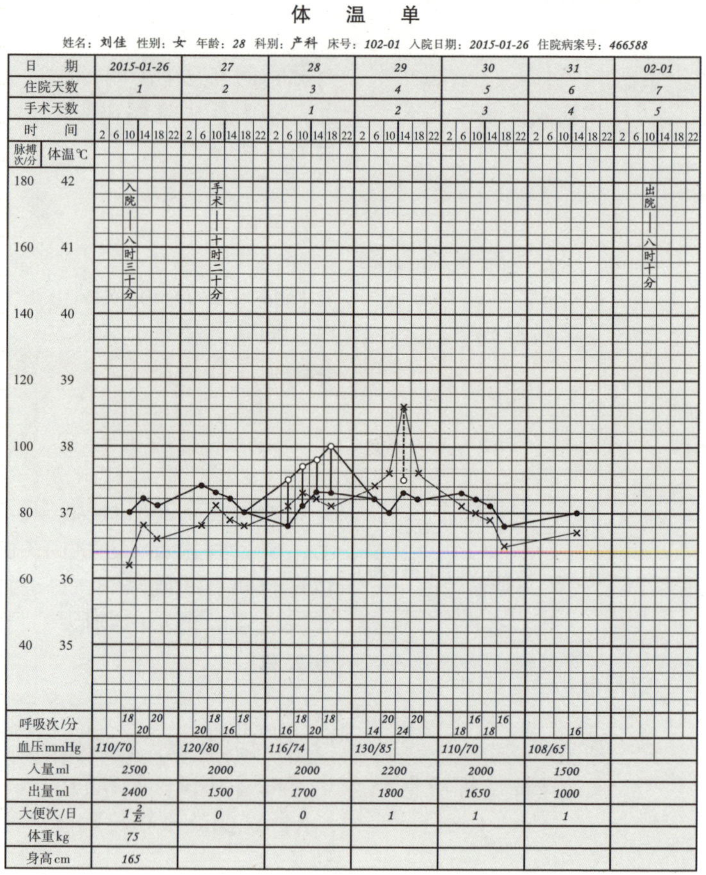

第二章　循环系统疾病

血液循环

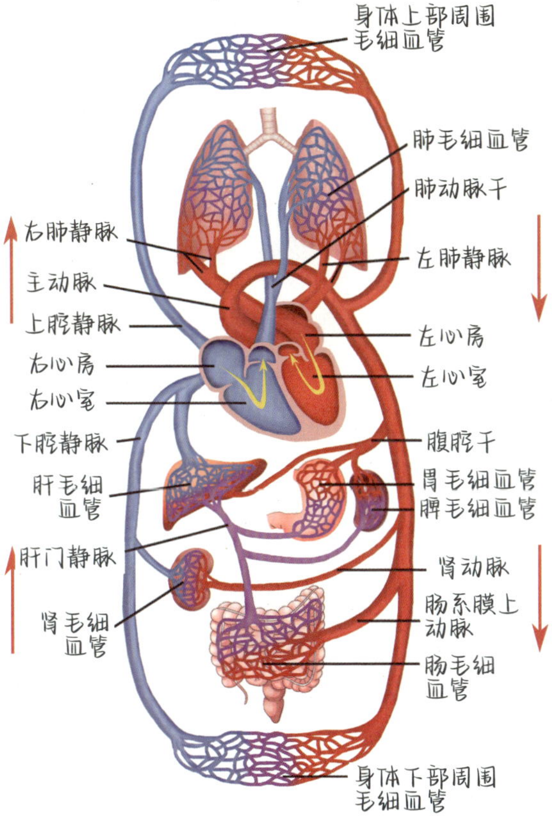

血液循环的路径和方向

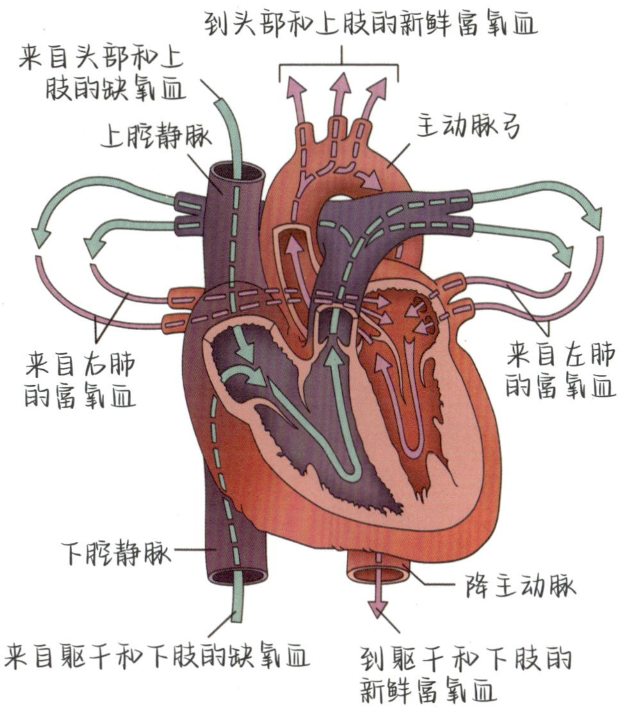

循环系统解剖生理

(1 分)

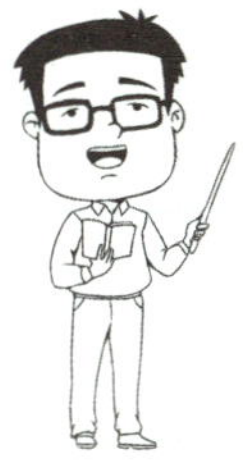

心脏自身的血液供应主要来自冠状动脉。

知识补充

心室舒张时，心肌对冠状动脉的压迫减弱或解除，冠状动脉血流阻力减小，血流量增多。

知识补充

正常情况下，心室收缩时，二尖瓣和三尖瓣处于关闭状态；心室舒张时，主动脉瓣和肺动脉瓣处于关闭状态。

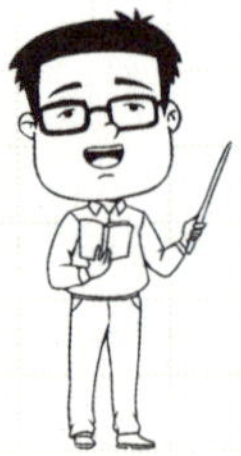

心脏的传导系统传导顺序：窦房结→结间束→房室结→房室束（希氏束）→左右束支→浦肯野（Purkinje）纤维网。

心脏正常结构

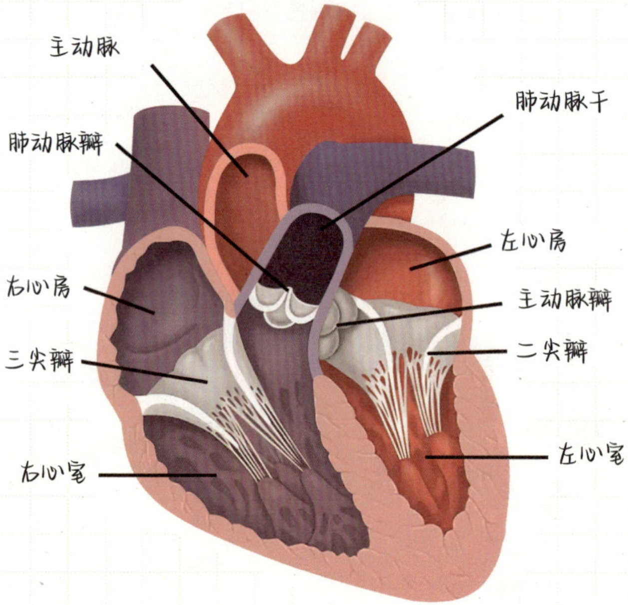

心脏传导系统

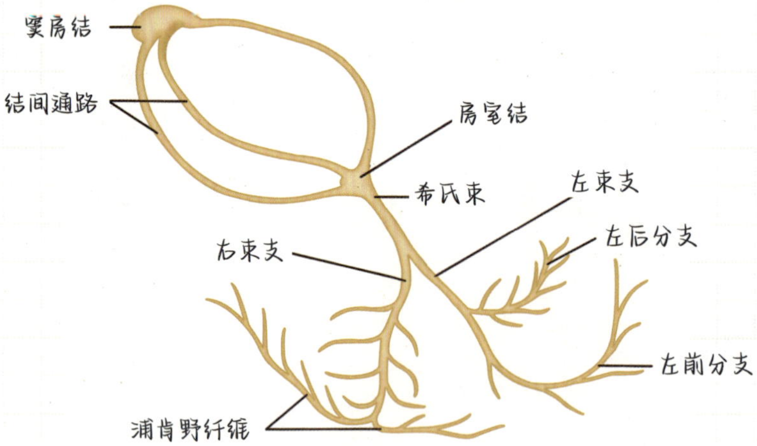

循环系统疾病的常用药物

	ACEI/ARB	β受体阻滞剂	CCB	利尿药
慢性心力衰竭	√	√		√
急性心力衰竭				√
原发性高血压	√	√	√	√
心绞痛	√	√	√	
急性心肌梗死	√	√		

注：ACEI为血管紧张素转换酶抑制剂；ARB为血管紧张素Ⅱ受体拮抗剂；CCB为钙通道阻滞剂。

循环系统常用药物的代表药物和常考不良反应

	代表药物	常考不良反应
ACEI	卡托普利（普利类）	无痰干咳，血管神经性水肿
ARB	氯沙坦（沙坦类）	较少发生干咳
β受体阻滞剂	普萘洛尔（洛尔类）	心脏功能抑制，诱发或加重支气管哮喘
CCB	硝苯地平、维拉帕米、地尔硫䓬	胫前水肿
利尿药	呋塞米（速尿）、氢氯噻嗪	低钾血症

循环系统用药

（4分）

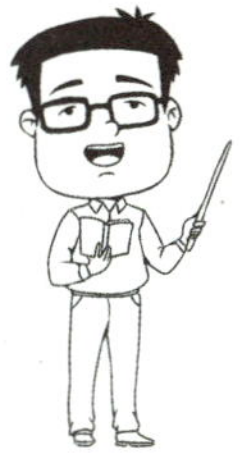

强心苷类药物：包括地高辛、洋地黄毒苷、毛花苷丙、毒毛花苷K等。

知识补充

需要避光保存或滴注的药物：硝普钠、硝酸甘油、硝苯地平、氨茶碱、维生素C、肾上腺素等。

心力衰竭

（5分）

助记口诀

负荷过重有两种，原高主狭左后重。

肺高肺狭右后重，二尖不全左室容。

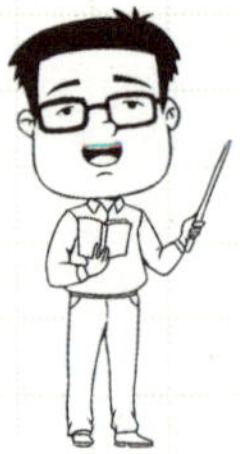

心力衰竭最重要的诱发因素是感染，以呼吸道感染最常见。

知识补充

超声心动图是评价心脏功能的主要指标。

- 心力衰竭
  - 病因
    - 心脏负荷过重
      - 前负荷（容量负荷）过重
        - 瓣膜关闭不全
        - 分流型先天性心脏病
        - 甲状腺功能亢进症
        - 慢性贫血
      - 后负荷（压力负荷）过重
        - 左心室后负荷过重
          - 高血压
          - 主动脉瓣狭窄
        - 右心室后负荷过重
          - 肺动脉高压
          - 肺动脉瓣狭窄
    - 心室前负荷不足
      - 二尖瓣狭窄
      - 缩窄性心包炎
      - 心脏压塞
  - 诱因 —— 呼吸道感染是最常见、最重要的诱因

心力衰竭的临床表现

	症　状	体　征
左心衰竭	劳力性呼吸困难（最早出现）； 夜间阵发性呼吸困难（最典型）； 急性肺水肿（最严重）	肺部湿啰音（主要体征）； 舒张早期奔马律； 交替脉
右心衰竭	消化道症状（最常见）	水肿（最典型）； 颈静脉怒张（最早征象）； 肝颈静脉反流征阳性（特征性体征）

右心衰竭的临床表现

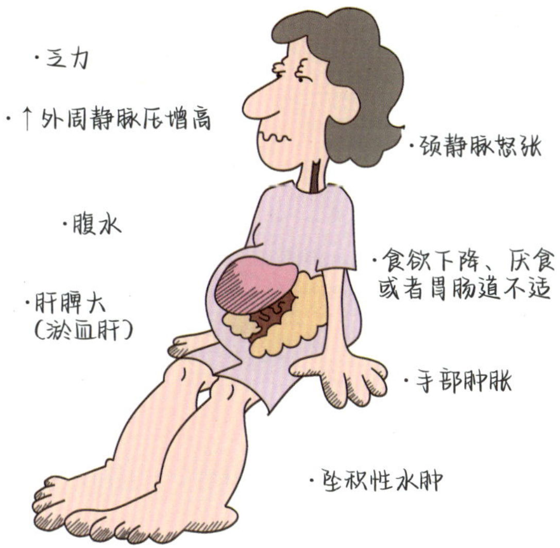

左心衰竭的临床表现

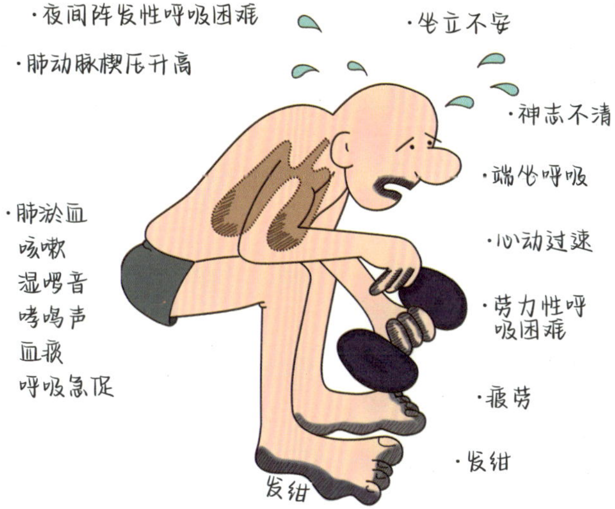
·夜间阵发性呼吸困难
·坐立不安
·肺动脉楔压升高
·神志不清
·端坐呼吸
·肺淤血
咳嗽
湿啰音
哮鸣声
血痰
呼吸急促
·心动过速
·劳力性呼吸困难
·疲劳
·发绀
发绀

知识补充

左心衰竭呼吸困难程度：依次表现为劳力性呼吸困难→夜间阵发性呼吸困难→端坐呼吸→急性肺水肿。

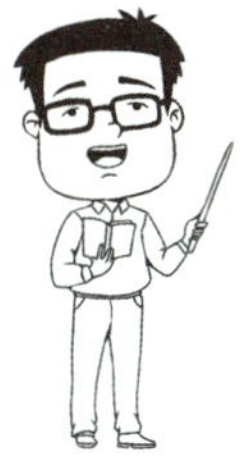

左心衰竭的重要体征是交替脉。

交替脉是指脉搏一强一弱交替出现，但节律正常，由心室收缩力强弱不均所致。

知识补充

心力衰竭的严重程度通常采用美国纽约心脏病学会（NYHA）的心功能分级方法。

助记口诀

Ⅰ级心衰不受限，日常活动难出现。

Ⅱ级活动轻受限，2上3症状现。

Ⅲ级明显活动限，未及23也出现。

Ⅳ级重度活动限，即便休息也常见。

心功能分级

分级	心功能表现	活动指导
Ⅰ级	体力活动不受限，日常活动（一般活动）不引起明显的气促、乏力或心悸	注意休息，不限制一般的体力活动，适当锻炼，但应避免剧烈运动和重体力劳动
Ⅱ级	体力活动轻度受限，休息时无症状，日常活动（一般活动）如平地步行200~400m或以常速上3层以上楼梯的高度时，出现气促、乏力和心悸	适当限制体力活动，可从事轻体力活动和家务劳动，增加午睡时间，劳逸结合
Ⅲ级	体力活动明显受限，稍事活动或轻于日常活动（一般活动）如平地步行100~200m或以常速上3层以下楼梯的高度时，即引起显著气促、乏力或心悸	限制日常体力活动，以卧床休息为主，鼓励或协助患者自理日常生活
Ⅳ级	体力活动重度受限，休息时也有气促、乏力或心悸，稍有体力活动症状即加重，任何体力活动均会引起不适	不需要静脉给药者为Ⅳa级，可在室内或床边略活动；需要静脉给药者为Ⅳb级，应绝对卧床休息，日常生活由他人照顾，卧床时应做肢体被动运动

洋地黄类药物

要点		说明
常用药物		地高辛、毛花苷丙
药理作用		增强心肌收缩力、减慢心率、抑制心脏传导系统
毒性反应	心脏毒性反应	快速型心律失常：最常见和最早出现的是室性期前收缩
		慢速型心律失常：房室传导阻滞或窦性心动过缓
	胃肠道反应	食欲减退、恶心、呕吐等
	神经系统反应	头晕、视物模糊、黄视、绿视等
毒性反应处理	首要处理措施	当患者心律或脉搏节律由规则变为不规则，或由不规则变为规则，心率或脉搏＜60次/分，均提示洋地黄中毒； 一旦发现中毒，应立即停用洋地黄类药物
	快速型心律失常	停用排钾利尿药，积极补钾，避免诱因； 严重者可给予苯妥英钠（首选）或利多卡因治疗
	慢速型心律失常	使用阿托品治疗，不宜补钾

洋地黄化的心电图

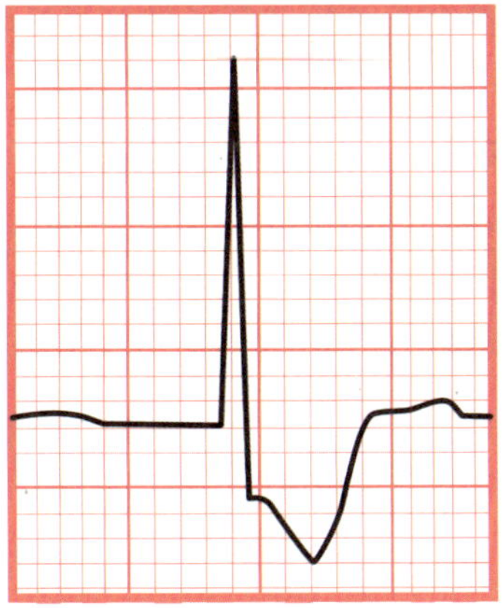

洋地黄的作用机制

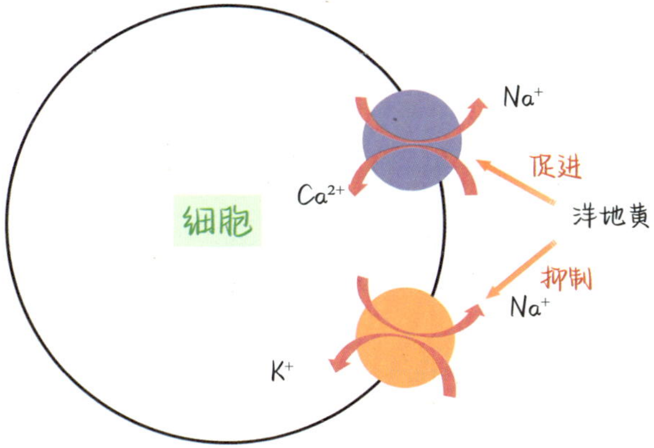

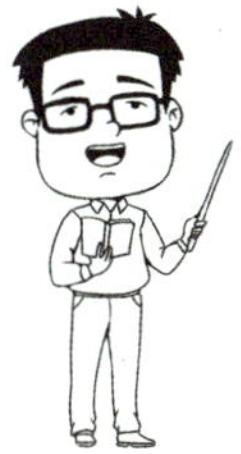

洋地黄类药物用药前先测量心率。

洋地黄类药物使用的禁忌证：急性心肌梗死伴流出道梗阻如肥厚型梗阻性心肌病、主动脉瓣狭窄，二尖瓣狭窄，严重窦性心动过缓等。

知识补充

ST段鱼钩样改变是洋地黄化的特征性表现。

利尿药分类

	排钾利尿药	保钾利尿药	适用情况
类　型	袢利尿药	噻嗪类	醛固酮受体拮抗剂
代表药	呋塞米	氢氯噻嗪	螺内酯
适用情况	适用于有明显液体潴留和肾功能不全的患者	仅适用于轻度液体潴留、伴高血压且肾功能正常者	常与排钾利尿药合用，防止排钾利尿药引起的低钾血症

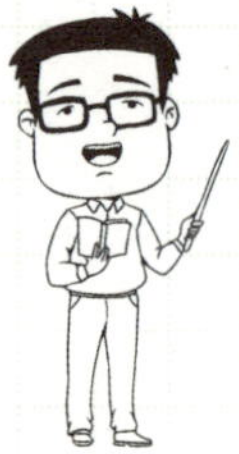

噻嗪类利尿药主要不良反应是低钠、低钾、低氯、低镁血症及代谢性碱中毒。

急性心力衰竭的治疗与护理

要　点	说　明
体　位	端坐位，双腿下垂
吸　氧	高流量吸氧，氧流量6~8L/min，使肺泡内压力增高，减少肺泡内毛细血管渗出液的产生；20%~30%乙醇湿化，可降低肺泡内泡沫的表面张力
镇　静	可减轻躁动所带来的额外心脏负担，减少急性肺水肿患者的焦虑，同时舒张小血管，减轻心脏负荷
利　尿	袢利尿药如呋塞米静脉推注，可扩张静脉，降低心脏前负荷； 呋塞米静脉注射5分钟后生效，维持2~3小时
硝普钠	可扩张小动脉和小静脉，降低心脏后、前负荷； 见光易分解，应现配现用，避光滴注，药物保存和连续使用不宜超过24小时
氨茶碱	治疗急性左心衰时主要机制为解除支气管痉挛，此外也有一定的增强心肌收缩、扩张外周血管作用

知识补充

应用排钾利尿药时应食用含钾丰富的食物，如柑橘、瓜果、大枣、菇类、香蕉、豆类等。

慢性心力衰竭患者应少食多餐，限制总热量，给予低盐、低脂、高蛋白质、高维生素、高纤维素、易消化饮食。

心电图基本知识

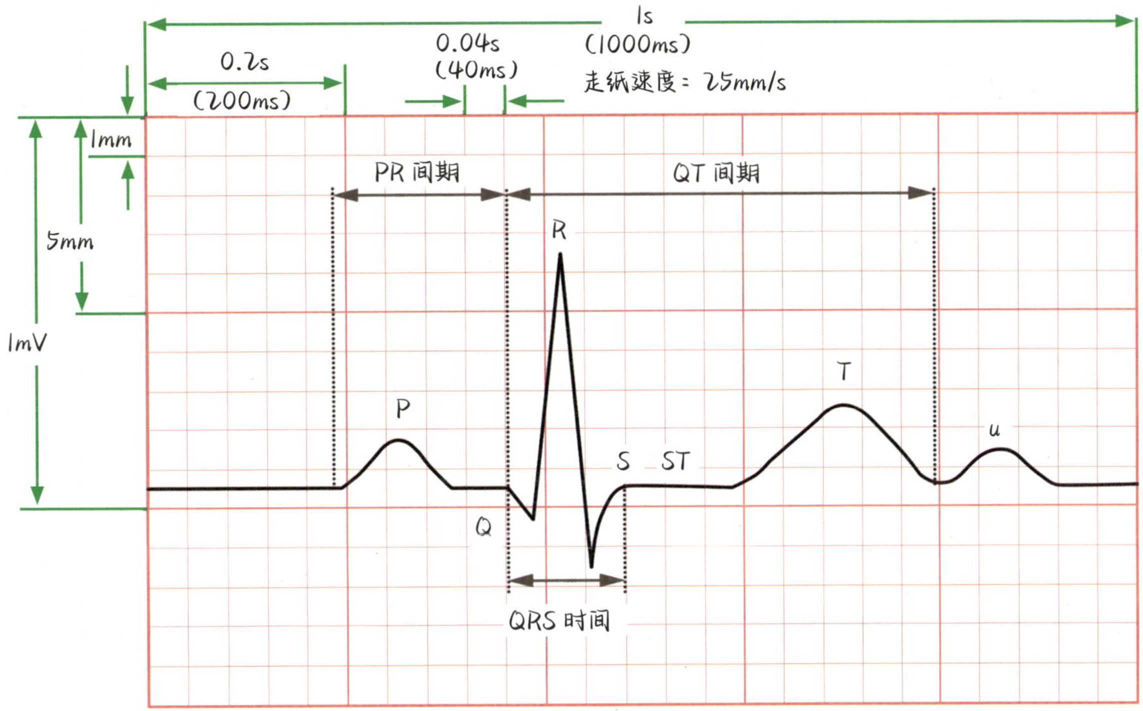

心律失常

(3 分)

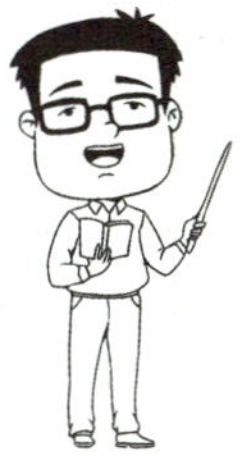

心电图竖线间 1 个小格代表时间 0.04 秒。

知识补充

测量 PP 或 RR 间隔，心率（次 / 分）=60（秒）/PP 或 RR 间隔（秒）。

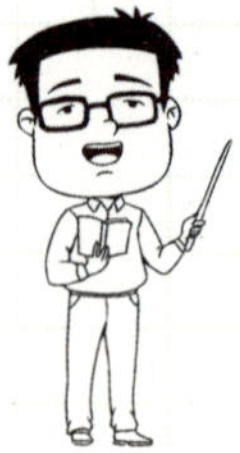

心电图是诊断心律失常的主要依据。

知识补充

心电图检查主要反映心脏激动的电学活动，可诊断心律失常、急性心肌缺血、心肌梗死等。

正常心电图

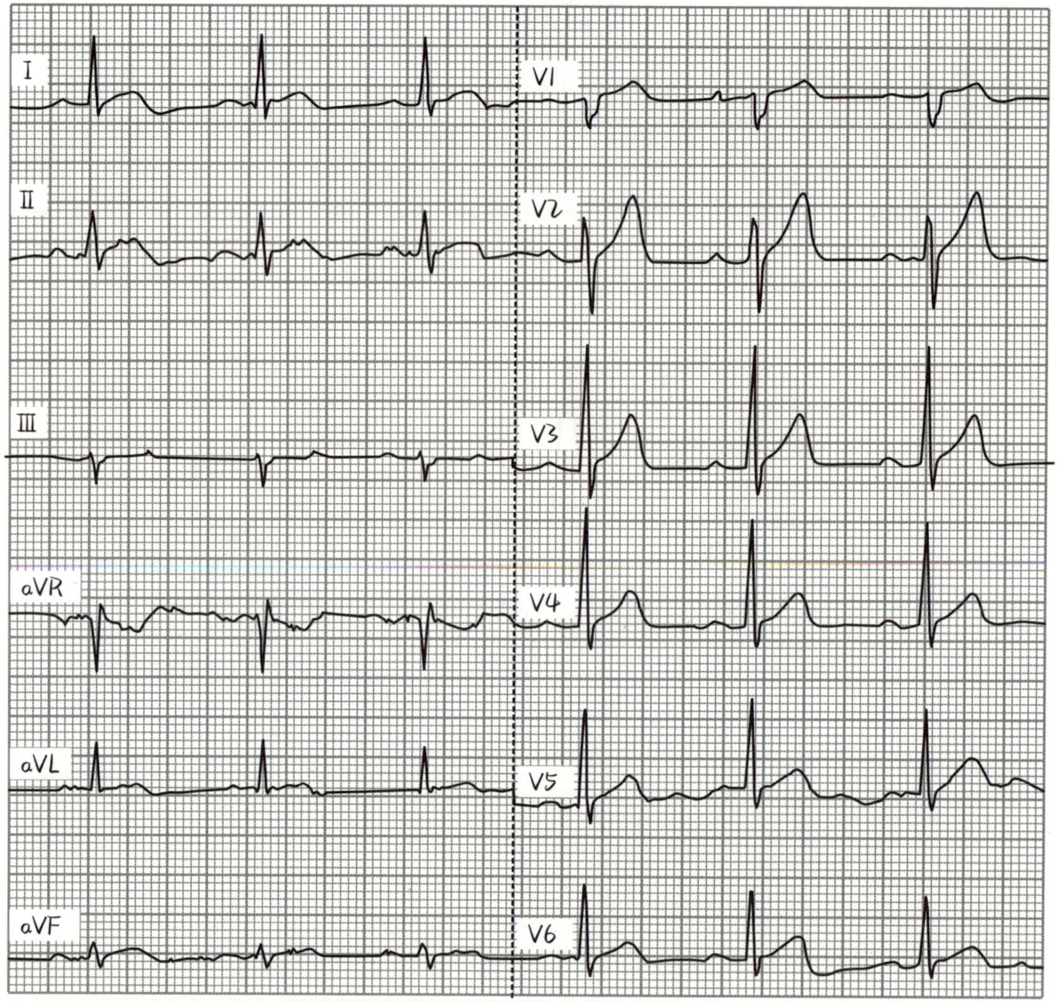

胸导联放置位置

胸导联	放置位置
V_1	胸骨右缘第4肋间
V_2	胸骨左缘第4肋间
V_3	V_2与V_4两点连线的中点
V_4	左锁骨中线与第5肋间相交处
V_5	左腋前线V_4水平处
V_6	左腋中线V_4水平处

胸导联位置

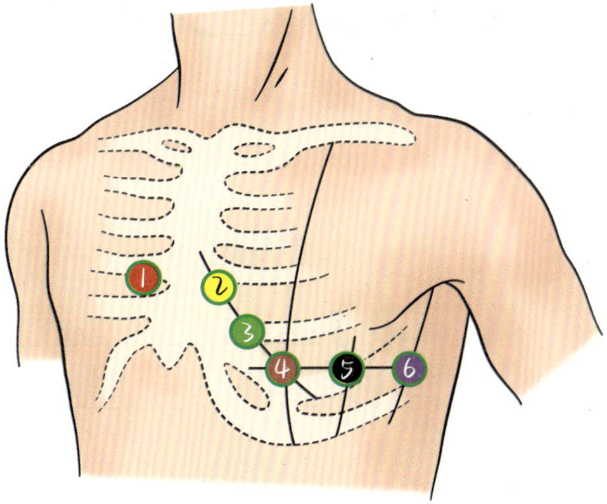

知识补充

护士协助进行心电图检查时，单极胸导联V_4电极应放在左锁骨中线与第5肋间相交处。

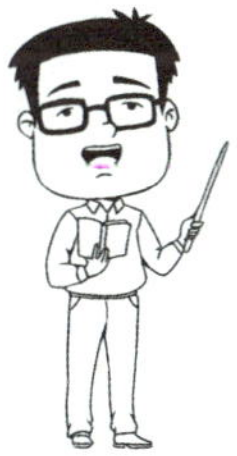

胸导联颜色顺序为红、黄、绿、棕、黑、紫，分别对应V_1~V_6导联。

窦性心律失常

分类	成人心率（次/分）
窦性心动过速	> 100
窦性心动过缓	< 60

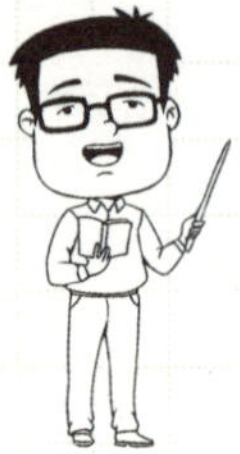

窦性心动过速：可见于发热、甲状腺功能亢进症、剧烈运动等。

窦性心动过速

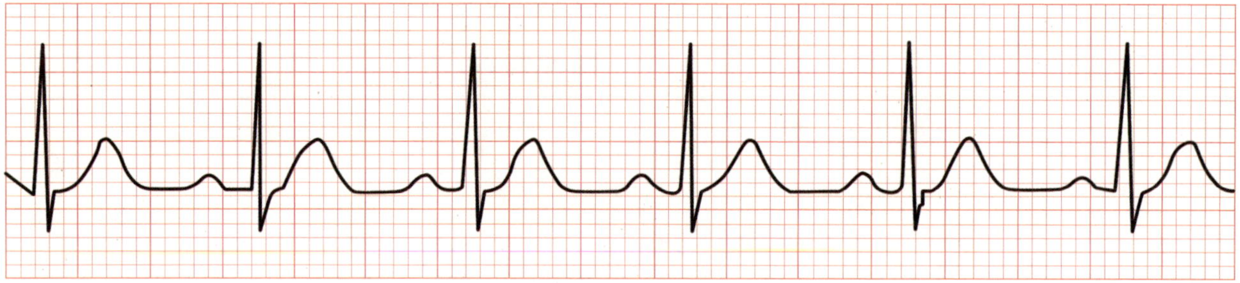

窦性心动过缓

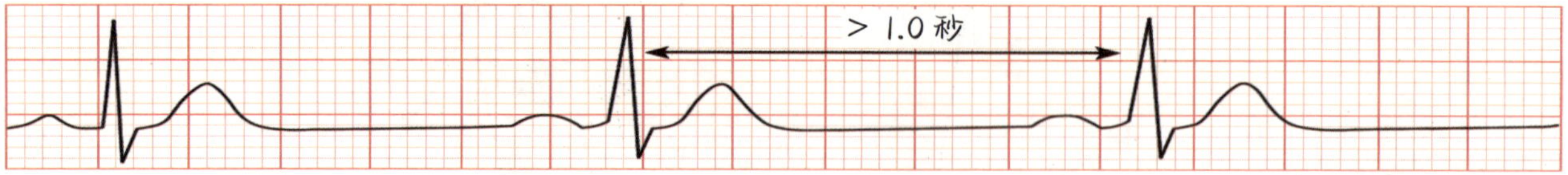

知识补充

窦性心动过缓：可见于健康的青年人，运动员，睡眠状态，甲状腺功能减退症，应用β受体阻滞剂、胺碘酮、拟胆碱药及洋地黄中毒等药物。

房性期前收缩与房性心动过速的心电图特点

心律失常	心电图特点
房性期前收缩	P′波提早出现，其形态与窦性P波不同； PR间期≥0.12秒； QRS波群形态与正常窦性心律的QRS波群相同； 期前收缩后有不完全的代偿间歇
房性心动过速	心房率150~200次/分，P波形态与窦性P波不同； 常出现二度Ⅰ型或Ⅱ型房室传导阻滞； 刺激迷走神经不能终止发作，仅可加重房室传导阻滞； QRS波形态正常； 发作时心率逐渐加速

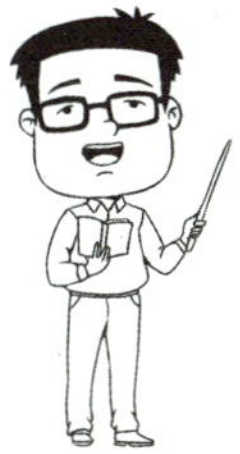

房性期前收缩是指激动起源于窦房结以外心房任何部位的一种主动性异位心律。

房性期前收缩

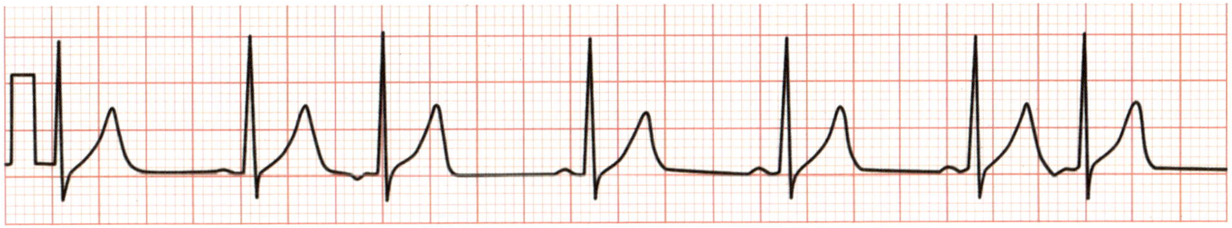

房性心动过速

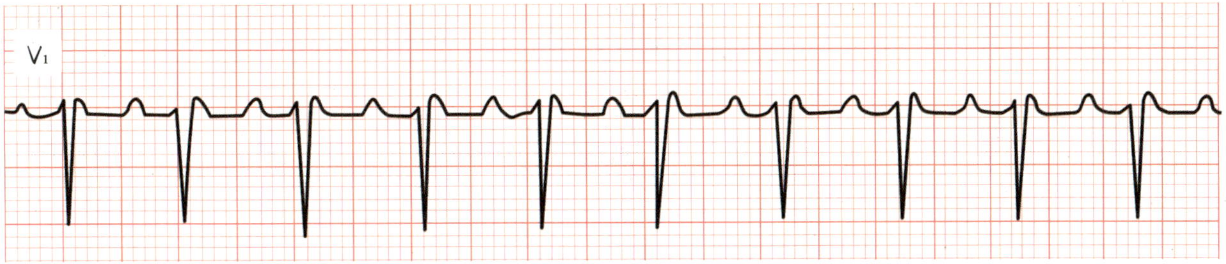

知识补充

房性期前收缩可通过缓解情绪而控制发作。

知识补充

异位心动过速是异位节律点兴奋性增高或折返激动引起的快速异位心律，包括房性、房室交界性和室性心动过速。

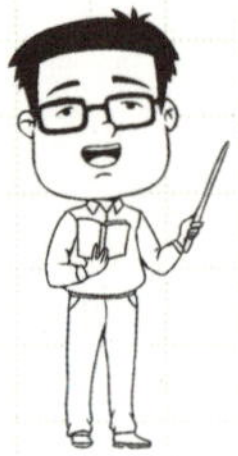

房性和房室交界性心动过速，统称为室上性心动过速。

刺激迷走神经可终止阵发性室上性心动过速的发作。

阵发性室上性心动过速

要 点	说 明
临床表现	突发突止，持续时间长短不等，发作时有心悸、胸闷、乏力、头痛等； 心律绝对规则，压迫颈动脉体后心率可下降
心电图特点	心率150~250次/分，节律规则； QRS波群形态正常； P波为逆行性
治疗与护理	最简单有效的方法是刺激迷走神经，如屏气、刺激咽部引起呕吐反射、按摩颈动脉体、瓦尔萨尔瓦（Valsalva）动作、将面部浸没于冰水中等，可终止发作

阵发性室上性心动过速

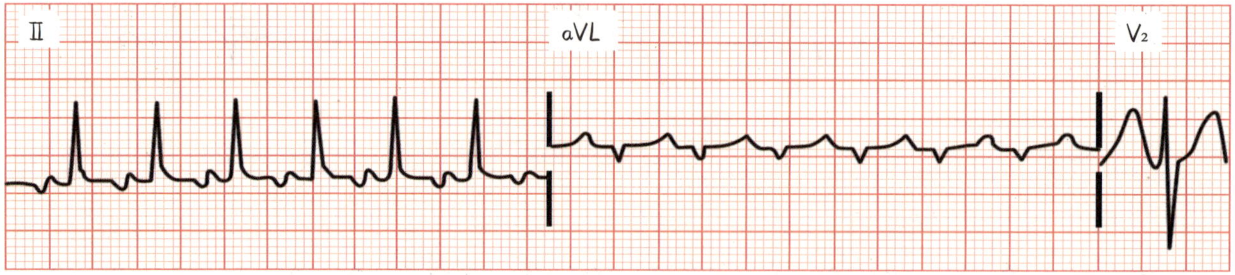

室性期前收缩与室性心动过速的心电图特点

心律失常	心电图特点
室性期前收缩	QRS 波群提前出现，宽大畸形，时限> 0.12 秒，其前无相关的 P 波
室性心动过速	QRS 波群宽大畸形，时限> 0.12 秒，P 波与 QRS 波群无固定关系； ST-T 常与 QRS 波群主波的方向相反； 心室率 150~250 次 / 分

室性期前收缩

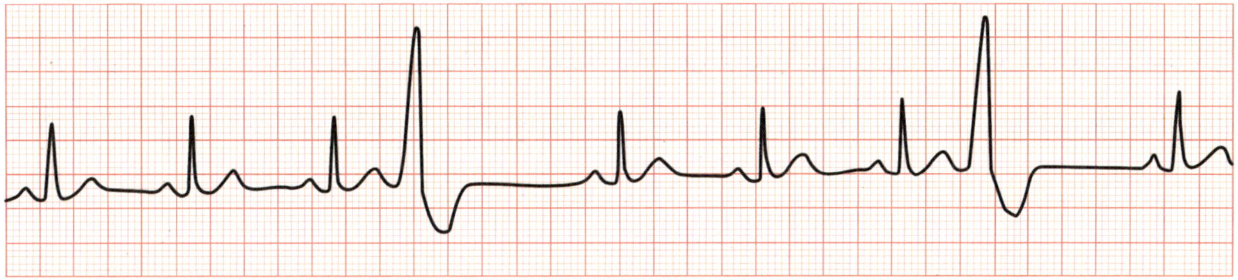

室性心动过速

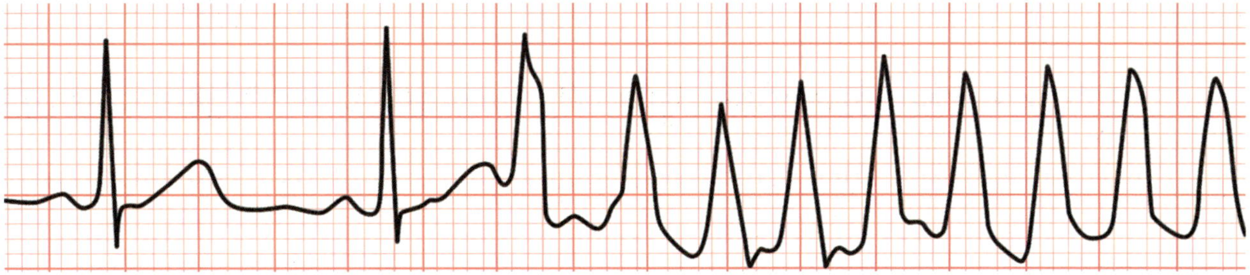

知识补充

室性期前收缩：提前出现宽大畸形的 QRS 波群。

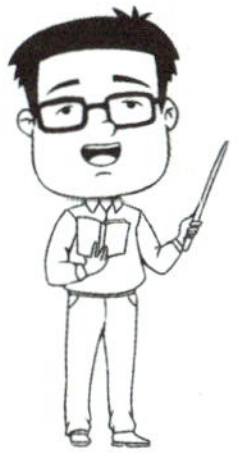

室性心动过速：连续 3 个或 3 个以上的室性期前收缩。

心房颤动与心室颤动的心电图特点

心律失常	心电图特点
心房颤动	P 波消失，代之以小而不规则的 f 波，频率 350~600 次 / 分； 一般情况下 QRS 波群形态正常； 心室率（RR 间隔）极不规则
心室颤动	波形、振幅和频率完全不规则，无法辨认 QRS 波群与 T 波

知识补充

心房颤动：脉率小于心率（脉搏短绌），听诊第一心音强弱不等、心律绝对不齐。

心室颤动患者的心音消失，脉搏触不到，血压测不到。

心房颤动

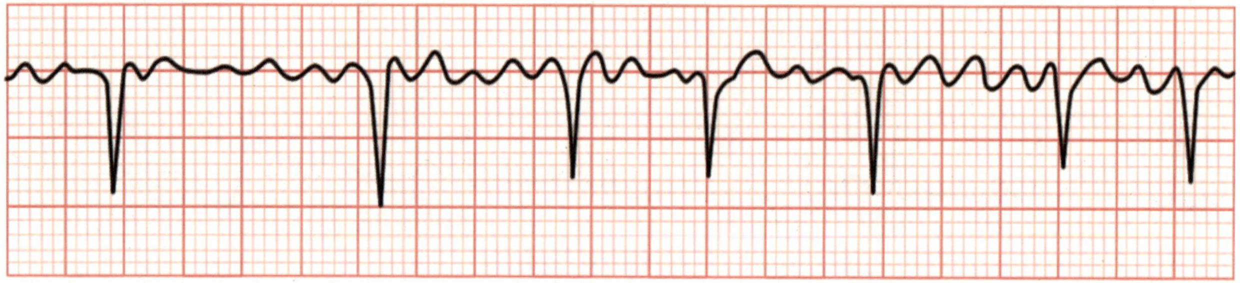

心室颤动

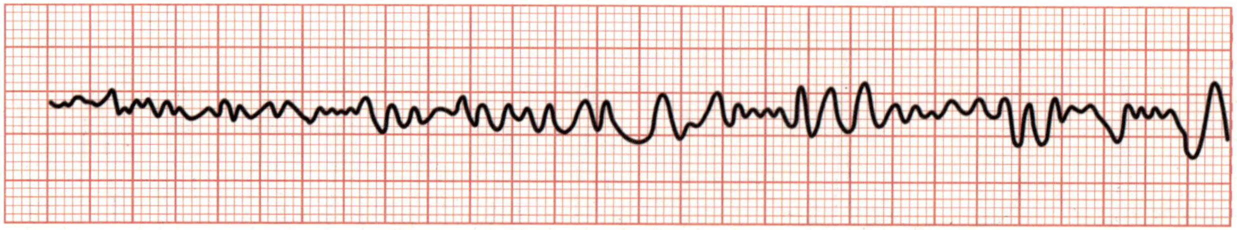

房室传导阻滞

<table>
<tr><th colspan="2">房室传导阻滞</th><th>心电图特点</th></tr>
<tr><td colspan="2">一度房室传导阻滞</td><td>PR 间期> 0.20 秒，无 QRS 波群脱落</td></tr>
<tr><td rowspan="2">二度房室传导阻滞</td><td>二度Ⅰ型</td><td>PR 间期进行性延长，直至 P 波不能下传心室，QRS 波群脱落，传导的比例为 3:2 或 5:4，之后 PR 间期又恢复以前时限，如此周而复始</td></tr>
<tr><td>二度Ⅱ型</td><td>PR 间期固定，时限正常或延长；
QRS 波群间歇性脱落，传导比多为 2:1 或 3:1</td></tr>
<tr><td colspan="2">三度房室传导阻滞</td><td>全部心房冲动均不能传导至心室，心房和心室各自独立活动，P 波与 QRS 波群完全脱离关系，心房率快于心室率</td></tr>
</table>

一度房室传导阻滞

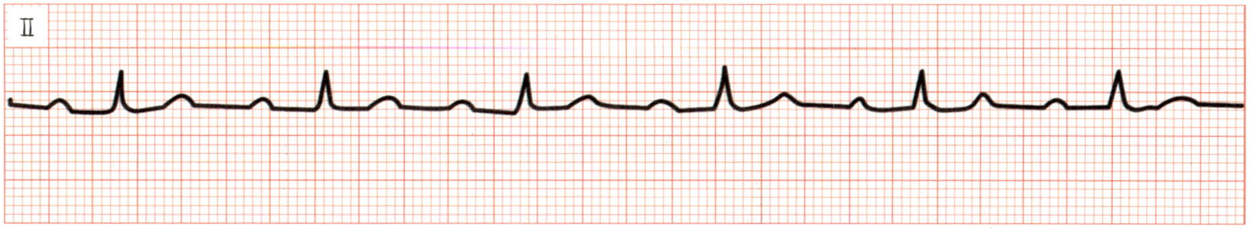

知识补充

房室传导阻滞的常见症状：疲倦、乏力、头晕、晕厥、心绞痛、心力衰竭等。

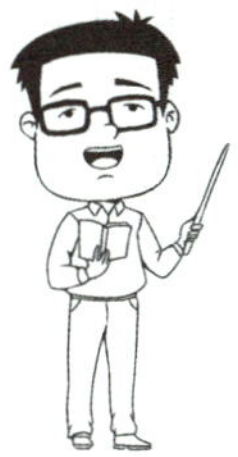

一度房室传导阻滞：PR 间期延长，无 QRS 波群脱落。

知识补充

二度Ⅰ型房室传导阻滞：PR间期逐渐延长，有QRS波群脱落。

二度Ⅱ型房室传导阻滞：PR间期固定，有QRS波群脱落。

三度房室传导阻滞：PP和RR间期有各自规律、互不相关，心房率快于心室率。

二度Ⅰ型房室传导阻滞

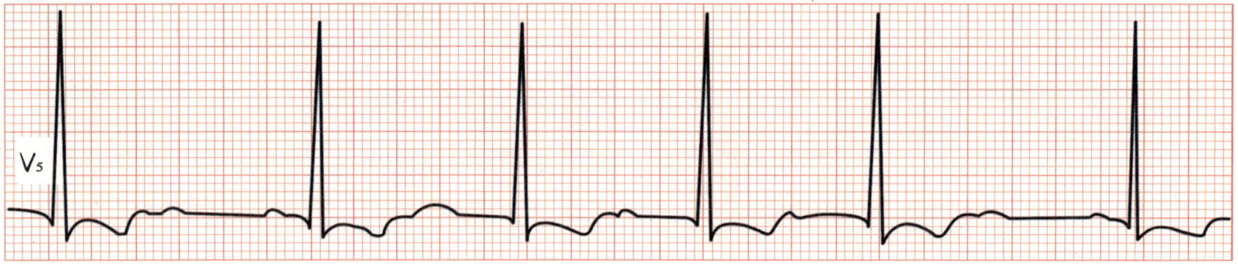

二度Ⅱ型房室传导阻滞

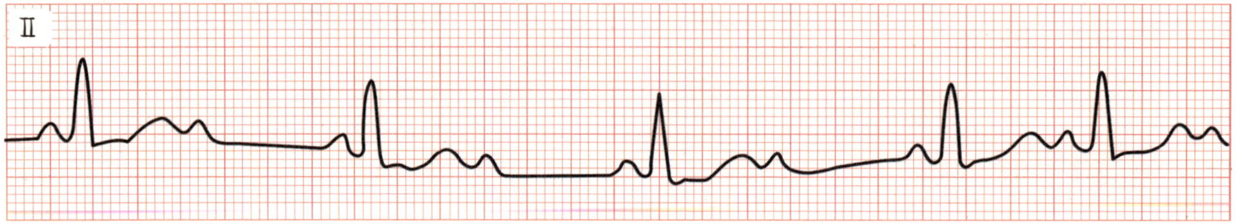

三度房室传导阻滞

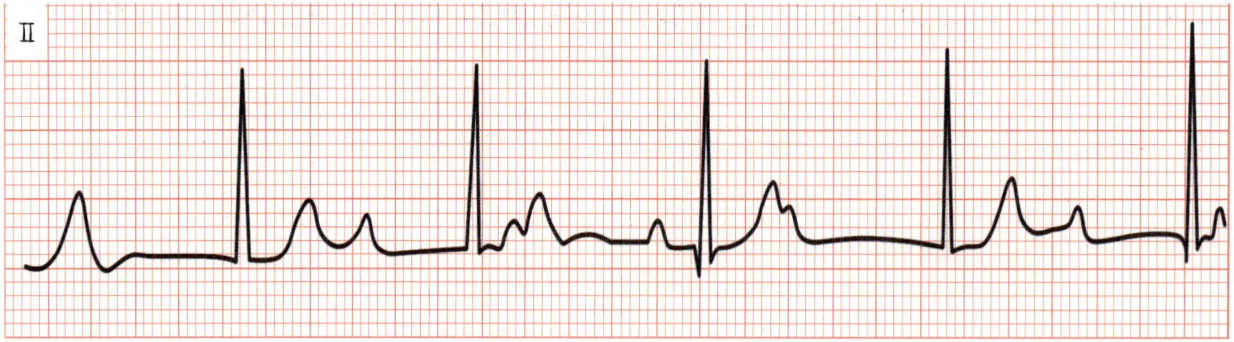

抗心律失常药分类

- Ⅰ类：钠通道阻滞剂——奎尼丁、利多卡因、美西律、普罗帕酮
- Ⅱ类：β受体阻滞剂——普萘洛尔、阿替洛尔、艾司洛尔
- Ⅲ类：延长动作电位时程药——胺碘酮
- Ⅳ类：钙通道阻滞剂——维拉帕米、地尔硫䓬

心律失常的药物治疗

药　物	适用情况	主要不良反应
胺碘酮	对心房扑动、心房颤动、阵发性室上性心动过速、室性心动过速均有效	长期应用可发生角膜色素沉积；最严重为肺纤维化，表现为呼吸困难
利多卡因	主要用于室性心律失常	中枢神经系统毒性反应（头晕、嗜睡）

心律失常的非药物治疗

治疗方法	临床意义
直流非同步电除颤	目前治疗心室颤动和心室扑动最有效的方法
直流同步电复律	适用于心室颤动和心室扑动以外的快速型心律失常，如室上性心动过速、室性心动过速、持续性心房颤动、心房扑动等
心脏起搏治疗	二度Ⅱ型及三度房室传导阻滞患者，若心室率缓慢，可伴有血流动力学障碍，甚至出现阿-斯综合征，应及早给予临时或永久心脏起搏治疗
射频消融术	适用于心房扑动和心房颤动药物治疗无效者

知识补充

护士发现急性心肌梗死患者出现频发、多源性、成对的或呈R-on-T现象的室性期前收缩，室性心动过速，预激综合征伴发心房颤动，二度Ⅱ型或三度房室传导阻滞等，应立即报告医生。

直流非同步电除颤电极板放置位置：胸骨右缘锁骨下或胸骨右缘第2、3肋间（心底部）和左乳头外下方或左腋前线第5肋间（心尖部）。

冠状动脉粥样硬化性心脏病

(4分)

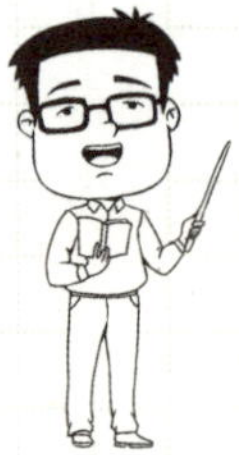

冠状动脉粥样硬化性心脏病（简称冠心病）的危险因素：年龄> 40 岁、血脂异常、高血压、吸烟、糖尿病、肥胖、家族遗传等。

知识补充

休克多在急性心肌梗死起病后数小时至数天内发生，是由心肌广泛坏死，心排血量急剧下降所致。

稳定型心绞痛与急性心肌梗死鉴别

要 点	稳定型心绞痛	急性心肌梗死
诱 因	体力劳动、情绪激动、饱餐、寒冷、吸烟	一般无明显诱因
典型症状	发作性胸痛和胸部不适	心前区剧烈疼痛是最早出现和最突出的症状
好发时间	早晨	
胸痛特点	压榨、憋闷、紧缩、烧灼或窒息感	
胸痛部位	胸骨体后，可波及心前区	
放 射	多至左肩，沿左臂尺侧至环指和小指，向上可至颈、咽部和下颌部	
持续时间	一般 3~5 分钟，不超过 30 分钟	10~20 分钟或以上
严重表现	无	心律失常、猝死、休克、心力衰竭
体 征	心率增快、血压升高	血压下降
含服硝酸甘油	1~2 分钟开始起效，10 分钟以上不缓解考虑非稳定型心绞痛	无效

心绞痛疼痛部位

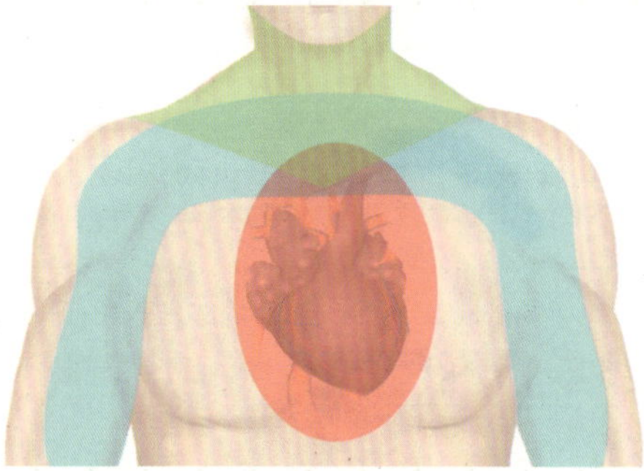

动脉粥样硬化血栓形成

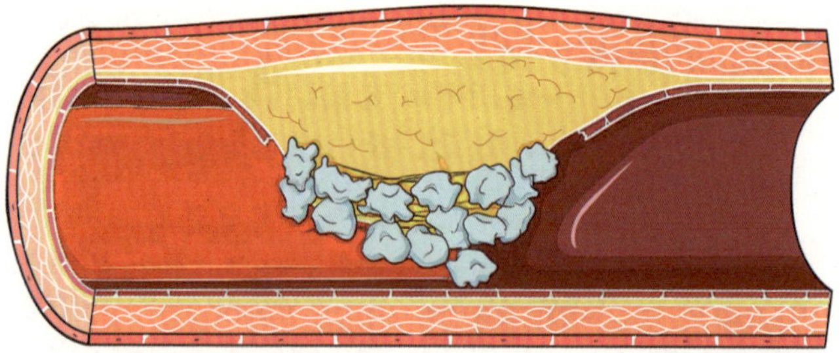

冠心病的辅助检查

- 心电图检查
  - 心绞痛
    - ST 段压低≥ 0.1mV
    - T 波倒置
  - 急性心肌梗死
    - 病理性 Q 波
    - ST 段弓背向上抬高
    - T 波倒置
- 冠状动脉造影 —— 诊断冠心病的金标准
- 心肌坏死标志物 —— 诊断急性心肌梗死的敏感指标

急性心肌梗死典型心电图

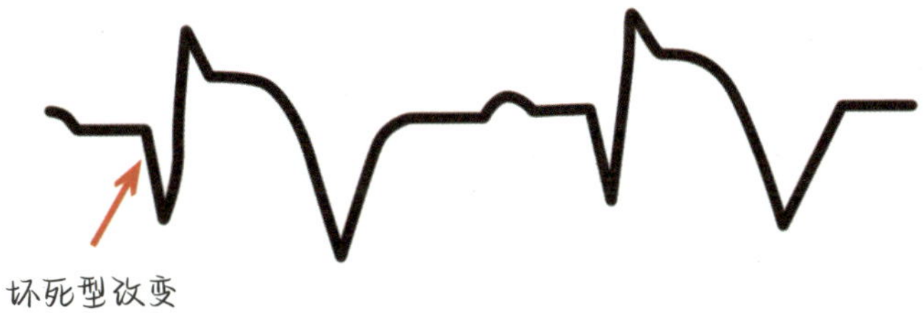

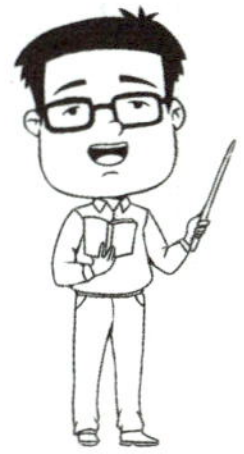

冠状动脉造影检查前必须行造影剂过敏试验。

知识补充

胸部 CT 检查诊断急性心肌梗死的意义不大，应避免不必要的检查，以免加重心脏负担。

心电图是急性心肌梗死患者最有意义的辅助检查。

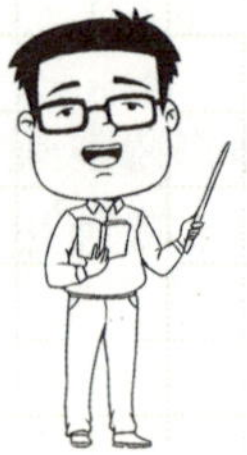

心肌梗死最常见的部位：左心室前壁。

知识补充

升高最早且恢复最早的心肌坏死标志物是肌酸激酶同工酶。

助记口诀

七九后，三五前，广泛前壁一五联。

Ⅱ Ⅲ（F）下，一三间，Ⅰ L 五六侧壁显。

心电图导联与心室部位

导　联	心室部位
V_7～V_9	正后壁
V_3～V_5	局限前壁
V_1～V_5	广泛前壁
Ⅱ、Ⅲ、aVF	下壁
V_1～V_3	前间壁
Ⅰ、aVL、V_5、V_6	侧壁

心肌坏死标志物

心肌坏死标志物	肌钙蛋白（cTn）		肌酸激酶同工酶（CK-MB）
	cTnI	cTnT	
升高时间	起病3～4小时		起病4小时内
高　峰	11～24小时	24～48小时	16～24小时
恢复正常	7～10天	10～14天	3～4天
意　义	诊断心肌坏死最特异和敏感的首选指标		对判断心肌坏死的临床特异性较高；高峰出现时间是否提前有助于判断溶栓是否成功

肢体导联位置

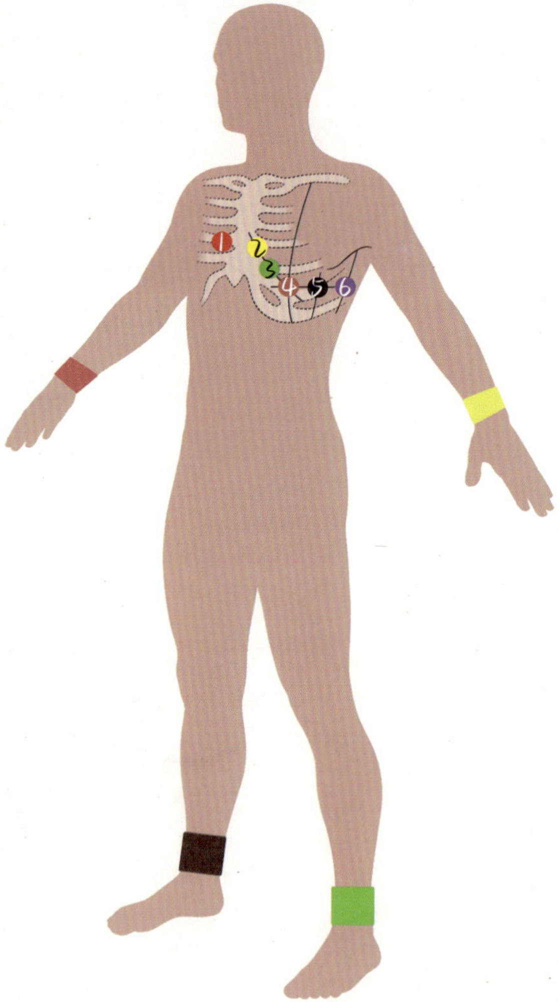

冠心病的治疗要点

疾　病	治疗要点
稳定型心绞痛	硝酸甘油 0.5mg，舌下含服，1~2 分钟开始起效，约 30 分钟后作用消失；每隔 5 分钟可重复 1 次，一般连续服用不超过 3 次
急性心肌梗死	解除疼痛：吗啡 2~4mg 静脉注射或哌替啶 50~100mg 肌内注射； 急性心肌梗死 24 小时内应禁用洋地黄； 溶栓治疗：常用的溶栓药有链激酶、尿激酶等

冠心病的护理措施

护理措施	说　明
休息活动护理	急性心肌梗死发病 12 小时内绝对卧床休息，预防便秘
饮食护理	急性心肌梗死患者须禁食至胸痛消失，而后可给予低钠、低脂、低热量、低胆固醇、清淡、易消化饮食，少食多餐，避免饱餐
用药护理	硝酸甘油含服后立即平卧，以防直立性低血压； 尿激酶溶栓治疗：一般持续静脉滴注 30 分钟，用药后应重点观察血压
病情观察	心肌梗死患者 24 小时内死亡最常见的原因是心律失常，以室性心律失常多见； 心肌梗死后综合征：多在心肌梗死后数周至数个月出现，表现为心包炎、胸膜炎或肺炎，有发热、胸痛等症状； 下壁心肌梗死：常并发房室传导阻滞

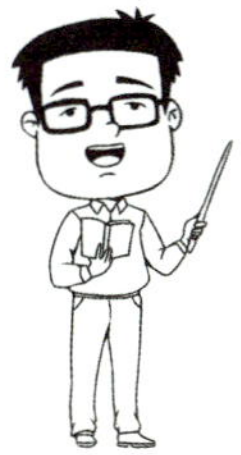

应力争在冠心病患者入院 10 分钟内完成首份心电图。

知识补充

急性心肌梗死患者早期最主要的死亡原因：心室颤动。

原发性高血压

(4分)

高血压分类

分类		收缩压/mmHg		舒张压/mmHg
正常血压		<120	和	<80
正常高值血压		120~139	和/或	80~89
高血压	1级高血压（轻度）	140~159	和/或	90~99
	2级高血压（中度）	160~179	和/或	100~109
	3级高血压（重度）	≥180	和/或	≥110
单纯收缩期高血压		≥140	和	<90

知识补充

高血压的血流动力学特征主要是**总外周阻力增高，心脏后负荷加重。**

高级神经中枢功能失调在高血压发病中占主导地位。

高血压的病因

- 环境因素
  - 饮食——高盐饮食、高蛋白饮食、饮酒等
  - 精神应激
  - 吸烟
- 遗传因素
- 其他因素
  - 体重
  - 药物——**口服避孕药、糖皮质激素、非甾体抗炎药等**
  - 睡眠呼吸暂停低通气综合征

高血压患者心血管危险分层标准

其他危险因素和病史	高血压		
	1 级	2 级	3 级
无	低危	中危	高危
1~2 个其他危险因素	中危	中危	很高危
≥3 个其他危险因素或靶器官损害	高危	高危	很高危
临床合并症或合并糖尿病	很高危	很高危	很高危

高血压危险因素

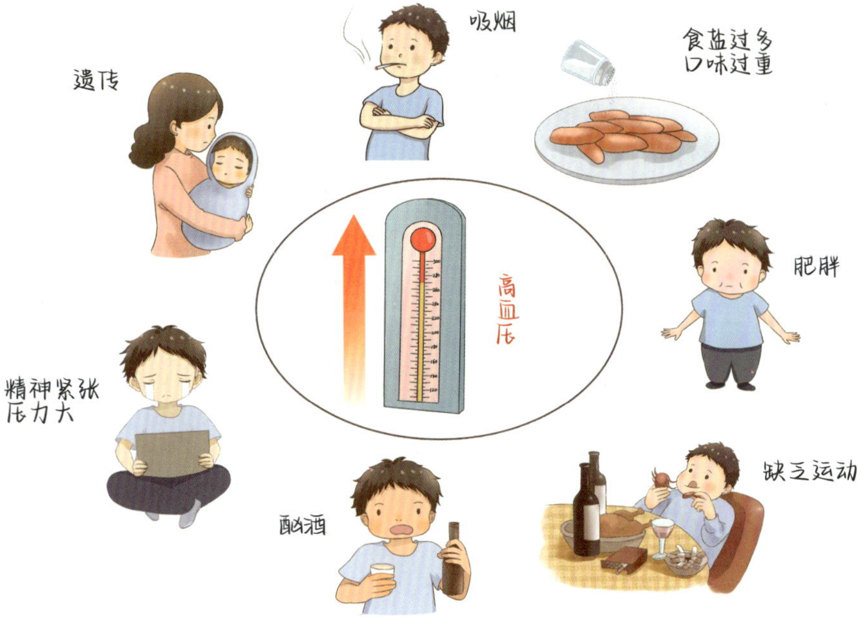

知识补充

3 级高血压伴有其他心血管系统危险因素者，均属于很高危组。

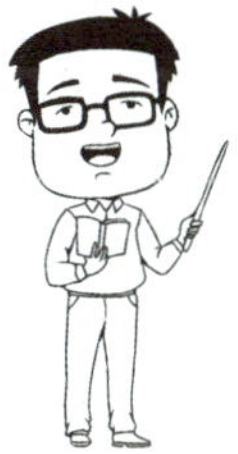

高血压患者有临床合并症或合并糖尿病时，均属于很高危组。

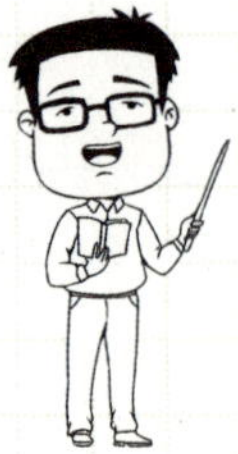

降压药物的应用宜从小剂量开始，逐步递增剂量，达到满意血压后长期降压治疗。

知识补充

高血压患者一般情况下应将血压降至 140/90mmHg 以下，合并糖尿病、心力衰竭、冠心病或肾脏疾病者应降至 130/80mmHg，老年收缩期高血压患者一般控制在 150mmHg 以下。

高血压的治疗

- 药物治疗
  - 从小剂量开始
  - 优先选择长效制剂
  - 联合用药
  - 个体化治疗
- 非药物治疗
  - 减少钠盐摄入 —— ＜6g/d，增加钾盐的摄入
  - 控制体重 —— 体重指数（BMI）＜24kg/m² 为正常
  - 合理膳食 —— 少吃或不吃肥肉和动物内脏，多食用新鲜水果和蔬菜
  - 不吸烟，限制饮酒
  - 体育运动 —— 体力活动约 30 分钟 / 天，有氧体育锻炼＞3 次 / 周
  - 减轻精神压力，保持心理平衡

高血压的药物治疗

药　物	代表药	作用机制
利尿药	氢氯噻嗪	降低血容量
β受体阻滞剂	普萘洛尔、美托洛尔	抑制心肌收缩力、减慢心率、抑制肾素释放、抑制交感神经系统活性
钙通道阻滞剂（CCB）	硝苯地平、非洛地平	阻止 Ca^{2+} 由细胞外流入细胞内，舒张血管
血管紧张素转换酶抑制剂（ACEI）	卡托普利、依那普利	抑制血管紧张素Ⅱ形成
血管紧张素Ⅱ受体拮抗剂（ARB）	氯沙坦、缬沙坦	拮抗血管紧张素Ⅱ受体收缩血管、升高血压的作用

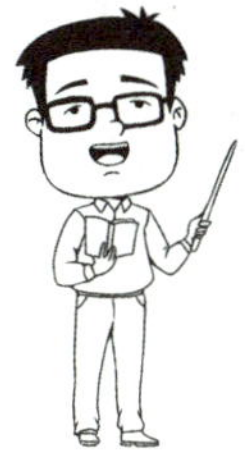

常用降压药：利尿药、β受体阻滞剂、CCB、ACEI、ARB。

高血压的护理措施

要　点	说　明
饮食护理	给予低盐、低脂、低胆固醇饮食，限制动物脂肪、内脏、甲壳类食物的摄入，补充适量蛋白质
直立性低血压护理	服降压药后如有眩晕、恶心、乏力，立即平卧，取头低足高位，增加脑部供血
活动护理	根据年龄和血压及个人兴趣选择适宜的运动方式，避免竞技性运动和力量型运动

知识补充

患者服药剂量必须遵医嘱执行，按时按量，不可随意增减药量或突然撤换药物，不可漏服或补服上次漏下的剂量。

服用降压药后，避免用过热的水洗澡或洗蒸汽浴，防止周围血管扩张导致晕厥。

高血压分类

分　类	说　明
高血压急症	指原发性或继发性高血压患者，在某些诱因作用下，血压突然明显升高，超过180/120mmHg，同时伴有进行性心、脑、肾等重要靶器官功能不全的表现
高血压亚急症	指血压明显升高但不伴靶器官损害； 患者可有血压明显升高造成的症状，如头痛、胸闷、鼻出血和烦躁不安等
恶性高血压	指病情发展急骤、舒张压持续≥130mmHg，除有头痛、视物模糊、眼底出血、渗出和视神经乳头水肿外，还有突出的肾脏损害表现，如持续性蛋白尿、血尿与管型尿

知识补充

高血压急症与高血压亚急症区分的标准：**是否有新近发生的急性进行性靶器官损害。**

高血压急症的治疗与护理

治疗与护理	说　明
最主要的处理原则	立即降低血压，首选硝普钠，可同时扩张动脉和静脉，分别降低心脏的后、前负荷
硝普钠用药护理	静脉滴注，有条件者可用输液泵控制速度； 应现用现配，停止注射后其作用仅维持3～5分钟
脱水、利尿	甘露醇快速静脉滴注
高血压急症伴急性心力衰竭	可选用硝酸甘油，可同时扩张静脉和冠状动脉，主要降低心脏前负荷
护理措施	加强生命体征监测，密切观察血压变化； 应采取头高足低位，利于颅内静脉血液回流； 应绝对卧床休息，避免一切不良刺激和不必要的活动

高血压急症应采取逐步控制性降压，数分钟至1小时降低血压25%，随后的2～6小时降至160/100mmHg以下，24～48小时逐步降至正常。

先天性心脏病的分型

分　型	常见先天性心脏病
左向右分流型（潜伏青紫型）	室间隔缺损、房间隔缺损、动脉导管未闭
右向左分流型（青紫型）	法洛四联症、大动脉错位
无分流型（无青紫型）	主动脉缩窄、主动脉瓣狭窄、肺动脉狭窄

法洛四联症（靴型心）

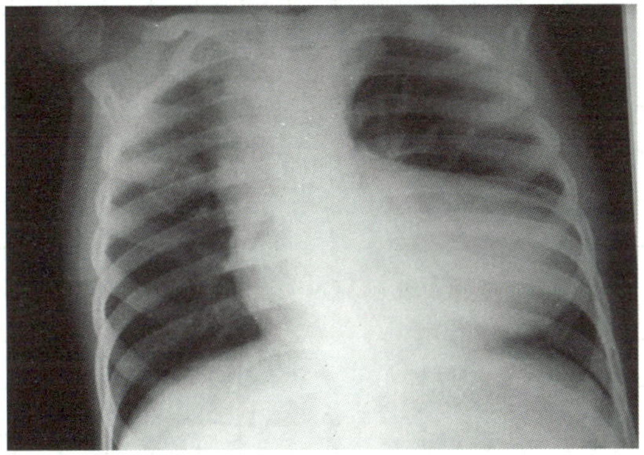

房间隔缺损（梨形心）

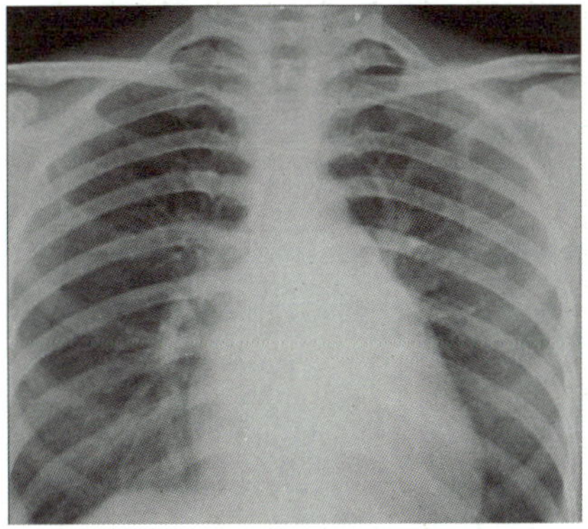

先天性心脏病

（2分）

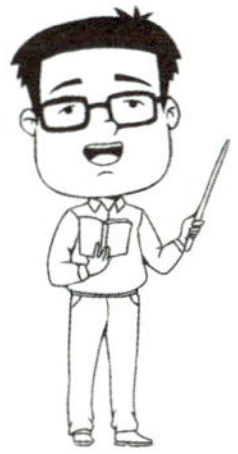

先天性心脏病诊断的首选检查：超声心动图。

知识补充

法洛四联症患儿：缺氧发作时立即置于膝胸卧位；供给充足液体，预防血栓形成。

知识补充

法洛四联症的4种畸形： 肺动脉狭窄（最重要）、室间隔缺损、主动脉骑跨、右心室肥厚。

室间隔缺损患儿在剧烈哭闹屏气时，可出现暂时性青紫的原因是肺动脉高压。

法洛四联症患儿长期缺氧会出现杵状指（趾）。

房间隔缺损

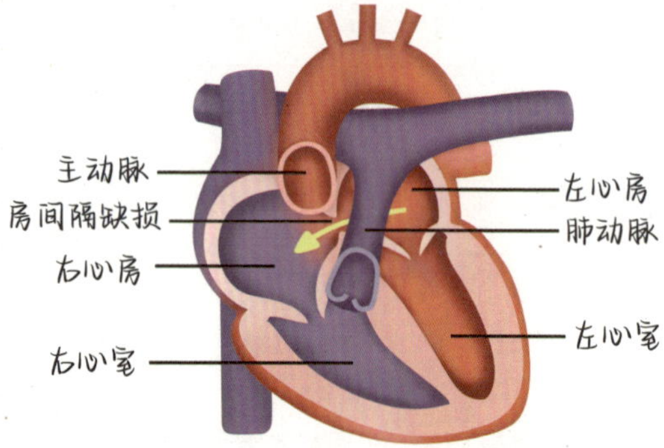

室间隔缺损

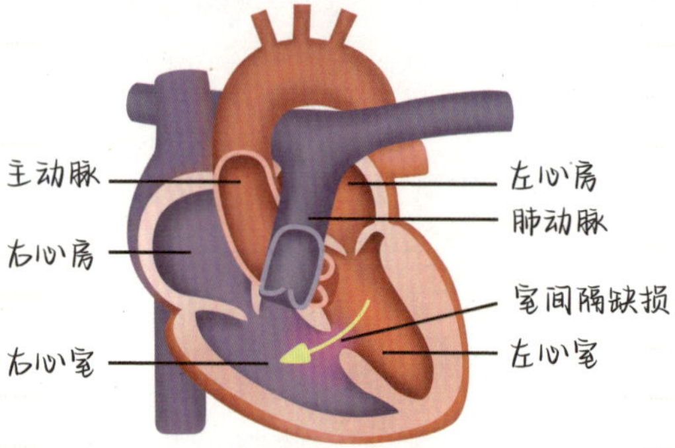

动脉导管未闭

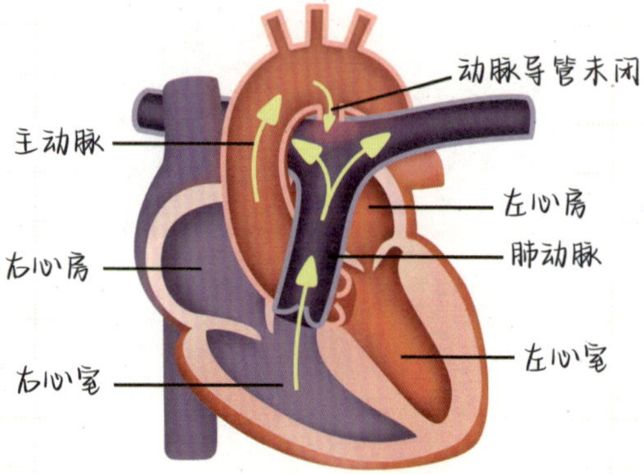

法洛四联症

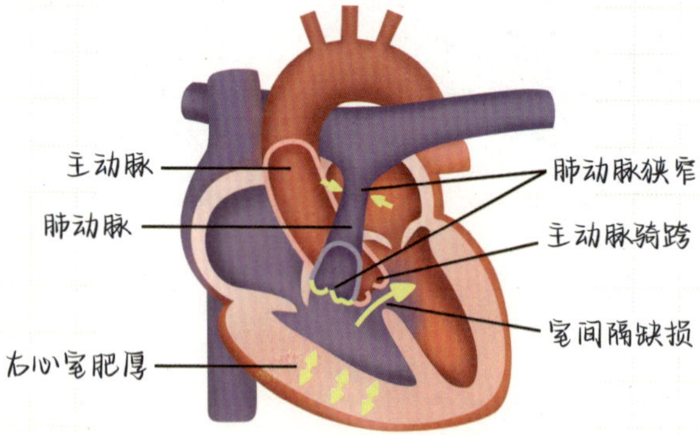

心脏瓣膜病

(3分)

二尖瓣狭窄

要点	说明
病因	风湿热是我国心脏瓣膜病的主要病因，与A组β溶血性链球菌反复感染有关，二尖瓣最常受累
临床表现	心房颤动：最常见的心律失常，也是相对早期的常见并发症
	左心衰竭：晚期最常见的并发症，也是患者死亡的主要原因
	血栓栓塞：以脑栓塞最多见，栓子多来自扩大的左心房伴心房颤动者

心脏瓣膜病栓子脱落轨迹

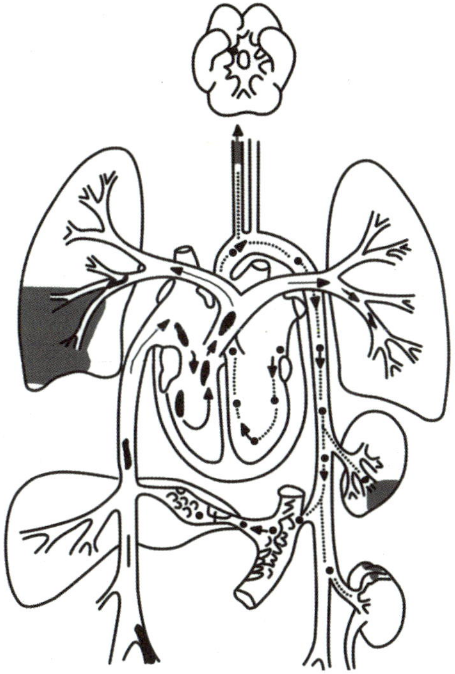

知识补充

超声心动图：明确诊断心脏瓣膜病最可靠的方法。

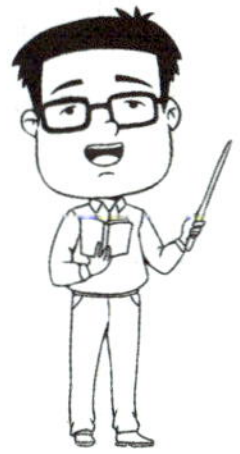

二尖瓣狭窄严重时可出现典型的“二尖瓣面容”，表现为两颊紫红、口唇发绀。

知识补充

主动脉瓣关闭不全**早期症状与心排血量增大有关**，包括心悸、心前区不适、头部动脉搏动感等。

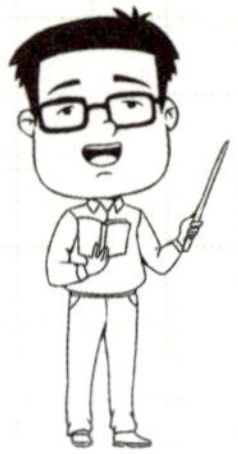

二尖瓣狭窄时，最先累及左心房，可造成左心房肥大、右心室后负荷加重。

心脏瓣膜病的临床表现

	主要症状	常见并发症
二尖瓣狭窄	早期为劳力性呼吸困难	心房颤动
二尖瓣关闭不全	呼吸困难出现较晚	心房颤动
主动脉瓣狭窄	呼吸困难、心绞痛、晕厥三联征	心房颤动
主动脉瓣关闭不全	呼吸困难	感染性心内膜炎

二尖瓣狭窄的病理生理

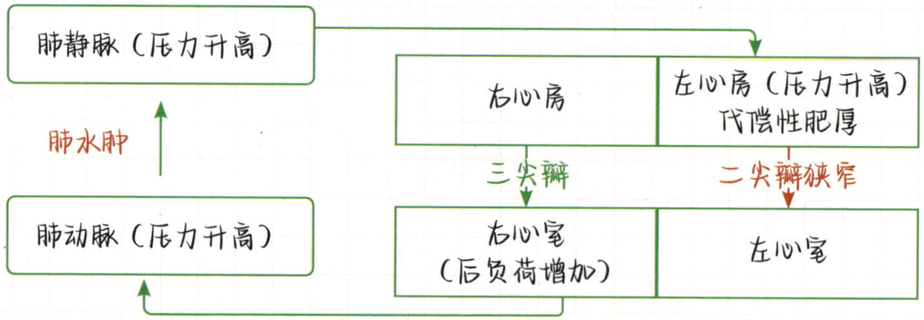

心脏杂音鉴别

	分 类	杂音听诊部位	杂音时期	杂音性质
先天性心脏病	室间隔缺损	胸骨左缘第3、4肋间	全收缩期	响亮、粗糙
	房间隔缺损	胸骨左缘第2、3肋间	收缩期	喷射性
	动脉导管未闭	胸骨左缘第2肋间	连续性	机械样
	法洛四联症	胸骨左缘第2~4肋间	收缩期	喷射性
心脏瓣膜病	二尖瓣狭窄	心尖区	舒张中晚期	隆隆样
	二尖瓣关闭不全	心尖区	全收缩期	粗糙吹风样
	主动脉瓣狭窄	胸骨右缘第2肋间	收缩期	粗糙、响亮、喷射性
	主动脉瓣关闭不全	胸骨左缘第3、4肋间	舒张期	高调叹气样

心脏瓣膜听诊区

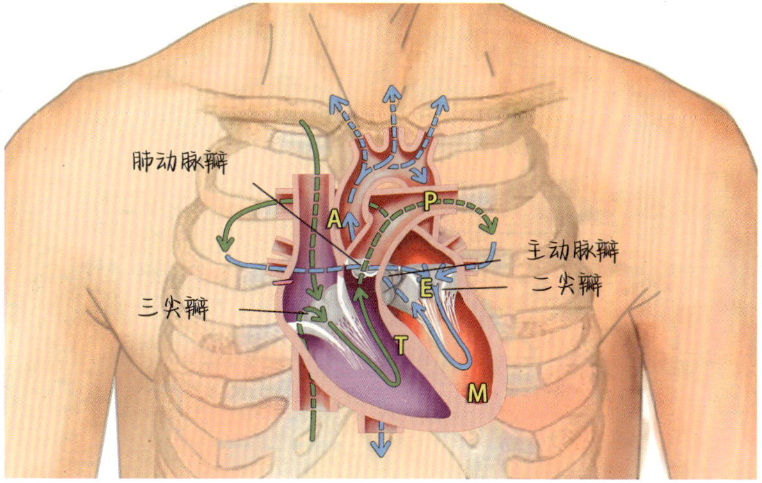

助记口诀

室缺粗糙全收缩，导管持续机械多。
房缺法洛音相同，均是喷射加收缩。

助记口诀

二狭主不全，音在舒张期。
二为隆隆样，不全高叹息。
主狭二不全，音在收缩期。
粗糙吹风样，主狭更响亮。

知识补充

瓣膜听诊区：A为主动脉瓣听诊区；P为肺动脉瓣听诊区；E为主动脉瓣第二听诊区；T为三尖瓣听诊区；M为二尖瓣听诊区。

心肌疾病

(1分)

扩张型心肌病以一侧或双侧心腔扩大伴心肌收缩功能障碍为特征，是原发性心肌疾病最常见的类型。

肥厚型心肌病最常见的症状是劳力性呼吸困难和乏力。

知识补充

肥厚型心肌病患者使用正性肌力药物会加重流出道梗阻而使病情加重。

肥厚型心肌病与扩张型心肌病

	肥厚型心肌病	扩张型心肌病
病因与发病机制	常染色体显性遗传疾病	病毒感染最常见
临床表现	最常见的心律失常：心房颤动； 主要的死亡原因：多为室性心律失常导致的心源性猝死，特别是心室颤动，为青少年和运动猝死的主要原因； 猝死的危险因素：不明原因晕厥、心肌明显肥厚、有猝死家族史、自发性室性心动过速等	主要体征为心界扩大，以左心室扩大为主
辅助检查	超声心动图：室间隔不对称肥厚而无心腔增大	X线检查：心影常增大，心胸比> 0.5
护理措施	胸痛发作时，应立即停止活动，绝对卧床休息	预防病毒感染

肥厚型心肌病

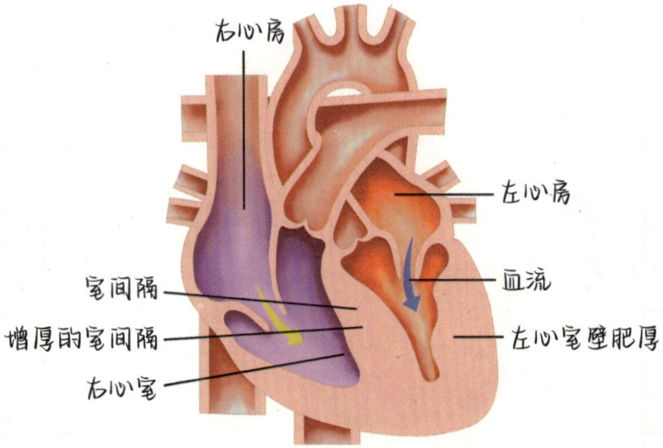

扩张型心肌病

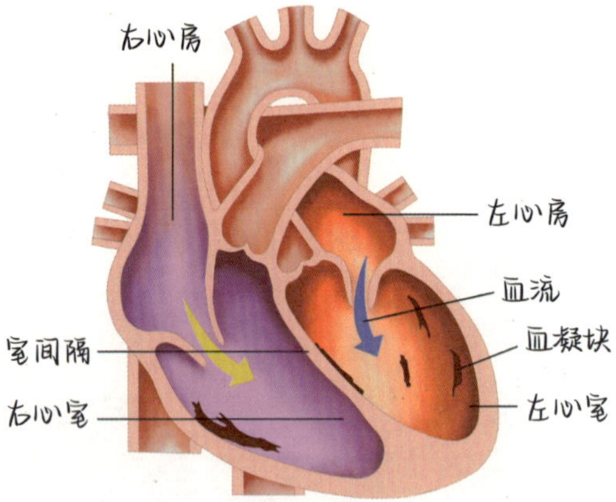

急性心包炎与缩窄性心包炎

	急性心包炎	缩窄性心包炎
病　因	以病毒感染最常见	以结核性心包炎最常见
临床表现	纤维蛋白性心包炎：心前区尖锐性疼痛，典型体征为心包摩擦音 渗出性心包炎：呼吸困难，心尖搏动减弱或消失，心脏浊音界向两侧扩大	症状：可有劳力性呼吸困难等； 体征：最常见的是心尖搏动减弱或消失，部分患者可闻及心包叩击音
辅助检查	X线检查：可见心影向两侧扩大呈烧瓶状	X线检查：多有心影轻度增大

心包积液

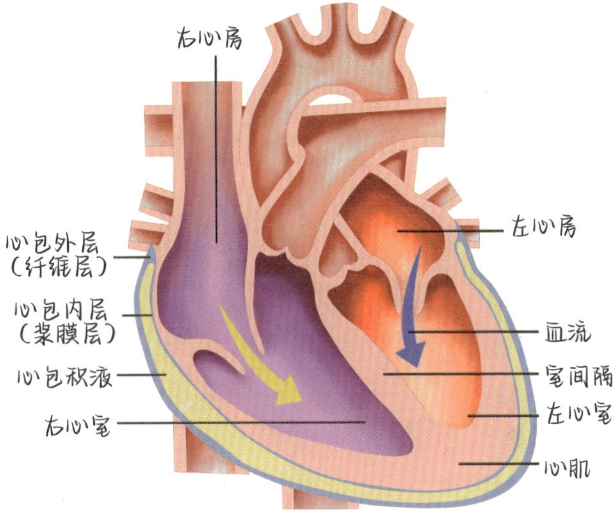

心·包疾病

（1分）

心包摩擦音是急性心包炎的典型体征，呈抓刮样粗糙的高频音，坐位时身体前倾、深吸气或用力按压膜式听诊器更易闻及。

知识补充

心包积液最突出的症状是呼吸困难，应协助患者采取半坐卧位或前倾坐位。

周围血管疾病

（3 分）

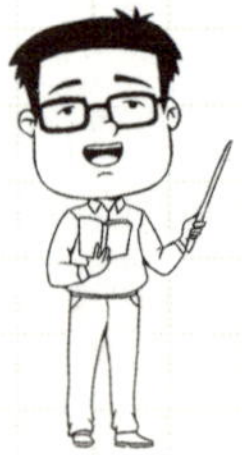

主动、被动吸烟是血栓闭塞性脉管炎发生和发展的重要环节。

知识补充

下肢下1/3（即踝周及足靴区）静脉曲张可出现皮肤色素沉着、皮炎、湿疹、皮下脂质硬化和溃疡形成。

下肢静脉曲张与血栓闭塞性脉管炎的病因、病理、临床表现

	下肢静脉曲张	血栓闭塞性脉管炎
病　因	主要原因：先天性浅静脉壁薄弱，静脉瓣膜结构不良； 后天性因素：长时间站立、重体力劳动、妊娠、慢性咳嗽、习惯性便秘等	外在因素：吸烟、居住于寒冷潮湿环境等； 内在因素：自身免疫功能紊乱、性激素失调
病　理	多见于大隐静脉曲张	累及四肢远端中小动、静脉； 多见于下肢小动脉
临床表现	进行性加重的下肢浅静脉扩张、纡曲、隆起等，伴下肢沉重、乏力感	局部缺血期（早期）：间歇性跛行； 营养障碍期（中期）：静息痛； 组织坏死期（晚期）：缺血性溃疡、坏疽

间歇性跛行

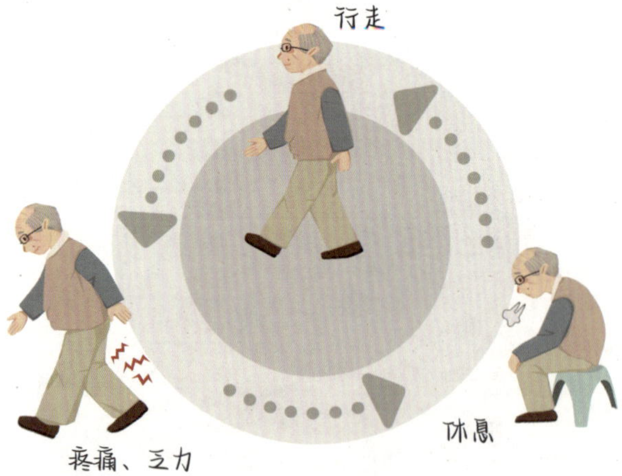

下肢静脉曲张与血栓闭塞性脉管炎的辅助检查

	辅助检查
下肢静脉曲张	浅静脉瓣膜功能试验：包括大隐静脉瓣膜功能试验（曲氏试验）和小隐静脉瓣膜功能试验，用于检查大、小隐静脉瓣膜功能； 深静脉通畅试验（波氏试验）：主要用于检查深静脉是否通畅； 交通静脉瓣膜功能试验：主要用于发现瓣膜功能不全的交通静脉
血栓闭塞性脉管炎	动脉造影：可准确判断病变血管的搏动情况以及病变范围、程度

大隐静脉瓣膜功能试验

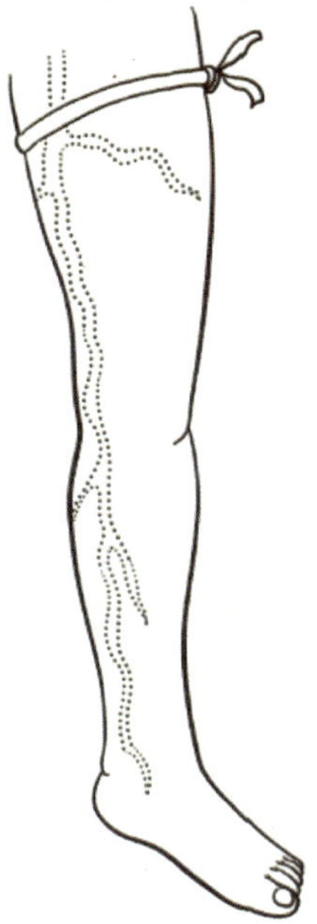

深静脉通畅试验

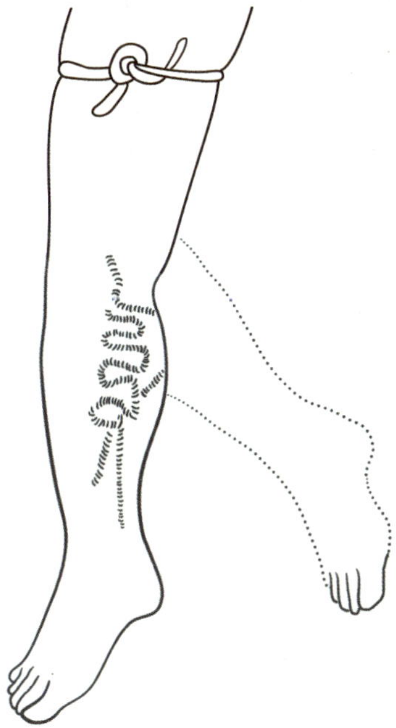

交通静脉瓣膜功能试验

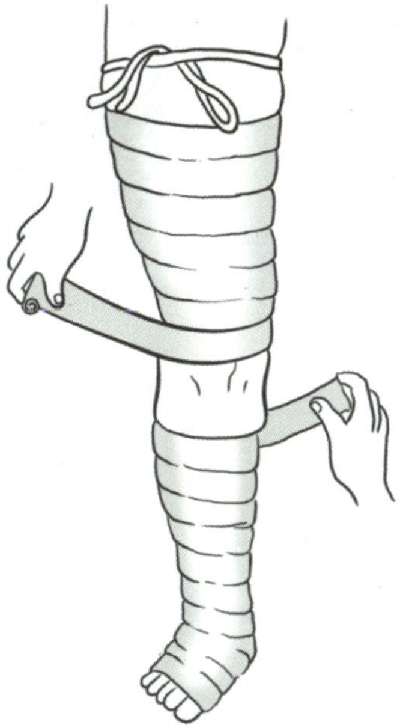

浅静脉瓣膜功能试验：嘱患者平卧，抬高下肢使静脉空虚后，在腹股沟下方缚扎止血带压迫大隐静脉，再嘱患者站立，释放止血带后10秒内如静脉曲张自上而下出现，提示大隐静脉瓣膜功能不全。

知识补充

深静脉通畅试验：嘱患者站立，在腹股沟下方绑扎止血带压迫大隐静脉，待静脉充盈后，嘱患者用力踢腿或下蹲10余次，如曲张静脉明显减轻或消失，提示深静脉通畅；如曲张静脉加重，提示深静脉阻塞。

下肢静脉曲张与血栓闭塞性脉管炎的治疗与护理

大隐静脉曲张病变局限、症状较轻者，大多数适用于穿弹力袜或弹力绷带外部加压治疗。

	治疗与护理
下肢静脉曲张	手术治疗：治疗下肢静脉曲张的根本方法，适用于深静脉通畅、无手术禁忌证者； 传统的手术方法：浅静脉高位结扎＋曲张静脉分离剥脱术； 硬化剂注射：适用于曲张静脉轻而局限、术后残留曲张静脉或术后复发者，注入硬化剂后局部用纱布卷压迫
血栓闭塞性脉管炎	吗啡或哌替啶：可镇痛，但不能改善血液循环； 改善患肢血液循环：戒烟，注意保暖但不可局部热疗，卧床休息时抬高患肢30°~40°，使用血管扩张药，做伯格（Buerger）运动等

知识补充

弹力绷带包扎时应自下而上，从肢体远端开始向近端缠绕，松紧适宜。

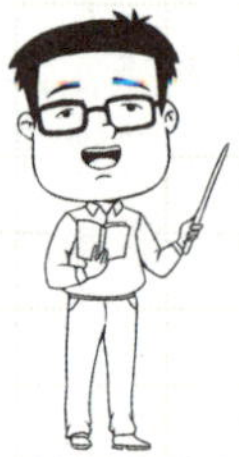

静脉曲张破裂出血：抬高患肢和局部加压包扎。

Buerger 运动

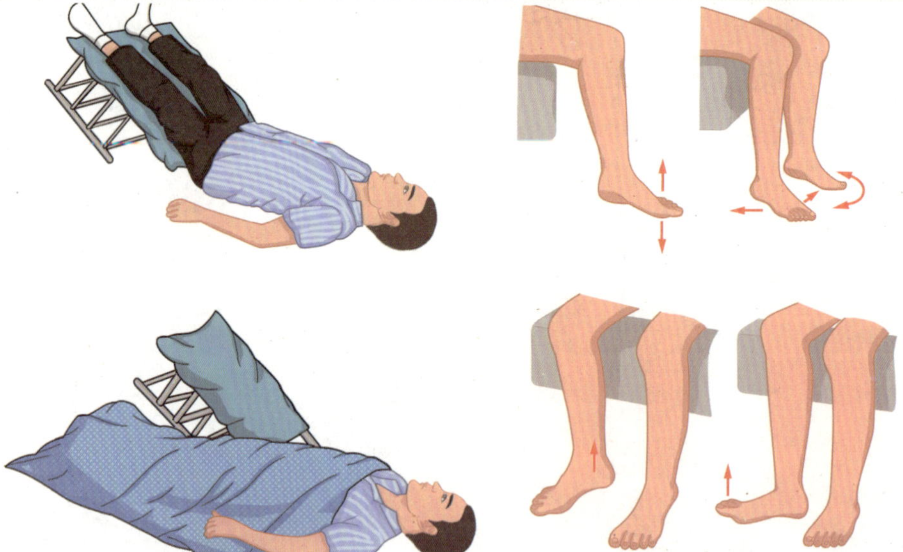

心脏骤停

(2分)

- 心脏骤停
  - 临床表现
    - 突然倒地，意识丧失
    - 大动脉搏动消失，触摸不到颈动脉或股动脉
      - （以上两项）判断心脏骤停最可靠和最迅速的依据
    - 呼吸停止或呈叹息样呼吸
    - 双侧瞳孔散大，对光反射消失
    - 脑缺氧常引起抽搐和大小便失禁
    - 皮肤苍白或青紫
    - 听诊心音消失，血压测不出，脉搏触不到
  - 病因——冠心病（最常见）
  - 心电图
    - 心室颤动（最常见）
    - 室性心动过速（早期最常见）
  - 药物治疗——首选静脉注射肾上腺素

心脏骤停3分钟开始出现脑水肿，超过4~6分钟大脑即可发生不可逆的损害。

知识补充

心脏骤停后最容易发生的继发性病理变化是脑缺氧和脑水肿。

仰头抬颏法

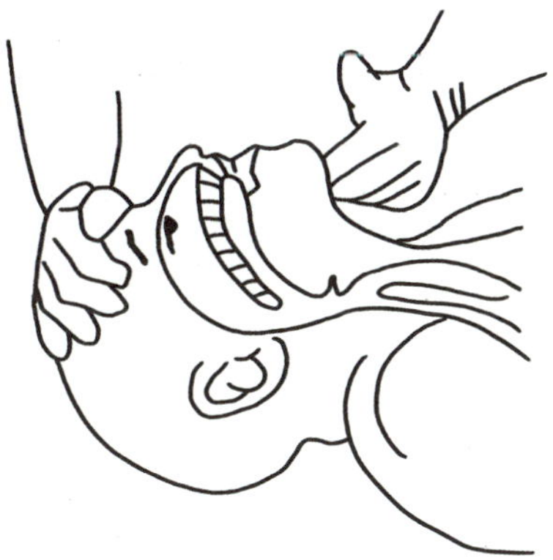

双下颌上提法

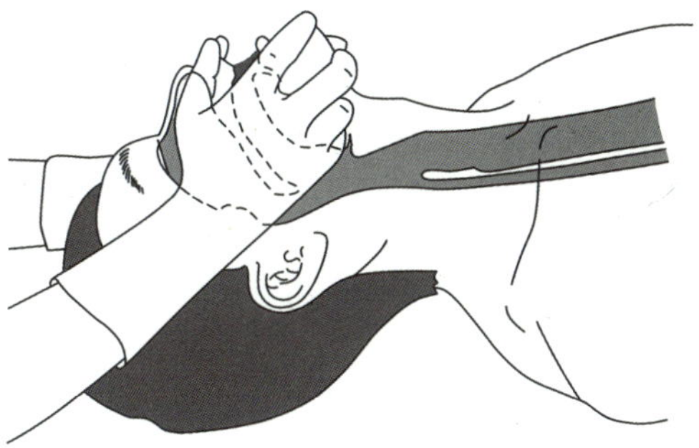

开放气道的方法：若无颈部创伤，可采用仰头抬颏法。在怀疑有头、颈部外伤时采用双下颌上提法。

知识补充

复苏有效且成功的标志：自主呼吸恢复，大动脉搏动，面色及口唇颜色由发绀转为红润，瞳孔缩小，出现眼球运动、对光反射、手足抽动、发出呻吟等。

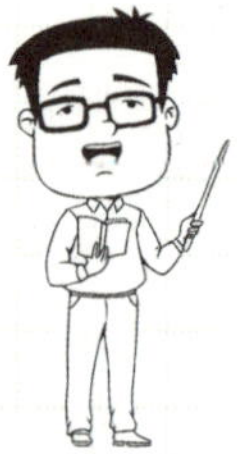

C（胸外按压）→A（开放气道）→B（人工呼吸）。

成人胸外按压的要点

成人胸外按压	要点
按压：通气	30：2
按压部位	胸骨下1/3处
按压频率	100~120次/分
按压深度	使胸骨下陷5~6cm

胸外按压

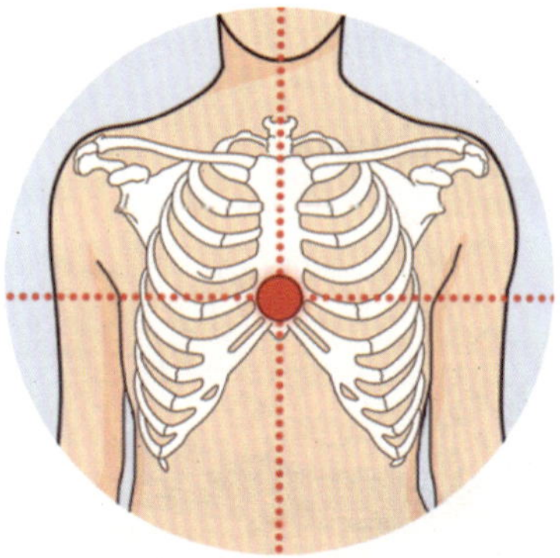

按压位置：胸骨下1/3处或乳头连线与胸骨交界处

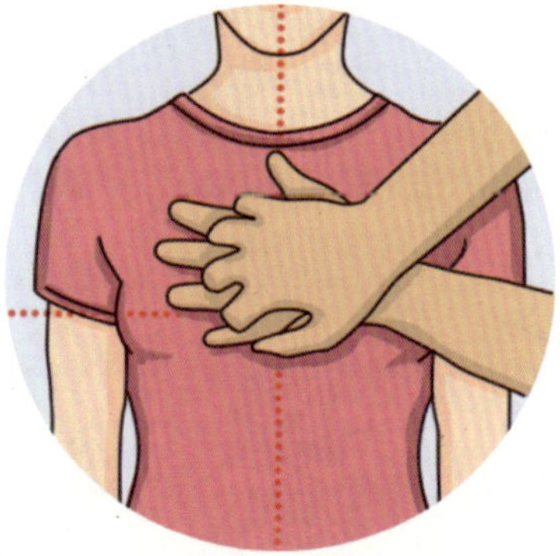

按压深度：成人5~6CM

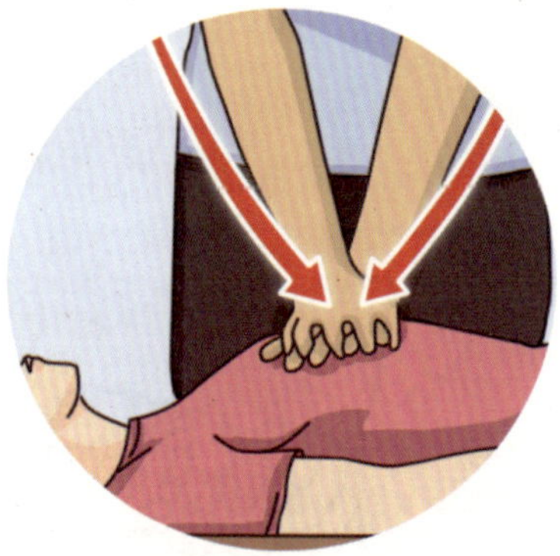

按压频率：100~120次/分

第三章 消化系统疾病

胃的外分泌功能

细 胞	分泌物质
壁细胞	盐酸和内因子
主细胞	胃蛋白酶原
黏液细胞	碱性黏液
G 细胞	促胃液素

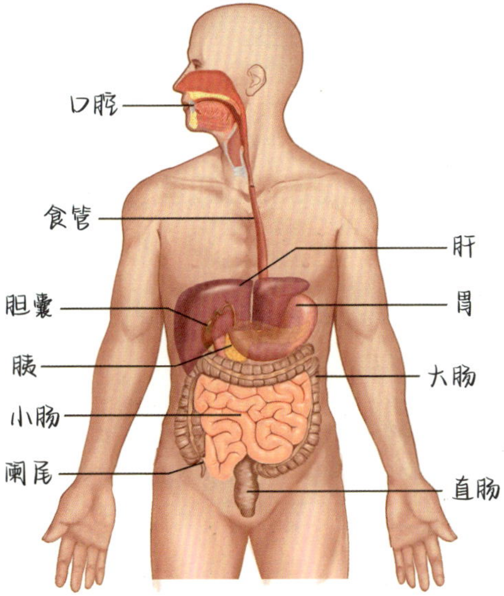

消化系统结构示意图

消化系统解剖生理

(1 分)

知识补充

小肠壁的结构包括黏膜、黏膜下层、肌层、外层。

阑尾动脉是回结肠动脉的分支，为无侧支的终末动脉，当血运障碍时易导致阑尾坏死穿孔。

水、电解质代谢紊乱与酸碱平衡失调

（1 分）

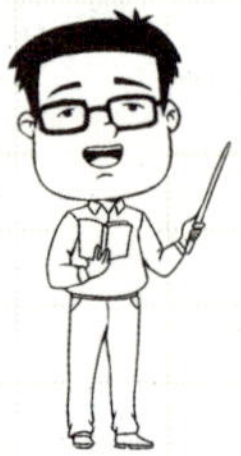

细胞外液中最主要的阳离子是 Na^+，细胞内液中的主要阳离子是 K^+。

水和钠代谢紊乱

	等渗性脱水	低渗性脱水	高渗性脱水
血钠（mmol/L）	135～150	＜135	＞150
水、钠丢失比例	失水＝失钠	失水＜失钠	失水＞失钠
病　因	消化液急性丧失 急性肠梗阻 急性腹膜炎	长期胃肠减压 大量消化液丢失而只补充水	大量出汗 高热
临床表现	无口渴	无口渴	口渴
分　度	体液丧失量达体重的5%时，有血容量不足的表现；达体重的6%～7%时，有休克的表现	轻度：Na^+＜135mmol/L 中度：Na^+＜130mmol/L 重度：Na^+＜120mmol/L	轻度：口渴 中度：极度口渴，少尿 重度：神经精神症状
尿比重	增高	降低	增高
治疗要点	平衡盐溶液 等渗盐溶液	含盐溶液 高渗盐溶液	5%葡萄糖溶液

知识补充

补钾“四不宜”：

不宜过早；

不宜过浓；

不宜过快；

不宜过多。

钾代谢紊乱

要　点	低钾血症	高钾血症
血钾（mmol/L）	＜3.5	＞5.5
临床表现	最早表现为四肢软弱无力，腱反射减弱或消失；还可出现腹胀、肠蠕动减弱、窦性心动过速等	心律失常，心脏骤停
心电图	T波降低、增宽或倒置，ST段下降，QT间期延长，出现u波	T波高尖

续　表

要　点	低钾血症	高钾血症
治疗与护理	不宜过早：见尿补钾，尿量＞40ml/h或＞500ml/d； 不宜过浓：浓度＜0.3%或40mmol/L； 不宜过快：成人滴速＜60滴/分； 不宜过多：总量3~6g/d或40~80mmol/d； 首选口服补钾，禁止静脉推注	缓慢静脉注射10%葡萄糖酸钙拮抗心律失常

酸碱失衡指标

酸碱失衡指标	正常值	意　义
pH	7.35~7.45	“越多越碱”
HCO_3^-	22~27mmHg	“越多越碱”，反映代谢性和呼吸性因素
$PaCO_2$	35~45mmHg	“越多越酸”，反映呼吸性因素
BE（碱剩余）	－3~+3mmol/L	代谢性酸中毒：负值增加 代谢性碱中毒：正值增加

酸碱失衡病因

- 代谢性碱中毒：幽门梗阻、高位肠梗阻、严重呕吐、长期胃肠减压
- 代谢性酸中毒：严重腹泻、高钾血症、肾衰竭、肠瘘、胰瘘、糖尿病
- 呼吸性碱中毒：通气过度
- 呼吸性酸中毒：肺炎、肺不张、肺部外伤

酸碱失衡类型判断：

①判断是酸中毒还是碱中毒：pH＜7.35为酸中毒，pH＞7.45为碱中毒；

②判断呼吸性还是代谢性：根据病史和原发性紊乱来判断。

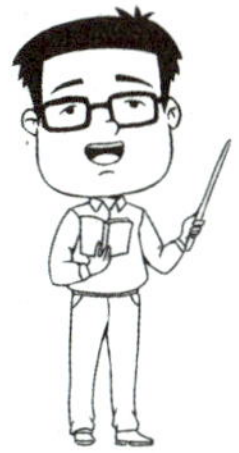

代谢性酸中毒的临床表现：呼吸深快最先出现，口唇樱桃红色。

小儿腹泻

(3分)

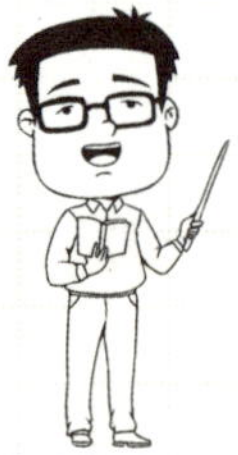

轮状病毒是秋季腹泻的主要病原体。

知识补充

轻型腹泻和重型腹泻最主要的区别：重型腹泻有水、电解质代谢紊乱。

小儿脱水分度及表现

要点	脱水分度		
	轻度	中度	重度
失水百分比	体重的3%~5%	体重的5%~10%	>体重的10%
失水量	30~50ml/kg	50~100ml/kg	100~120ml/kg
心率	正常	快	快、弱
脉搏	可触及	减弱	明显减弱
呼吸	正常	深，可快	深而快
血压	正常	正常或稍低	血压下降
精神状态	稍差	萎靡、烦躁	淡漠、昏睡或昏迷
眼泪	有	少	无
前囟、眼窝	稍凹陷	凹陷	深陷，眼睑不能闭合
皮肤及弹性	稍干，弹性尚可	干、苍白，弹性差	干、花纹，弹性极差
尿量	稍减少	明显减少	极少或无
四肢	温暖	稍凉	厥冷

小儿脱水表现

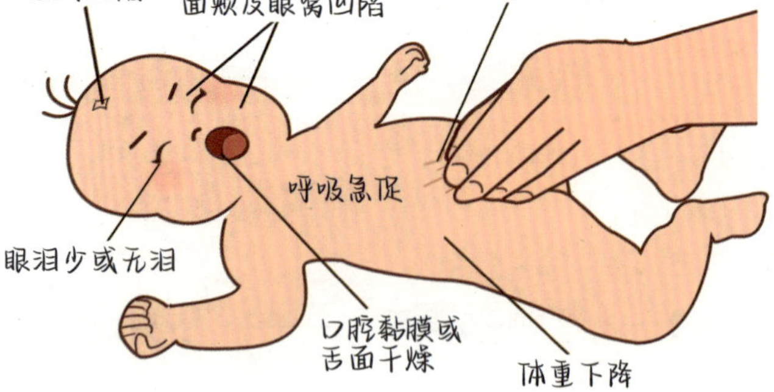

小儿液体疗法

		累积损失量	继续丢失量	生理需要量
定　量	轻度脱水	50ml/kg	10~40ml/kg（30ml/kg）	60~80ml/kg
	中度脱水	100ml/kg		
	重度脱水	100~150ml/kg		
定　性	低渗性脱水	2/3 张	1/3~1/2 张	1/5~1/4 张
	等渗性脱水	1/2 张		
	高渗性脱水	1/5~1/3 张		
定　速	—	8~12 小时内输入（每小时 8~10ml/kg，重度脱水扩容时 20ml/kg）	在补完累积损失量后的 12~16 小时输入（每小时 5ml/kg）	

儿科常用混合溶液组成

混合溶液	0.9% 氯化钠	5%~10% 葡萄糖	1.4% 碳酸氢钠（1.87% 乳酸钠）	张　力	应　用
2:1 含钠液	2 份		1 份	等张	低渗或重度脱水
1:1 含钠液	1 份	1 份		1/2 张	轻、中度等渗性脱水
1:2 含钠液	1 份	2 份		1/3 张	高渗性脱水
1:4 含钠液	1 份	4 份		1/5 张	生理需要
2:3:1 含钠液	2 份	3 份	1 份	1/2 张	中度等渗性脱水
4:3:2 含钠液	4 份	3 份	2 份	2/3 张	中度等渗性脱水

液体疗法

（1 分）

知识补充

口服补液盐（ORS）可用于预防脱水及纠正轻、中度脱水无严重呕吐者，张力为 1/2 张。

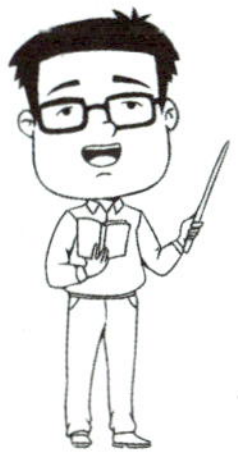

葡萄糖进入人体后很快被代谢，只有渗透压而没有张力。

消化性溃疡

（5 分）

知识补充

幽门螺杆菌（Hp）感染是消化性溃疡的主要原因。

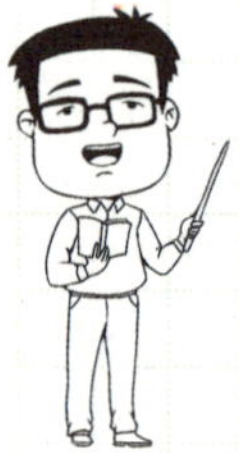

胃酸和胃蛋白酶：在消化性溃疡尤其是十二指肠溃疡的发病中起主导作用。

消化性溃疡的病因

- 胃酸过多——发生的决定性因素
- 应激和心理因素——通过迷走神经影响胃酸分泌和黏膜血流的调控
- Hp 感染
  - 可损害胃、十二指肠黏膜的防御和修复功能，破坏屏障
  - 增强侵袭因素，使胃酸和胃蛋白酶分泌增加
- 饮食——高盐饮食、浓茶、咖啡及某些刺激性饮料可直接损伤黏膜
- 非甾体抗炎药——削弱胃、十二指肠黏膜的防御功能

幽门螺杆菌感染

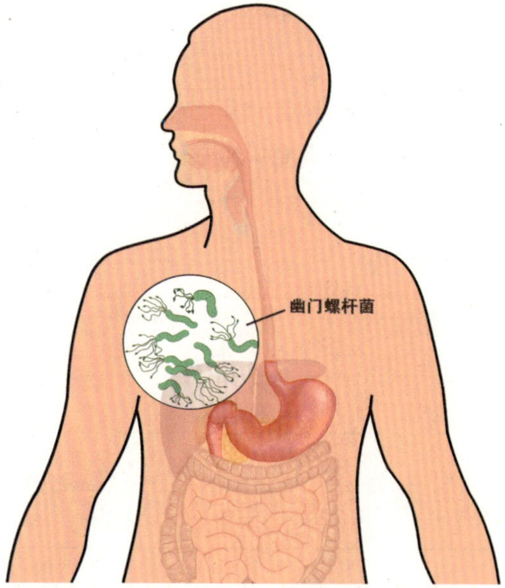

胃溃疡与十二指肠溃疡鉴别

要　点	胃溃疡	十二指肠溃疡
好发部位	胃小弯，胃角或胃窦	球部，前壁
胃酸分泌	正常或偏低	增高
发病机制	以防御修复因素减弱为主	以侵袭因素增强为主
疼痛部位	中上腹或稍偏左	中上腹或稍偏右
疼痛性质	烧灼、隐痛、钝痛、胀痛或饥饿样不适感	
疼痛节律	“进餐—餐后疼痛—空腹缓解”规律	“进餐—餐后缓解—空腹疼痛”规律

胃部结构图

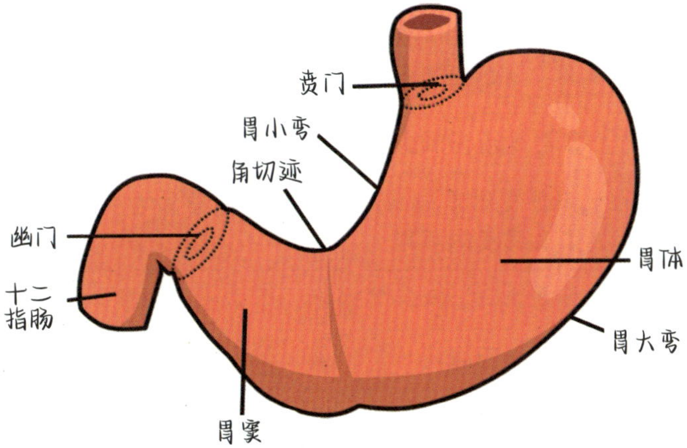

知识补充

消化性溃疡以慢性、周期性发作和节律性上腹部疼痛为特点。

十二指肠溃疡患者腹痛的节律特点为空腹时腹痛明显。原因为胃内食物排空，胃酸对溃疡面的刺激。

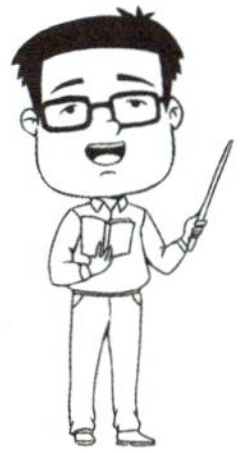

大出血的溃疡一般位于胃小弯或十二指肠球部后壁。

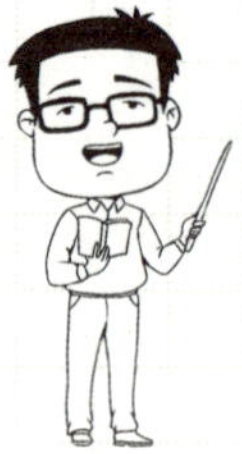

胃肠道穿孔最重要的护理措施是禁食和胃肠减压。

消化性溃疡并发症

并发症	特　点
出　血	消化性溃疡最常见的并发症； 轻者仅表现为排黑便，重者可出现呕血甚至低血容量性休克
穿　孔	典型表现为骤发刀割样剧烈腹痛，持续性或阵发性加重； 查体出现全腹压痛、反跳痛、腹肌紧张呈“木板样”强直等急性腹膜炎的体征； 腹部立位X线检查见膈下新月状游离气体影
幽门梗阻	呕吐是最为突出的症状，呕吐物为酸腐味的宿食，量大，不含胆汁； 典型体征为上腹可见胃型、胃蠕动波，闻及上腹部振水音
癌　变	少数胃溃疡患者可发生癌变，十二指肠溃疡则一般不会癌变； 发生癌变时，疼痛节律可变为无规律性

知识补充

幽门梗阻严重呕吐，会丢失大量H^+、Cl^-和K^+，肠液和胰腺的HCO_3^-得不到H^+中和而被吸收入血，导致低氯低钾性代谢性碱中毒。

消化性溃疡的辅助检查与饮食护理

要　点	说　明
辅助检查	胃镜＋活组织检查：诊断的金标准
	X线钡剂检查：龛影是溃疡的直接征象，是诊断溃疡较可靠的依据
	大便隐血试验：阳性提示溃疡有活动；若胃溃疡患者大便隐血试验持续阳性，且伴疼痛节律性改变，提示有癌变的可能
饮食护理	少量出血者：给予温牛奶、米汤等温凉、清淡流质饮食
	合并大出血、穿孔、幽门梗阻：应禁食
	避免食用过咸、过甜、过硬、生冷、刺激性食物（如辣椒）或饮料（如浓茶、咖啡），以及粗纤维食物（如芹菜、韭菜）和油炸食品

对45岁以上、溃疡久治不愈、大便隐血试验阳性者，应高度警惕癌变。

消化性溃疡的药物治疗

类 别	药 物	机制及作用	常见不良反应	服药时间与方式
H_2受体拮抗剂	XX替丁（西咪/雷尼）	阻止组胺与H_2受体相结合，抑制胃酸分泌	头晕、嗜睡、腹泻、腹胀、皮疹、肝损害、骨髓抑制、心律失常	餐中或餐后即刻，或睡前，应与抗酸药间隔1小时以上
质子泵抑制剂（首选药物）	XX拉唑（奥美/兰索）	抑制H^+-K^+-ATP酶，最强的抑制胃酸分泌药	头晕	晨起吞服或早晚各服1次，不可咀嚼
铋 剂	枸橼酸铋钾 胶体果胶铋	形成胃黏膜保护屏障，兼有抗Hp的作用	便秘和大便变黑，过量蓄积会引起神经毒性	餐前半小时，不可与抗酸药同时服
胃黏膜保护药	硫糖铝	保护胃黏膜，刺激内源性前列腺素合成，增加黏膜血流量	便秘、口干、眩晕	餐前1小时及睡前嚼服
弱碱抗酸药	氢氧化铝 铝碳酸镁（达喜）	中和胃酸	胃肠不适、便秘	餐前0.5~1.0小时或疼痛时嚼服（氢氧化铝）；餐后1~2小时或睡前嚼服（铝碳酸镁）

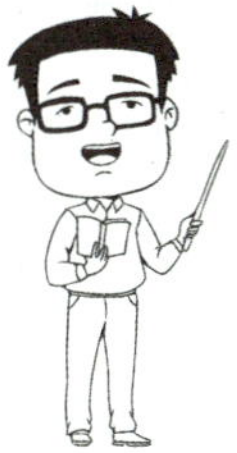

根治Hp经典四联疗法：质子泵抑制剂+铋剂+2种抗生素。

知识补充

枸橼酸铋钾在服用过程中可使齿、舌变黑，应用吸管直接吸入。

抗酸药应避免与奶制品、酸性食物及饮料同时服用。

消化性溃疡的手术治疗

	毕Ⅰ式胃大部切除术	毕Ⅱ式胃大部切除术
手术方式	残胃与十二指肠直接吻合	残胃与近端空肠吻合，十二指肠残端关闭
适应证	多用于胃溃疡	各种消化性溃疡，特别是十二指肠溃疡

知识补充

胃大部切除术：是消化性溃疡的主要术式，适用于非手术治疗无效或并发穿孔、出血、幽门梗阻、癌变者等。

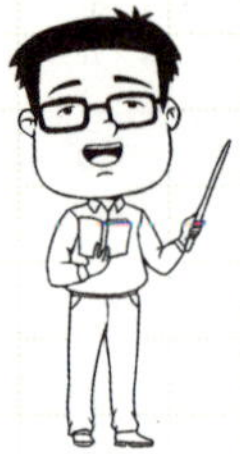

毕Ⅰ式胃大部切除术常因吻合口张力大而难以完成。

毕Ⅰ式胃大部切除术

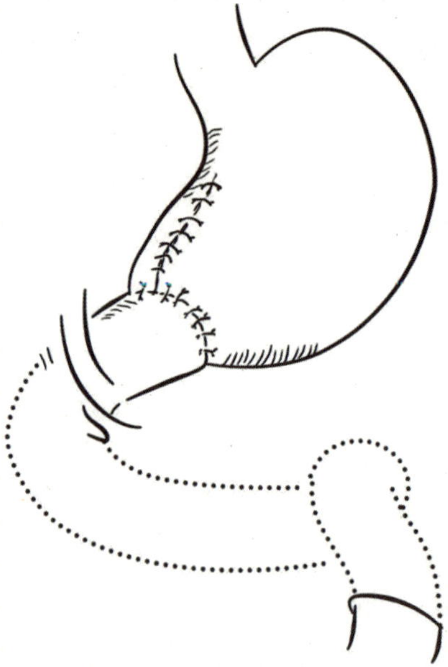

毕Ⅱ式胃大部切除术

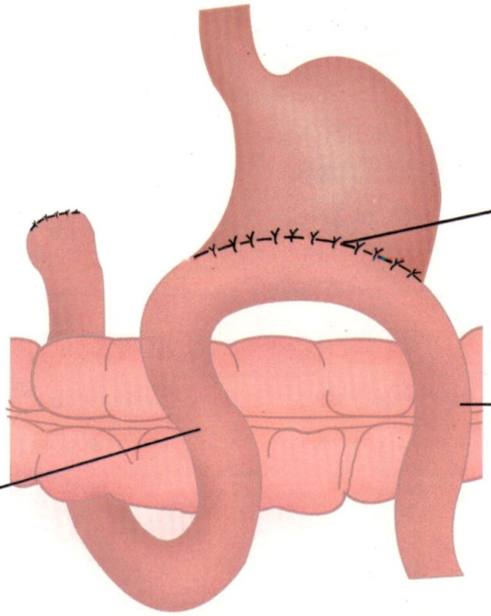

胃十二指肠疾病术后常见并发症

术后并发症		发生时间	主要表现	治疗与护理
近期	胃出血（最早）	最早为24小时内	短期从胃管引流出大量血液	止血药、输血等非手术治疗为主，严重者手术
	急性完全性输入袢梗阻	—	上腹部剧烈腹痛伴频繁呕吐，不含胆汁，呕吐后不缓解	易绞窄，紧急手术
	输出袢梗阻	—	上腹饱胀，呕吐物含食物和胆汁	一般为非手术治疗，严重者手术
	吻合口梗阻	术后由流质饮食改为半流质饮食时	进食后上腹饱胀，溢出性呕吐，呕吐物为食物，含或不含胆汁	禁食、胃肠减压、输液为主，无效者手术
远期	早期倾倒综合征	进食后30分钟内	上腹胀、腹泻、心悸、大汗、头晕、乏力、面色苍白甚至晕厥等	餐后平卧20分钟

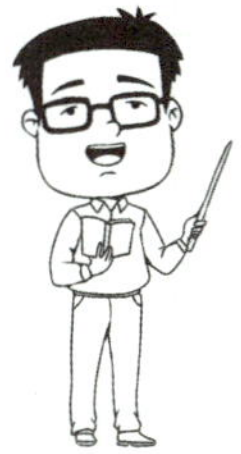

急性完全性输入袢梗阻、吻合口梗阻呕吐物不含胆汁，输出袢梗阻呕吐物含胆汁。

知识补充

正常胆汁呈黄绿色、透明、无沉淀。呕吐物内混有大量胆汁时，可呈黄绿色。

胃大部切除术后3天最重要的护理措施是密切观察胃管引流液和血压的变化。

输出袢梗阻

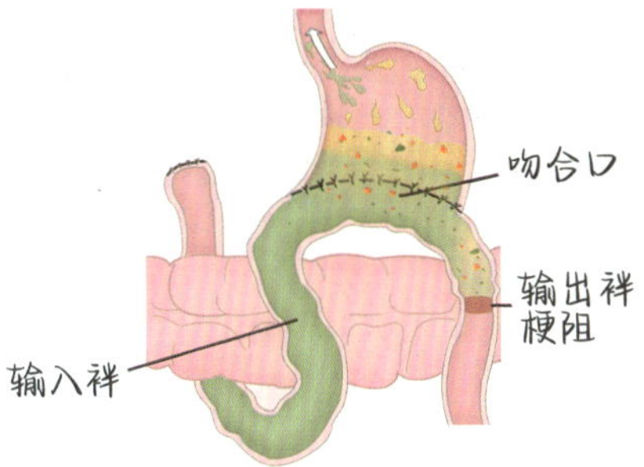

输入袢梗阻

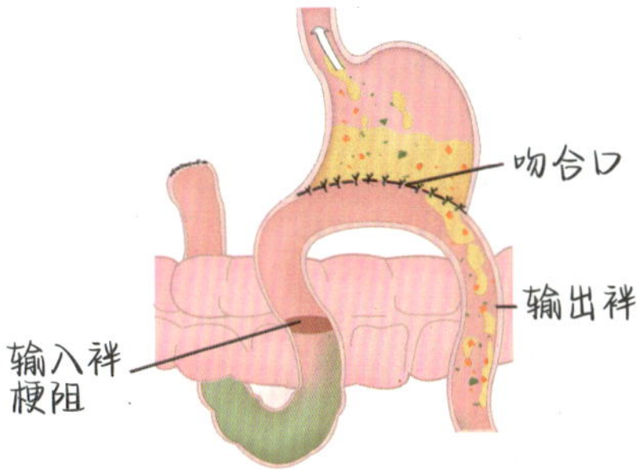

吻合口梗阻

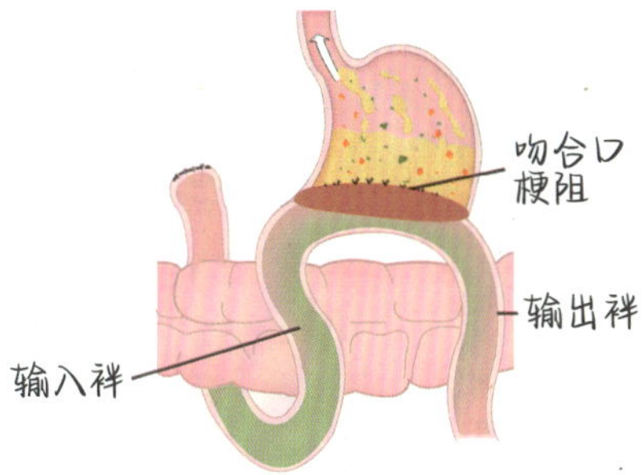

溃疡性结肠炎

（1分）

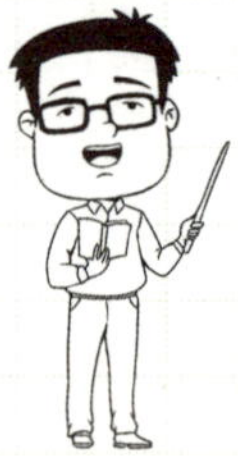

溃疡性结肠炎多数反复发作，迁延不愈，发作与缓解交替。

助记口诀

小肠扭少，乙状扭老，多灶胃癌窦部藏，小弯角窦胃溃疡。
伤寒回末，结核回盲，溃结菌痢癌大肠，均在直肠与乙状。

溃疡性结肠炎鉴别

要点	溃疡性结肠炎
病因与发病机制	病因尚未明确、异常免疫介导
好发部位	直肠和乙状结肠
临床表现	反复发作的腹泻、黏液脓血便和腹痛； 腹痛规律：疼痛—便意—便后缓解
辅助检查	结肠镜＋活检：可确诊
治疗要点	轻、中度溃疡性结肠炎治疗首选柳氮磺吡啶
护理措施	急性活动期患者应充分休息，给予无渣流质或半流质软食

消化系统疾病好发部位总结

疾病	好发部位
肠扭转	小肠（青壮年）
	乙状结肠（老年男性）
多灶萎缩性胃炎	胃窦
胃癌	胃窦＞贲门＞胃体
胃溃疡	胃小弯，胃角或胃窦
肠伤寒	回肠末端
肠结核	回盲部
溃疡性结肠炎	直肠和乙状结肠
细菌性痢疾	直肠和乙状结肠
大肠癌	直肠最多见，其次是乙状结肠

肠结构

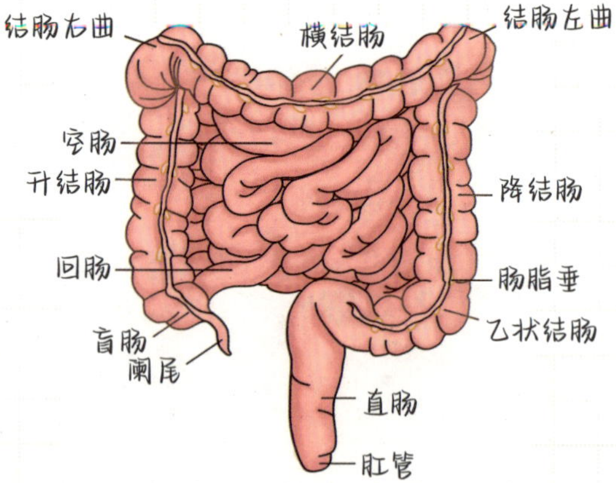

肠梗阻的临床表现

临床表现		要　点
症　状	腹　痛	机械性肠梗阻：阵发性剧烈绞痛； 绞窄性肠梗阻：持续性剧烈绞痛
	呕　吐	高位肠梗阻：出现较早，较频繁； 低位肠梗阻：出现较迟，初为胃内容物，后期为粪臭样肠内容物
	腹　胀	高位肠梗阻不明显； 低位肠梗阻和麻痹性肠梗阻明显
	停止排气排便	完全性肠梗阻：肛门停止排气排便，为最典型的症状； 不完全性肠梗阻：可有多次少量排气排便
体　征	视　诊	机械性肠梗阻：可见肠型和肠蠕动波； 麻痹性肠梗阻：腹胀均匀
	触　诊	绞窄性肠梗阻：可有固定压痛和腹膜刺激征； 麻痹性肠梗阻：触不到肿块
	听　诊	机械性肠梗阻：肠鸣音亢进，有气过水声或金属音； 麻痹性肠梗阻：肠鸣音减弱或消失

肠梗阻

(1分)

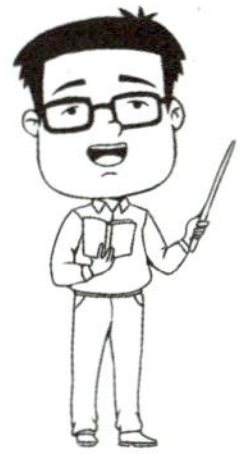

肠梗阻的主要临床表现：痛、吐、胀、闭。

知识补充

高位肠梗阻的呕吐出现较早，呕吐频繁，呕吐物主要为胃及十二指肠内容物。

肠梗阻的影像学检查特点

影像学检查特点	肠梗阻类型
多个气液平面和胀气肠袢	肠梗阻
“鱼肋骨刺状”阴影	空肠梗阻
“阶梯状”的液平面	回肠梗阻
结肠袋形	结肠梗阻
“鸟嘴状”阴影	乙状结肠扭转
“杯口状”阴影	肠套叠
孤立扩大的肠袢	绞窄性肠梗阻

知识补充

小儿肠套叠： 果酱样血便、腹痛、腊肠形光滑有压痛的腹部肿块。

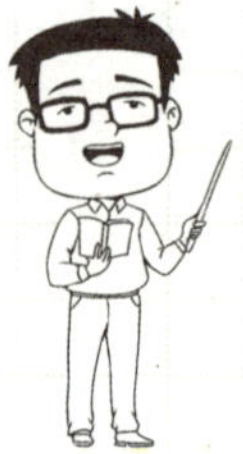

空气灌肠是肠套叠的诊断方法，也是有效的治疗方法。

肠扭转 好发于小肠和乙状结肠，腹胀常不对称。

肠套叠

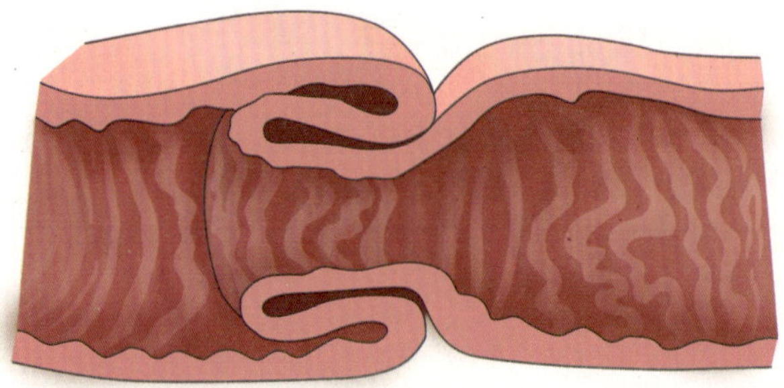

肠扭转

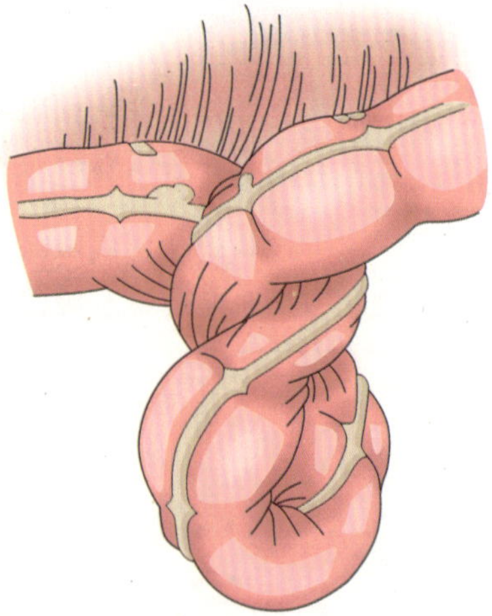

急性阑尾炎

要　点	说　明
临床表现	典型症状：转移性右下腹痛； 体征：右下腹麦氏点固定压痛； 诊断性试验：结肠充气试验、腰大肌试验、闭孔内肌试验
护理措施	绝大多数急性阑尾炎一经确诊，应及早施行阑尾切除术； 术后最常见的并发症：切口感染

急性阑尾炎

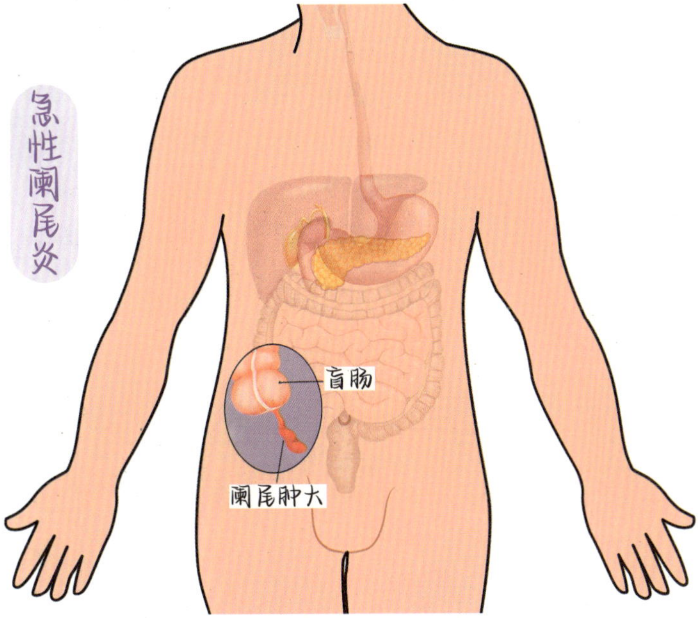

阑尾炎压痛点

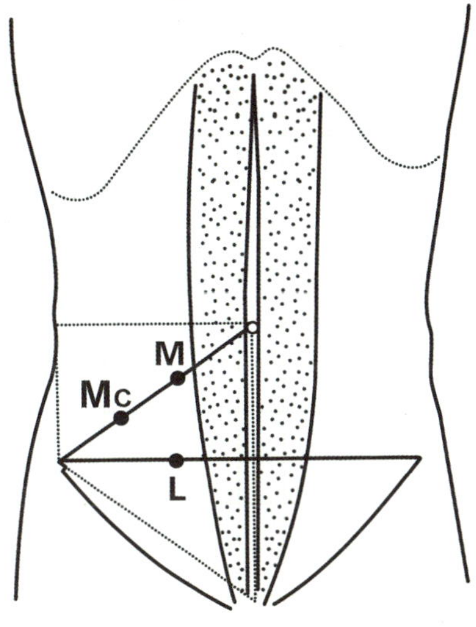

急性阑尾炎

(1 分)

知识补充

急性穿孔性阑尾炎：腹痛可持续加剧且范围扩大，出现全腹剧痛。

M 为 Morris 点；Mc 为 Mc-Burney 点；L 为 Lenz 点。

腹外疝

(2分)

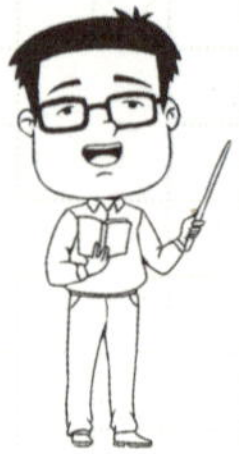

腹外疝最重要的发病因素：腹壁有薄弱点或缺损。

术后取平卧位，膝下垫软枕：利于切口愈合和减轻切口疼痛。

知识补充

疝修补术后患者3个月内应避免重体力劳动或提举重物。

腹外疝的临床特点鉴别

	腹股沟斜疝（最常见）	腹股沟直疝	股疝
好发人群	儿童、青壮年男性	老年男性	40岁以上女性
突出途径	经腹股沟管突出，可进入阴囊	经直疝三角突出，不进入阴囊	经股管向股部卵圆窝突出
回纳疝块	回纳后按压内环，疝块不再突出	回纳后按压内环，疝块仍可突出	不能回纳
嵌顿机会	较多	极少	最易

腹外疝分类

分类	特点
易复性疝	疝内容物可回纳腹腔
难复性疝	疝内容物不能完全回纳腹腔
嵌顿性疝	疝内容物不能回纳腹腔； 可有腹痛和消化道梗阻等表现，但尚未发生血运障碍
绞窄性疝	疝内容物缺血、坏死

斜疝、直疝区别

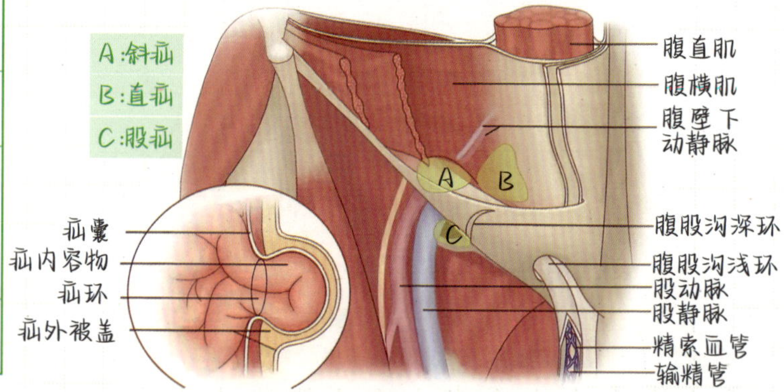

直肠肛管解剖

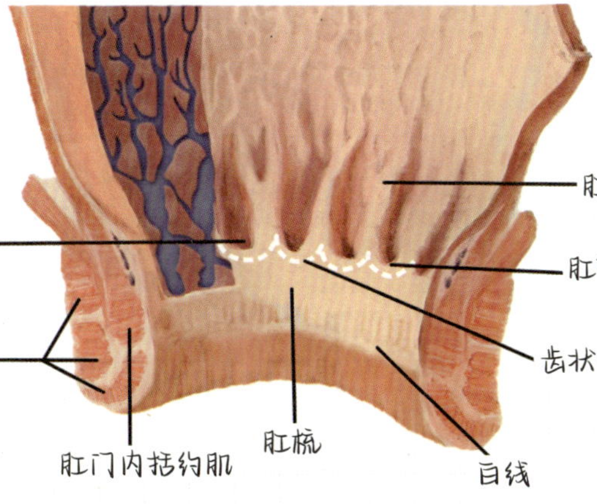

直肠肛管周围脓肿

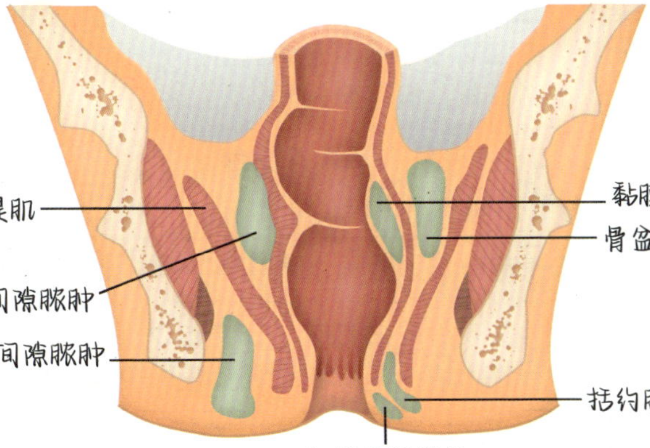

直肠肛管疾病

(2 分)

知识补充

直肠肛管周围脓肿的主要原因为肛腺感染，常是多种病原菌混合感染。

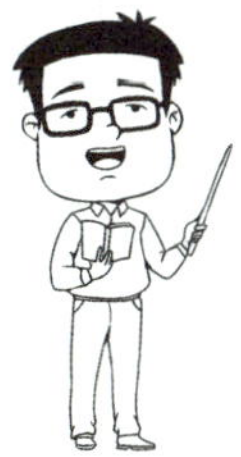

肛瘘主要的病因是直肠肛管周围脓肿，由脓肿自行破溃或脓肿切开后形成。

直肠肛管周围脓肿的分类

	肛门周围脓肿	坐骨肛管间隙脓肿	骨盆直肠间隙脓肿
发病情况	最常见	较常见	较少见
全身症状	不明显	较重，高热、头痛、乏力	严重，持续性高热、头痛
局部表现	肛周持续性跳痛，局部红肿，有压痛，脓肿形成可有波动感	脓肿大而深，持续性胀痛，排便、行走时加重，可扪及局部隆起，有波动感	不明显，位置深，空间大，可触及隆起肿块，有深压痛和波动感
伴随症状	无	里急后重，排尿困难	直肠坠胀感，便意不尽，排尿困难

知识补充

直肠肛管周围脓肿的主要治疗方法：切开引流。

直肠肛管疾病的护理措施

护理措施	要　点
饮食护理	术前3天应进少渣半流质饮食； 忌食辛辣、刺激食物
疼痛护理	可应用镇痛药，并松解肛管内填塞敷料； 术后取平卧位或侧卧位，臀部垫气圈
排便护理	术后2~3天内通过饮食管理尽量避免排便； 术后7~10天内禁止灌肠
坐浴护理	可使用1:5000高锰酸钾溶液，水温以43~46℃为宜
引流护理	脓肿切开引流术后应及时冲洗脓腔，保持切口清洁，注意保持引流通畅； 注意有无敷料渗血、渗液，如有外渗，应及时更换，警惕内出血发生

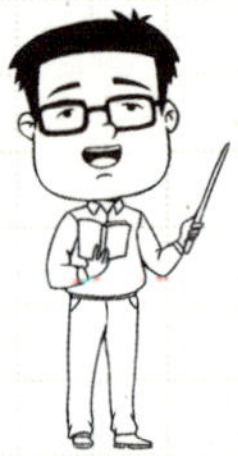

坐浴护理的顺序：排便→坐浴→清洁会阴部→换药。

肛瘘与肛裂

疾 病	主要临床表现
肛 瘘	肛门周围外口流出少量脓性、血性或黏液性分泌物
肛 裂	周期性剧烈疼痛，有两次高峰； 排便时疼痛：多因干硬大便刺激裂口内神经末梢，引起短暂疼痛后缓解； 排便后疼痛：由肛门括约肌反射性痉挛所致； 肛裂“三联征”：肛裂、肛乳头肥大和前哨痔

高位肛瘘：首选挂线疗法。

肛裂

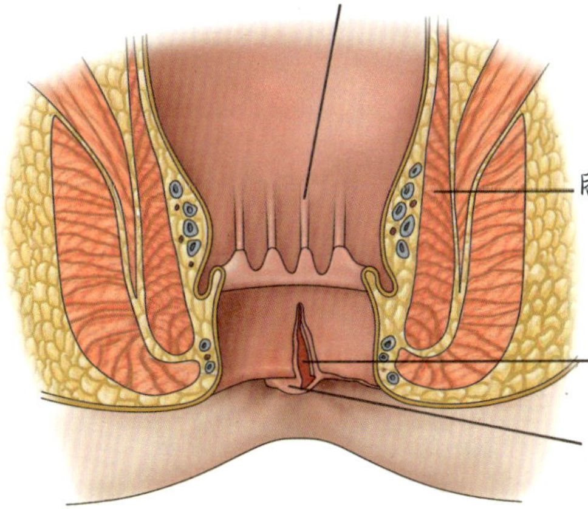

肛瘘

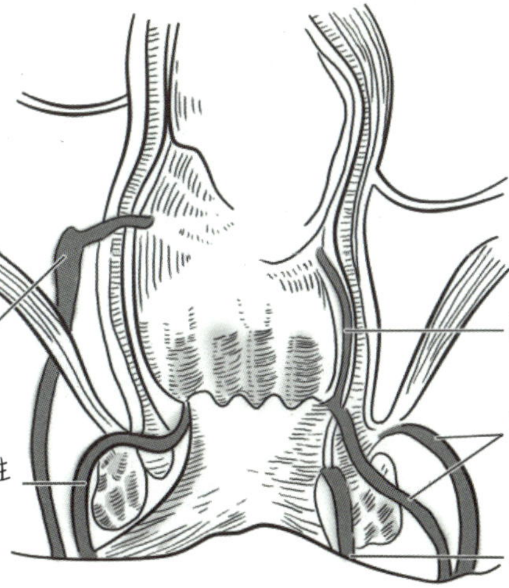

知识补充

肛裂首选非手术治疗，原则是解除括约肌痉挛、镇痛、帮助排便。

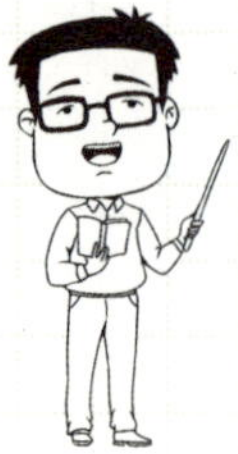

痔手术后并发症包括尿潴留、出血、切口感染、肛门狭窄等。

知识补充

内痔位于齿状线以上，扩大曲张的血管是直肠上静脉丛。

外痔位于齿状线以下，扩大曲张的血管是直肠下静脉丛。

内痔与外痔

	内　痔	外　痔
临床表现	无痛性、间歇性便后出鲜血和痔块脱出	肛门不适、潮湿不洁，可有瘙痒
治疗要点	硬化剂疗法：适用于Ⅰ、Ⅱ度出血性内痔； 胶圈套扎疗法：适用于Ⅰ～Ⅲ度内痔	血栓外痔剥离术：适用于血栓性外痔

内痔分度

分　度	特　点
Ⅰ　度	排便时无痛性出血，便后出血可自行停止，无痔块脱出
Ⅱ　度	便血加重，严重时呈喷射状，排便时有痔块脱出，便后可自行回纳
Ⅲ　度	偶有便血，排便、久站、咳嗽、劳累、负重时痔脱出不能自行回纳，需要用手托回
Ⅳ　度	偶有便血，痔块长期脱出于肛门外或回纳后又立即脱出

痔

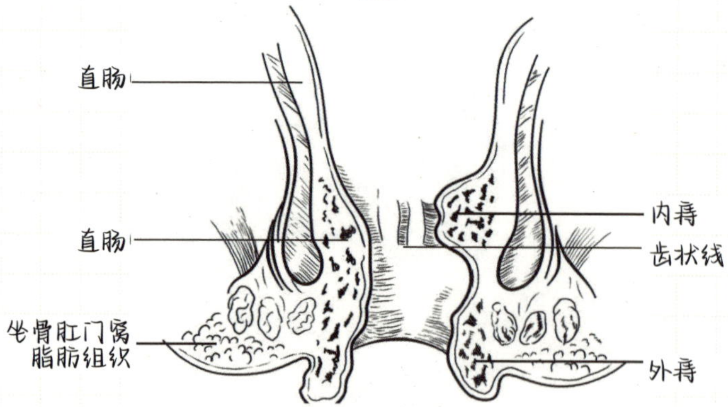

内痔常见位置

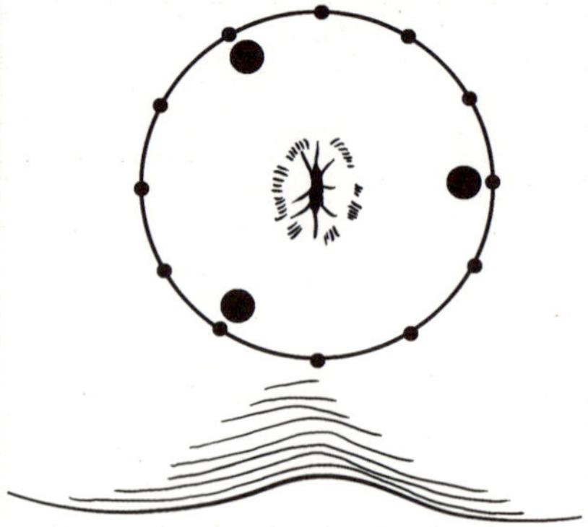

肝硬化的临床表现

要点		说明
肝功能减退	全身表现	消瘦、乏力、精神不振、皮肤及巩膜黄染、不规则低热等
	消化系统症状	食欲减退是最常见的症状
	出血倾向	肝合成凝血因子减少、脾功能亢进和毛细血管脆性增加所致
	内分泌失调	蜘蛛痣和肝掌：由肝对雌激素的灭活功能减退，雌激素增多所致
门静脉高压	腹水	失代偿期最突出的表现
	侧支循环的建立与开放	常见的侧支循环：食管胃底静脉曲张、腹壁静脉曲张、痔静脉曲张、腹膜后吻合支曲张、脾肾分流等
	脾大、脾功能亢进	脾因长期淤血而肿大，继而出现脾功能亢进
常见并发症	上消化道出血	最常见的并发症，多由食管胃底静脉曲张破裂出血所致
	肝性脑病	晚期肝硬化最严重的并发症，是最常见的死亡原因

肝硬化侧支循环血流方向示意图

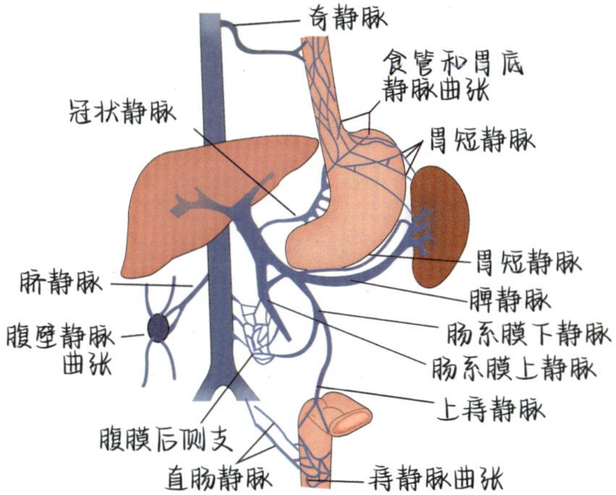

肝脏营养血管

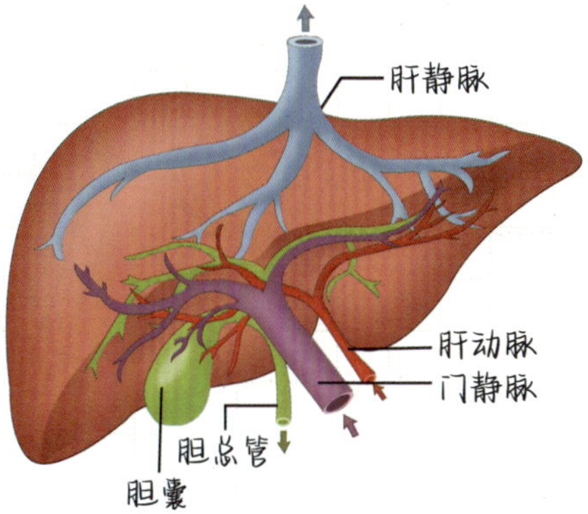

肝硬化

(3分)

知识补充

肝脏是合成血浆蛋白的主要场所，包括白蛋白、球蛋白等。

在我国，肝硬化最常见的病因是病毒性肝炎。

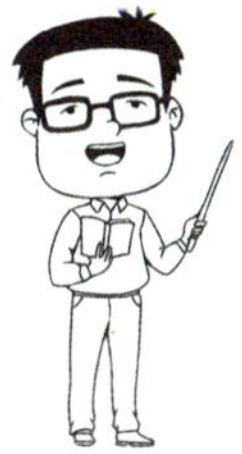

叩诊有移动性浊音，提示腹水量已超过1000ml。

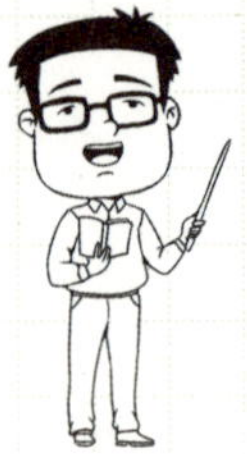

肝肾综合征患者输注白蛋白可扩充有效血容量。

知识补充

乙型肝炎肝硬化患者应行抗病毒治疗，去除或减轻病因，适当使用保肝药物。

肝硬化腹水患者腹腔穿刺放腹水后应束紧腹带，避免腹内压骤然下降。

肝硬化的治疗要点与护理措施

要点	说明	
治疗要点	利尿药	腹水者可应用利尿药，如螺内酯、呋塞米等
	分流术	在门静脉系统与腔静脉系统间建立分流通道，降低门静脉压力
	断流术	可阻断门－奇静脉的反常血流
护理措施	体位护理	少量腹水者：取平卧位，并可抬高下肢； 大量腹水者：取半坐卧位； 门体分流术后：早期须制动，取平卧或低坡半坐卧位
	饮食护理	食管胃底静脉曲张者，避免食用富含粗纤维和坚硬、粗糙的食物； 肝功能显著损害或有肝性脑病先兆时，应限制或禁食蛋白质； 有腹水时，限制钠盐 1.2~2.0g/d，24 小时液体入量 ＜1000ml

门－腔静脉分流术

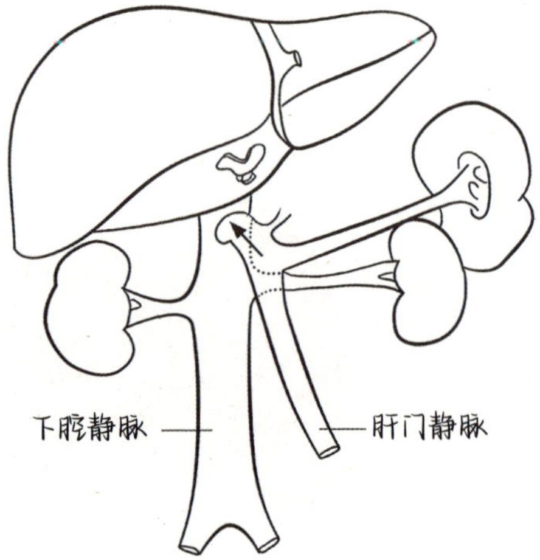

贲门周围血管离断术

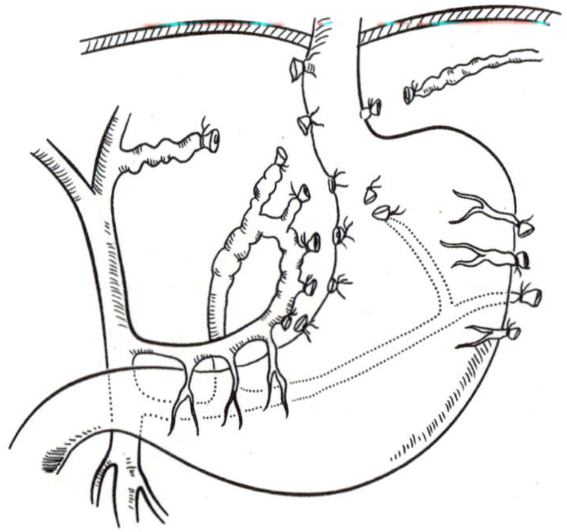

肝性脑病的分期

分期	意识障碍程度	神经系统表现	脑电图改变	扑翼样震颤
0期（潜伏期）	无	心理或智力测试轻微异常	正常	无
1期（前驱期）	无	轻度性格改变和行为异常	多数正常	可有
2期（昏迷前期）	嗜睡	行为异常、言语不清、书写障碍、定向力障碍等	特征性异常	有
3期（昏睡期）	昏睡	常有神志不清或幻觉	异常	有
4期（昏迷期）	昏迷	浅昏迷：腱反射亢进、肌张力增高； 深昏迷：腱反射消失、肌张力降低	明显异常	无法引出

肝性脑病的治疗与护理

要点	说明
减少肠内氮源性毒物的生成和吸收	使用生理盐水或弱酸溶液（如稀醋酸溶液）清洁灌肠或导泻
	口服乳果糖：酸化肠道，使肠道细菌产氨减少，同时减少氨的吸收
	口服抗菌药：如福昔明、新霉素、甲硝唑
促进氨的代谢	如鸟氨酸、天冬氨酸、谷氨酸钾、谷氨酸钠
减少假性神经递质	支链氨基酸制剂
饮食护理	开始数天内禁食蛋白质，因进入体内的蛋白质可分解产生氨（NH_3）
	患者清醒后可逐渐增加蛋白质摄入，最好给予植物蛋白
	高热量饮食，以高碳水化合物饮食为主，禁用维生素 B_6

肝性脑病

（3分）

助记口诀

0除测试皆正常，1期始有扑翼样。
2嗜3昏指征阳，4期病理扑翼藏。

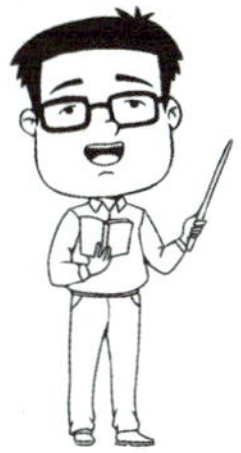

血氨升高对诊断肝性脑病最有意义。

知识补充

肝性脑病禁用肥皂水等碱性溶液灌肠。

肝脓肿

（1 分）

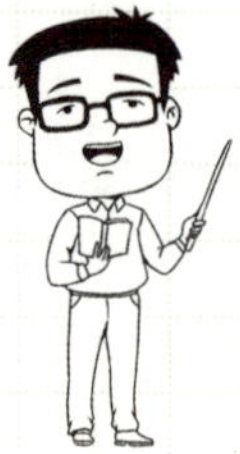

细菌性肝脓肿最常见的症状为寒战、高热，体温可高达39~40℃。

知识补充

甲硝唑用于治疗阿米巴肝脓肿，最常见的不良反应是恶心、呕吐、口干等。

细菌性肝脓肿与阿米巴肝脓肿鉴别

要　点	细菌性肝脓肿	阿米巴肝脓肿
病　因	细菌侵入肝脏的主要途径：胆道	继发于阿米巴痢疾
症　状	起病急，寒战、高热，热型为弛张热，肝区疼痛，全身脓毒症，可有黄疸	起病较缓慢，可有高热，黄疸少见
体　征	肝区压痛和肝大，肝大常不显著	肝大显著，可有局限性隆起
血液检查	白细胞计数增加、中性粒细胞比例增高	嗜酸性粒细胞可增加
肝穿刺检查	黄白色脓液	棕褐色脓液
诊断性治疗	抗生素治疗有效	抗阿米巴治疗有效
并发症	膈下脓肿（最常见）、脓胸、心包积脓、急性腹膜炎、上消化道出血等	胃穿孔
护理措施	脓液引流量＜10ml/d 时，可逐步退出并拔除引流管	

胆石病与胆道感染

	胆囊结石和急性胆囊炎	胆管结石和急性胆管炎	急性梗阻性化脓性胆管炎
主要病因	胆固醇结石	胆色素结石	胆色素结石
重要临床表现	墨菲（Murphy）征阳性	查科（夏柯，Charcot）三联征	雷诺（Reynolds）五联征
治疗要点	首选胆囊切除术； 胆囊穿孔：行急诊手术并做好腹腔引流	肝外胆管结石首选胆总管切开减压、T管引流术	边抗休克边紧急手术，解除胆道梗阻并引流

胆囊压痛点

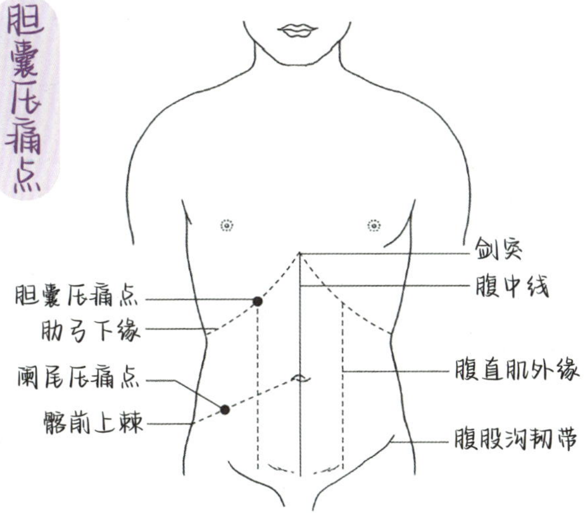

肝外胆道

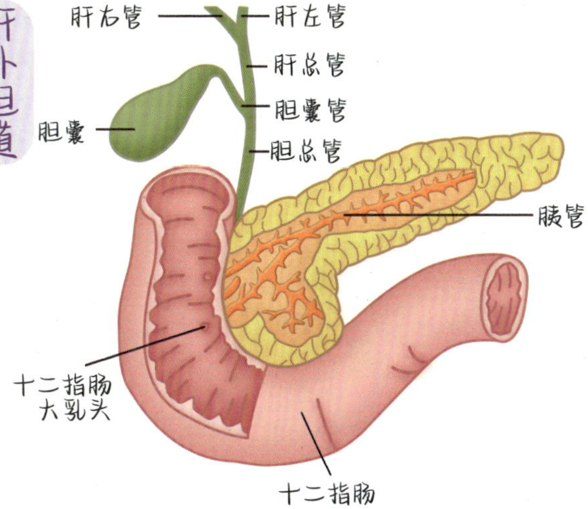

胆道疾病

(2分)

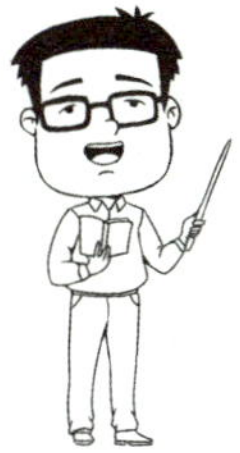

查科三联征＝腹痛＋寒战高热＋黄疸。

雷诺五联征＝查科三联征＋休克＋中枢神经系统受抑制的表现。

知识补充

肝胆疾病首选B超检查。

胆石病与胆道感染的护理

护理措施	要点
疼痛护理	常用山莨菪碱或阿托品，必要时使用哌替啶；禁用吗啡，以免引起 Oddi 括约肌痉挛
饮食护理	术前给予低脂、高碳水化合物的清淡饮食
T管引流	术后 24 小时内引流量 300~500ml； 胆汁过少：T管阻塞或肝衰竭； 胆汁过多：胆总管下端有梗阻； 胆汁浑浊：结石残留或胆管炎症未完全控制； 胆道远端通畅：食欲好转，黄疸消退，引流量减少
	术后 10~14 天试行夹闭T管 1~2 天； 若无腹胀、腹痛、发热及黄疸等症状，可行T管造影，造影后继续引流 24 小时以上； 若胆道通畅、无结石或其他病变，再次夹闭T管 24~48 小时，无不适方可拔管

知识补充

胆绞痛和急性胰腺炎禁用吗啡。

T管拔管前试行夹管后应特别注意观察有无腹痛、发热、黄疸。

胆囊B超检查前一晚应进食无脂、低蛋白、高碳水化合物的清淡饮食。

T管引流

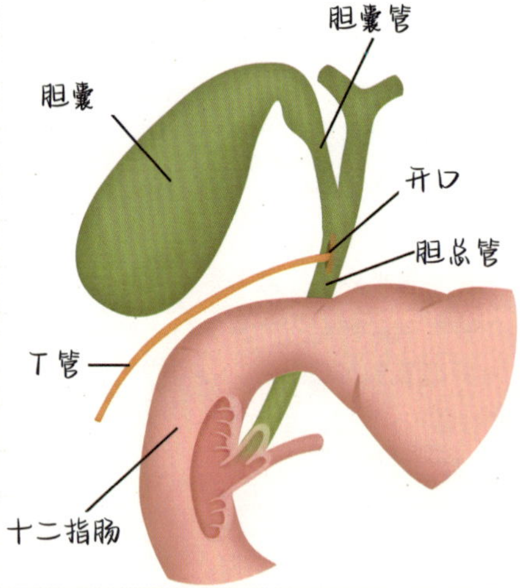

急性胰腺炎

要点	说明	
病因	胆道疾病	主要病因，如胆石病、胆道感染
	酗酒和暴饮暴食	第二位病因和重要诱因
临床表现	腹痛	主要表现和首发症状
	低钙血症	严重者可导致手足抽搐，提示预后不良
	休克	早期为低血容量性休克，后期合并感染性休克
	出血	重症急性胰腺炎患者腰部、季肋部和下腹部皮肤可出现青紫色瘀斑（Grey-Turner 征），或在脐周出现瘀斑（Cullen 征）
辅助检查	血淀粉酶测定	早期最常用和最有价值的检查方法
治疗与护理	减少胰液分泌	应用生长抑素、奥曲肽等； 最重要的护理措施：禁食和胃肠减压
	解痉和镇痛	常用的解痉药：阿托品、山莨菪碱； 严重腹痛者：可肌内注射哌替啶； 禁用吗啡：以免引起 Oddi 括约肌痉挛，加重病情； 卧位：弯腰屈膝侧卧位

急性胰腺炎

（2 分）

知识补充

为避免胰腺炎反复发作，应积极治疗胆道疾病，去除病因。

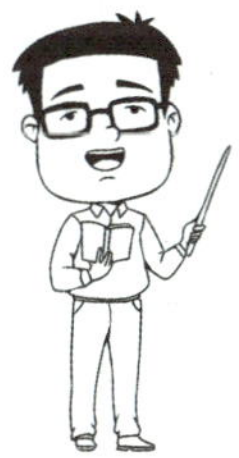

急性胰腺炎起病后禁食 3~5 天。

上消化道出血

(3 分)

助记口诀

五阳五十出黑便，千休四百晕乏现。

知识补充

胃镜检查是诊断上消化道出血的首选检查方法。

上消化道出血程度的评估

出血量	临床表现
> 5ml/d	大便隐血试验阳性
> 50ml/d	黑便
胃内积血> 250ml	呕血
一次出血量 < 400ml	不出现全身症状
出血量> 400ml	头晕、心悸、乏力等
短时间内出血量> 1000ml	急性周围循环衰竭的表现 失血性休克

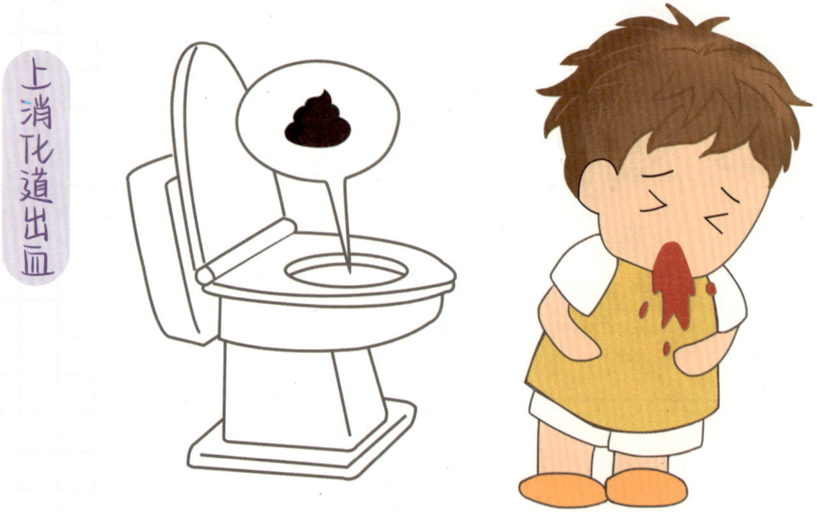

上消化道出血的分类及治疗

上消化道出血类型	治疗措施	说 明
非静脉曲张性（消化性溃疡出血）	药物止血	常用 H_2 受体拮抗剂或质子泵抑制剂
	内镜止血	适用于活动性出血或暴露血管的溃疡
静脉曲张性（食管胃底静脉曲张破裂出血）	药物止血	生长抑素、奥曲肽、血管升压素
	三腔二囊管压迫止血	药物治疗无效的大出血可暂时使用，先向胃囊内注气 150~200ml 至囊内压 50~70mmHg，再向食管囊内注气约 100ml 至囊内压 35~45mmHg； 为防止黏膜糜烂，气囊充气加压 12~24 小时应放松牵引，放气 15~30 分钟； 留置三腔二囊管时，出血停止后应放气并保留管道继续观察 24 小时

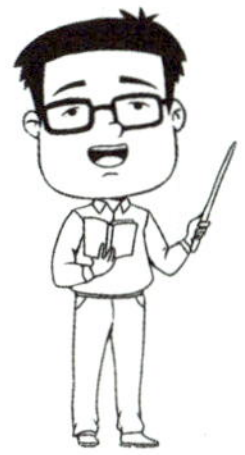

急性大量出血者应禁食、禁饮。

三腔二囊管

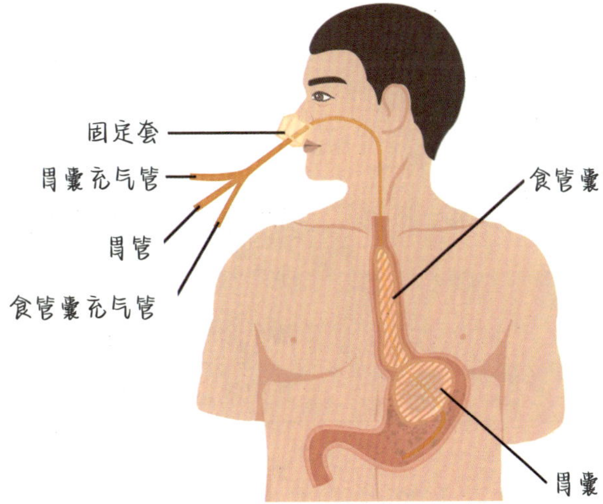

知识补充

食管胃底静脉曲张破裂出血后，应立即静脉给予缩血管药物，收缩内脏血管，减少门静脉血流量，以止血。

血管升压素可使冠状动脉收缩，高血压、冠心病、心力衰竭患者应禁用。

急腹症

(1分)

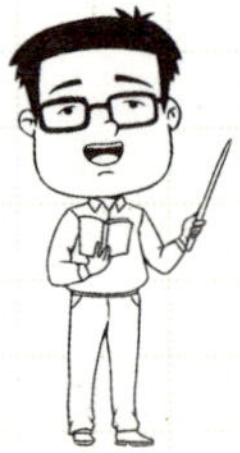

腹痛开始的部位或最显著的部位常为病变器官的部位。

知识补充

急腹症患者一般取半坐卧位，可使腹腔渗出液流入盆腔，减少炎症扩散和毒素吸收，便于引流。

急腹症

要点		说明
临床表现		腹痛是最突出而重要的表现
		外科急腹症常伴腹膜刺激征，即腹部压痛、反跳痛、腹肌紧张
治疗与护理	“四禁”	禁食、禁用镇痛药、禁服泻药、禁止灌肠
	胃肠减压	胃肠减压期间禁食禁饮； 必须经口服药物：可舌下含化或研碎调水后注入，注入后夹管30分钟

急腹症的病因

病因分类		常见疾病
空腔性脏器	穿孔	胃十二指肠溃疡穿孔、阑尾穿孔等
	梗阻	幽门梗阻、肠套叠、胃肠道肿瘤导致的梗阻等
	感染	急性阑尾炎、急性胆囊炎等
	出血	胃癌或结肠、直肠癌伴出血等
实质性脏器	破裂出血	肝癌破裂，肝和（或）脾创伤性破裂，异位妊娠等
	炎症、感染	急性胰腺炎、肝脓肿等
血管		腹主动脉瘤破裂
		肠系膜血管血栓形成或栓塞
		其他原因引起的器官血供障碍，如绞窄疝、肠扭转

麻醉前用药

麻醉前用药	主要作用	常用药物
镇痛药	镇痛 镇静	吗啡、哌替啶
苯二氮䓬类药物	镇静 催眠 抗焦虑	地西泮、咪达唑仑
巴比妥类药物	镇静 催眠	苯巴比妥（鲁米那）
抗胆碱药	抑制呼吸道腺体分泌	阿托品、东莨菪碱
抗组胺药	拮抗或阻滞组胺释放	异丙嗪、苯海拉明

麻醉的主要不良反应或并发症

麻醉方式		主要不良反应或并发症	要　点
局部麻醉		毒性反应	原因：用药过量，药物误入血管，注射部位血管丰富，患者全身情况差等； 预防：加入浓度为 1:200 000~1:400 000 的肾上腺素
椎管内麻醉	蛛网膜下腔阻滞	头痛	原因：颅内压下降、颅内血管扩张； 护理：术后去枕平卧 6~8 小时
	硬膜外阻滞	全脊椎麻醉	原因：药物注入蛛网膜下腔
全身麻醉	吸入麻醉 静脉麻醉 复合全身麻醉	上呼吸道梗阻	表现：三凹征，鼾声； 急救：托起下颌
		肺不张	表现：持续性低氧血症

麻醉护理

(1 分)

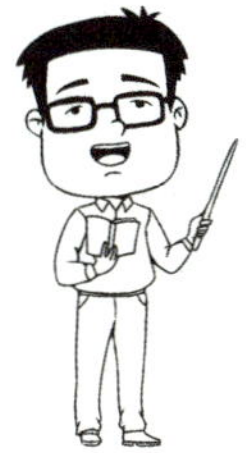

麻醉前禁食、禁饮的主要目的：预防术中呕吐和误吸。

知识补充

全身麻醉完全清醒的标志：能正确回答问题。

全身麻醉清醒前最重要的措施：保持呼吸道通畅。

围手术期护理

（3分）

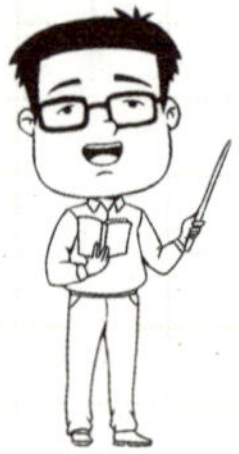

胃肠道择期手术患者术前常规禁食8~12小时，禁饮4小时。

知识补充

术后早期腹胀是由胃肠蠕动受抑制所致，最重要的护理措施是胃肠减压。

术后体位

手　术	术后体位
颅脑手术	15°~30°头高足低斜坡卧位
颈、胸部手术	高半坐卧位
腹部手术	低半坐卧位或斜坡卧位
腹腔内有感染	半坐卧位或头高足低位
脊柱或臀部手术	俯卧或仰卧位
肥胖患者	侧卧位
全麻术后未清醒	去枕平卧，头偏向一侧
蛛网膜下腔阻滞	去枕平卧6~8小时
硬膜外阻滞	平卧4~6小时

术后不适和并发症

术后不适和并发症	要　点
腹　胀	原因：胃肠功能受抑制
发　热	一般不超过38℃
恶心、呕吐	最常见的原因：麻醉反应
胃肠道并发症	胃肠道功能恢复的指征：肠蠕动恢复、肛门排气
切口裂开	常发生于一次突然用力或有切口的关节屈伸幅度较大时
呼吸系统并发症	预防措施：术后早期活动

第四章　呼吸系统疾病

呼吸系统的结构

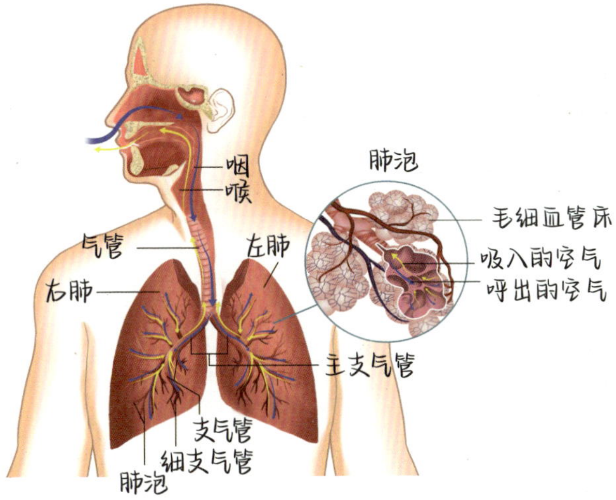

肺小叶模式图

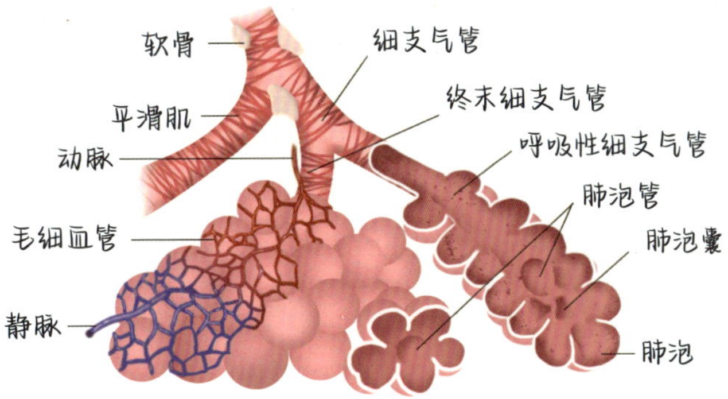

呼吸系统疾病概述

（2分）

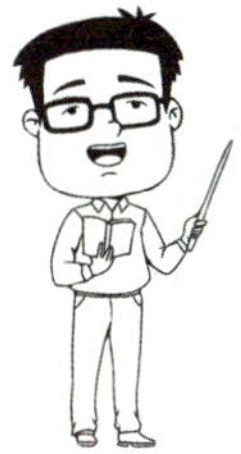

呼吸系统的主要功能是气体交换、防御、代谢等。

知识补充

壁层胸膜依其衬覆部位分为**肋胸膜、膈胸膜、纵隔胸膜和胸膜顶**4部分。

肺泡内氧气与血红蛋白结合最重要的影响因素是肺泡内氧浓度或氧分压。

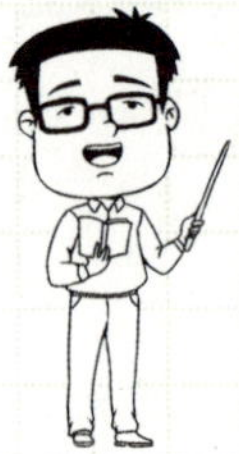

气管隆凸：支气管镜检是判断气管分叉的重要定位标记。

知识补充

胸骨柄和胸骨体相接的部位向前突起，称为胸骨角。

肺泡通气量（VA）指每分钟进入呼吸性细支气管及肺泡进行气体交换的有效通气量。VA=（VT－VD）×f，其中VT为潮气量，VD为生理无效腔气量，f为呼吸频率。

呼吸系统解剖生理

- 通气量
  - 潮气量——正常成人平静呼吸时为400~600ml
  - 肺泡通气量——每分钟进入肺泡行气体交换的气体总量
- 呼吸运动的调节
  - 神经调节
  - 化学调节——CO_2是维持和调节呼吸运动最重要的化学因素
- 肺
  - 左叶——借斜裂分为上叶和下叶
  - 右叶——借斜裂和水平裂分为上叶、中叶和下叶
- 呼吸道
  - 上呼吸道
    - 鼻
    - 咽
    - 喉
    - （鼻、咽、喉）有湿化、加温、净化空气和机械阻挡的作用
  - 下呼吸道
    - 导气部
      - 主支气管
      - 肺叶支气管
      - 肺段支气管
      - 终末细支气管
    - 呼吸部
      - 呼吸性细支气管
      - 肺泡管
      - 肺泡囊
      - 肺泡

小儿呼吸系统解剖生理

	解剖生理特点	临床意义
咽	咽鼓管相对宽、短、直，呈水平位	鼻咽部感染易致中耳炎
扁桃体	咽扁桃体出生后6个月已发育，腭扁桃体1岁末逐渐增大，4~10岁发育达高峰，14~15岁退化	扁桃体炎常见于年长儿
气管与支气管	管腔狭小，软骨柔软，黏液腺分泌不足；右主支气管较左侧直、短、粗	易感染、充血水肿，导致呼吸道不畅；异物易进入右主支气管
肺	弹力组织发育差，血管丰富，间质发育旺盛，肺含血量多而含气量少	易感染，且感染时易引起肺间质性炎症、肺不张和肺气肿等

知识补充

婴幼儿咽鼓管较宽、直、短，呈水平位，因而鼻咽炎时易引起中耳炎。

小儿呼吸频率

年　龄	呼吸频率（次/分）
新生儿	40~45
1个月至1岁	30~40
1~3岁	25~30
4~7岁	20~25
8~14岁	18~20

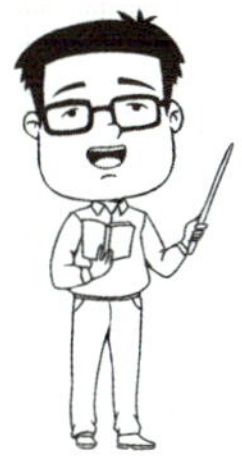

婴幼儿多呈腹式呼吸。

咯血的评估

咯血量分级	划分标准
痰中带血	—
小量咯血	＜100ml/d
中等量咯血	100~500ml/d
大量咯血	＞500ml/d，或1次＞300ml

呼吸困难的分类

分　类	临床表现	常见疾病
吸气性呼吸困难	吸气费力，吸气时间延长，出现三凹征，由上呼吸道部分梗阻所致	喉头水肿、气管异物等
呼气性呼吸困难	呼气费力，呼气时间延长，由下呼吸道部分梗阻所致	支气管哮喘、小支气管痉挛、慢性阻塞性肺疾病（COPD）、喘息型慢性支气管炎等
混合性呼吸困难	吸气和呼气均感费力，呼吸表浅、频率增加	重症肺炎、胸腔积液、大面积肺不张等

消化性溃疡的治疗原则：去除病因，控制症状，促进溃疡愈合，预防复发，避免并发症。

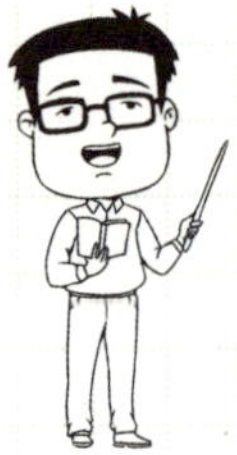

根治Hp经典四联疗法：质子泵抑制剂+铋剂+2种抗生素。

中央气道的胸内部阻塞

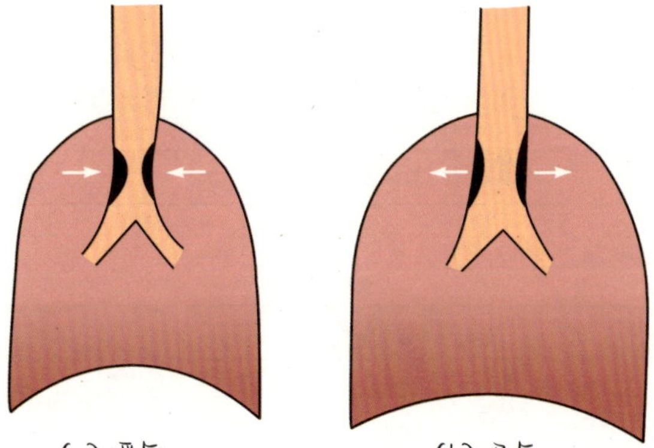

(a) 呼气　　(b) 吸气

中央气道的胸外部阻塞

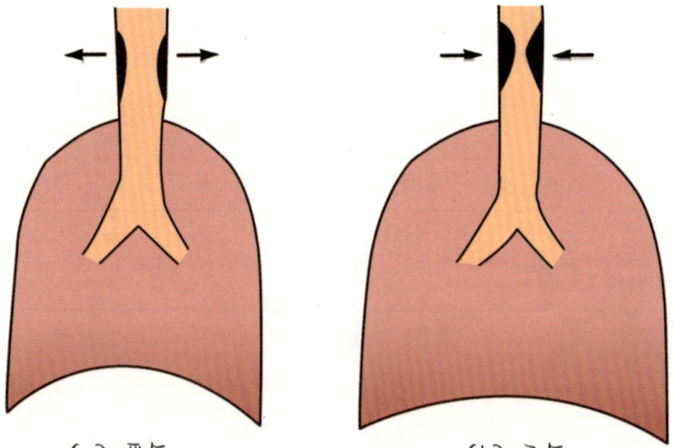

(a) 呼气　　(b) 吸气

肺　炎

（4分）

肺炎的分类

疾　病	主要临床表现
肺炎链球菌肺炎	高热、寒战，全身肌肉酸痛，咳铁锈色痰，可有患侧胸痛
肺炎支原体肺炎	刺激性干咳，可有少量黏痰或脓痰，胸部体征不明显

不同性质痰液对应的常见疾病

痰液特点	常见疾病
铁锈色痰	肺炎链球菌肺炎
黄脓痰	金黄色葡萄球菌感染
翠绿色痰	铜绿假单胞菌感染
砖红色胶冻状痰	肺炎克雷伯菌肺炎
恶臭痰	厌氧菌感染

肺炎的药物治疗

疾　病	药物治疗
肺炎链球菌肺炎	首选青霉素，对青霉素过敏或耐药者，应用喹诺酮类或头孢菌素类抗生素；抗菌疗程一般为5~7天，或退热后3天停药
肺炎支原体肺炎	首选大环内酯类抗生素，如阿奇霉素、红霉素；β-内酰胺类抗生素治疗无效
金黄色葡萄球菌肺炎	治疗耐甲氧西林金黄色葡萄球菌感染肺炎最有效的药物是万古霉素

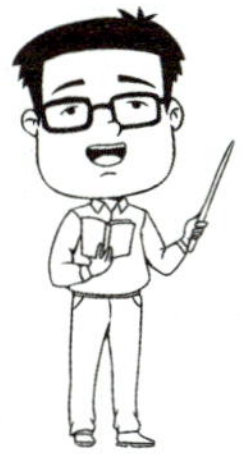

社区获得性肺炎的常见病原体是肺炎链球菌。

知识补充

休克型肺炎最突出的表现是血压降至80/50mmHg以下。

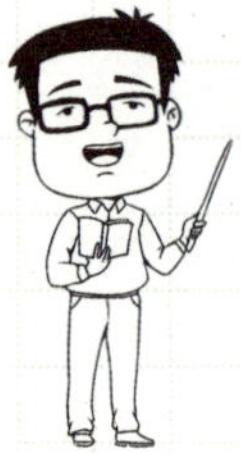

支气管肺炎是婴幼儿最常见的肺炎类型。

知识补充

重症肺炎与轻症肺炎最主要的不同为是否伴有多器官功能障碍综合征。

支气管肺炎患儿取半坐卧位或抬高床头，有利于分泌物排出。

小儿金黄色葡萄球菌肺炎与肺炎支原体肺炎鉴别

类 型	金黄色葡萄球菌肺炎	肺炎支原体肺炎
好发人群	新生儿及婴幼儿	各年龄段均可
突出表现	可见猩红热样皮疹，最易并发脓胸、脓气胸	刺激性干咳，似百日咳样咳嗽
首选药	苯唑西林钠或氯唑西林	阿奇霉素、红霉素

支气管肺炎

- **病理生理** — 缺氧和 CO_2 潴留是引起全身各脏器病理生理改变的主要因素
- **临床表现**
  - 呼吸系统表现 — 发热、咳嗽、呼吸增快、肺部啰音
  - 循环系统表现（重症可合并心力衰竭）
    - 安静状态下，呼吸困难加重，呼吸突然加快，幼儿>160次/分，婴儿>180次/分
    - 心音低钝，奔马律
    - 极度烦躁不安，面色苍白或发灰
    - 肝脏迅速增大
    - 尿少或无尿，眼睑或双下肢水肿
  - 根据病情 — 发热、咳嗽、呼吸增快、肺部啰音
- **X线检查** — 早期肺纹理增强，以后双肺下野、中内带出现大小不等的点状或小斑片状影
- **护理措施**
  - 改善呼吸功能
    - 休息 — 保持室内空气清新，室温控制在18~20℃、湿度60%
    - 氧疗 — 一般采用鼻导管给氧，氧流量为0.5~1L/min，氧浓度不超过40%
  - 饮食护理
    - 给予足量的维生素和蛋白质，少食多餐
    - 婴儿喂哺后将头部抬高或抱起，以免呛入气管发生窒息

慢性阻塞性肺疾病

(4分)

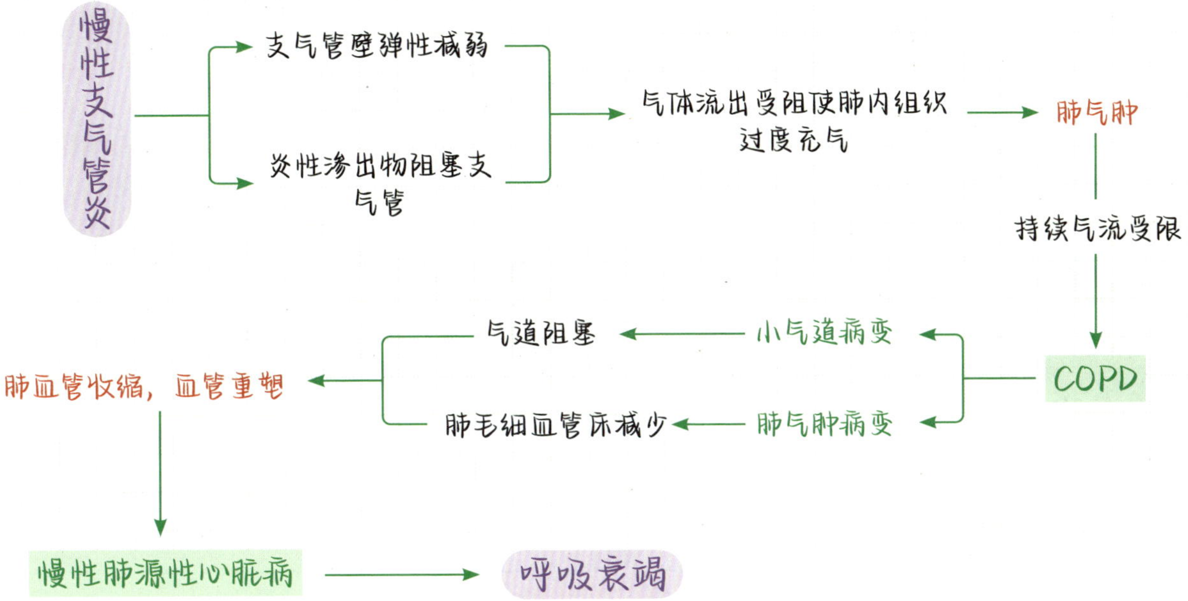

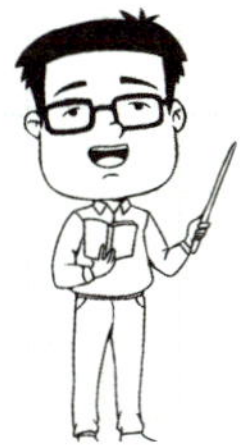

吸烟是 COPD 最重要的环境发病因素。

知识补充

感染是 COPD 发生和加重的重要因素之一。

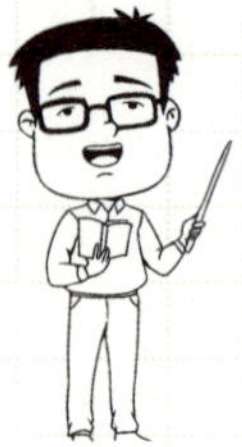

COPD的特征是慢性和进行性的呼吸困难。

知识补充

慢性支气管炎典型症状为慢性咳嗽、咳痰或伴有喘息，一般以晨间咳嗽为主。

COPD的表现与检查

- 临床表现
  - 体征
    - 视诊：桶状胸
    - 触诊：双侧语颤减弱
    - 叩诊：过清音
    - 听诊：双肺呼吸音减弱，呼气期延长
  - 并发症
    - 慢性肺源性心脏病（最常见）
    - 呼吸衰竭——常在COPD急性加重时发生，出现缺氧和二氧化碳潴留的表现
    - 自发性气胸——患者出现突然加重的呼吸衰竭，患侧肺部叩诊为鼓音，听诊呼吸音减弱或消失
- 辅助检查
  - 肺功能检查
    - 吸入支气管扩张药后的第1秒用力呼气容积/用力肺活量（FEV_1/FVC）<70%，可确定为不完全可逆的气流受限，是COPD诊断的敏感指标
    - 肺总量、功能残气量（FRC）和残气量（RC）增高，肺活量（VC）降低，表明肺过度充气
  - 胸部X线检查——早期无变化，以后可出现肺纹理增粗、紊乱等非特异性改变，也可出现肺气肿

胸部叩诊音的分类

叩诊音	常见疾病	说 明
实 音	大量胸腔积液、肺实变	肺部出现不含气的病变
浊 音	肺炎、肺不张	肺组织含气量减少或胸膜病变
清 音		正常的肺部叩诊音
过清音	COPD	肺张力减弱而含气量增加
鼓 音	气胸、肺空洞	肺组织大量含气

知识补充

自发性气胸可在COPD的基础上，由剧烈咳嗽、剧烈体力活动所致，表现为突感一侧刀割样或针刺样胸痛，叩诊呈鼓音，听诊呼吸音减弱或消失。

肺内含气

少

实音

浊音

清音

过清音

鼓音

多

桶状胸

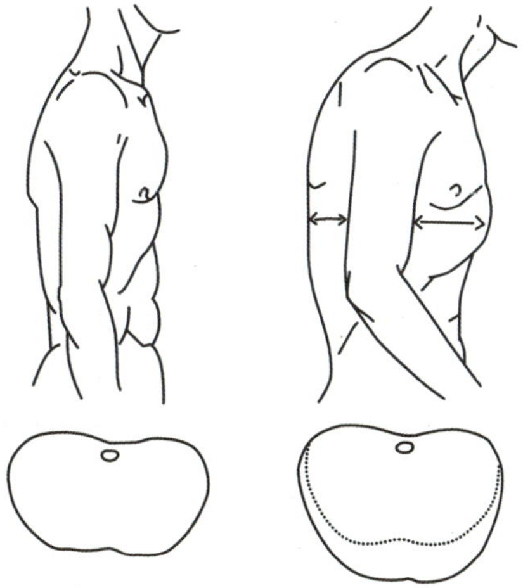

正常胸　　桶状胸

桶状胸表现为胸廓呈桶状，前后径明显增大，甚至与左右径相等，肋间隙增宽。

COPD的治疗要点

分期	治疗	说明
稳定期	支气管扩张药	β_2受体激动剂如沙丁胺醇、抗胆碱药如异丙托溴铵等
	长期家庭氧疗	氧疗指征：① $PaO_2 \leq 55mmHg$或$SaO_2 \leq 88\%$，有或没有高碳酸血症；② $PaO_2 55 \sim 60mmHg$，或$SaO_2 < 89\%$，并伴有肺动脉高压、右心衰竭、红细胞增多症等； 鼻导管持续低流量吸氧，吸氧时间> 15h/d，夜间不可间断
急性加重期	低流量吸氧	鼻导管给氧时，氧流量为1～2L/min，吸氧浓度为28%～30%
	控制感染	COPD急性加重并有脓性痰是应用抗生素的指征，首选β-内酰胺类

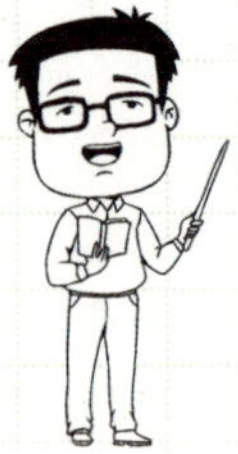

COPD并发右心衰竭的治疗：以控制感染为主。

知识补充

可待因属于强镇咳药，痰量多者慎用，以免抑制咳嗽反射，加重呼吸道梗阻而窒息。

胸部叩击适用于久病体弱、长期卧床、排痰无力者。

叩背排痰

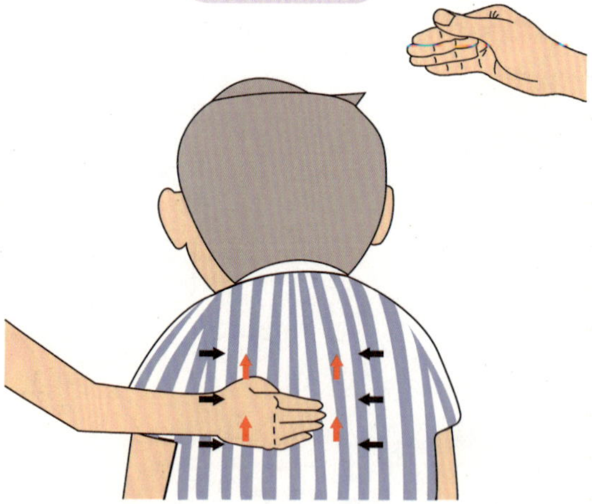

呼吸功能锻炼的作用和方式

呼吸功能锻炼	作　用	方　式
缩唇呼吸	提高支气管内压，防止呼气时小气道过早塌陷，利于肺泡气排出，以减少肺内残气量，增加有效通气量，改善肺通气功能	经鼻吸气，缩唇（吹口哨样）缓慢呼气
腹式呼吸	可减低呼吸道阻力，增加肺泡通气量，提高呼吸效率	吸气时尽力挺腹，胸部不动； 呼气时腹肌收缩； 腹部下陷，呼气与吸气时间比为（2~3）：1； 呼吸约10次/分，3~4次/天，10~15分钟/次

腹式呼吸

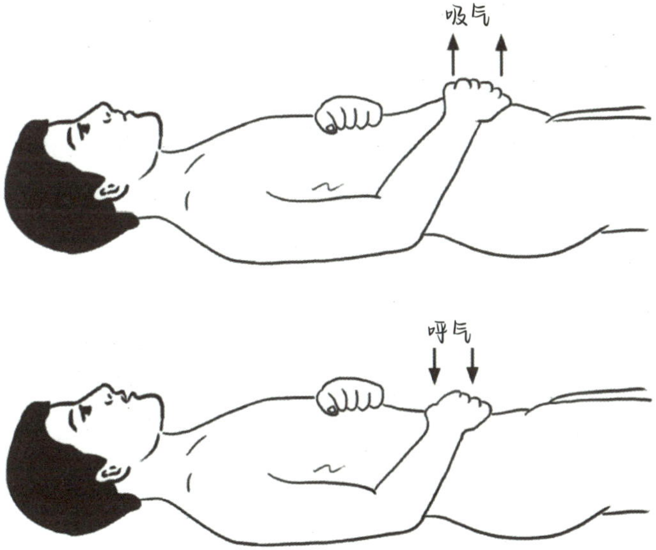

知识补充

超声雾化吸入适用于痰液黏稠不易咳出者。

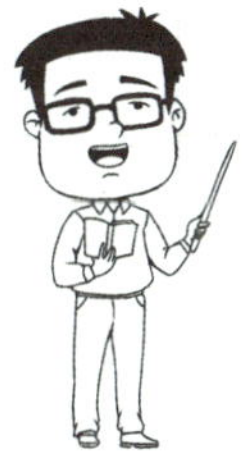

机械吸痰适用于痰液黏稠无力咳出、意识不清或建立人工气道者。

慢性肺源性心脏病

(2分)

不同分期的临床表现

分期		主要症状	主要体征
肺、心功能代偿期		咳嗽、咳痰、气促，活动后心悸、呼吸困难等	不同程度的发绀； 右心室肥厚：剑突下心尖搏动增强
肺、心功能失代偿期	呼吸衰竭	呼吸困难加重，夜间尤甚； 肺性脑病的表现：表情淡漠、神志恍惚、谵妄等	发绀明显
	右心衰竭	明显气促、心悸、食欲减退等	下肢水肿； 肝大、颈静脉怒张、肝颈静脉反流征阳性

慢性肺源性心脏病的主要发病机制：肺动脉高压形成。

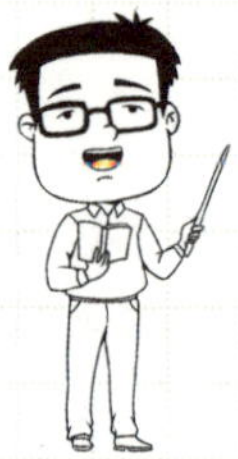

慢性肺源性心脏病的主要治疗措施：控制感染，改善呼吸功能。

慢性肺源性心脏病

- **辅助检查**
  - X线检查——除肺、胸基础疾病及急性肺部感染的特征外，尚有肺动脉高压征象
  - 心电图检查——诊断的主要依据是电轴右偏、肺型P波、右束支传导阻滞等
- **治疗要点**
  - 控制感染——呼吸系统感染是引起本病急性加重致肺、心功能失代偿的常见原因
  - 控制呼吸衰竭——给予扩张支气管、祛痰等治疗，通畅呼吸道，改善通气功能
  - 控制心力衰竭
    - 一般在积极控制感染、改善呼吸功能、纠正缺氧和二氧化碳潴留后，心力衰竭便能得到改善
    - 对经上述治疗无效或严重心力衰竭患者，可适当选用利尿药、正性肌力药或血管扩张药
- **护理措施**
  - 氧疗护理——持续低流量、低浓度(28%~30%)给氧，吸氧时间>15小时/天，夜间不可间断
  - 呼吸功能锻炼——缩唇呼吸、腹式呼吸

呼吸衰竭的分型

分　型	血气特点
Ⅰ型呼吸衰竭	PaO_2 <60mmHg，$PaCO_2$ 降低或正常
Ⅱ型呼吸衰竭	PaO_2 <60mmHg，同时伴有 $PaCO_2$ > 50mmHg

呼吸衰竭

要　点	说　明	
病　因	最常见的病因：支气管-肺疾病，如COPD、支气管哮喘、肺炎等； 最常见的诱因：呼吸道感染	
临床表现	呼吸困难	是最早、最突出的症状
	发绀	是缺氧的主要表现，当血氧饱和度低于90%时出现
	神经精神症状	缺氧的表现：早期表现为注意力分散、智力和视力轻度减退，缺氧加重可出现搏动性头痛、烦躁不安、定向力和记忆力障碍、精神错乱、嗜睡甚至昏迷
		CO_2 潴留的表现：先兴奋、后抑制，兴奋表现为失眠、躁动、昼睡夜醒； 严重潴留时抑制神经中枢，可出现神志淡漠、嗜睡、抽搐、扑翼样震颤等肺性脑病的表现
辅助检查	动脉血气分析	对诊断呼吸衰竭、判断酸碱失衡的类型及指导治疗具有重要意义
治疗要点	治疗原则	保持呼吸道通畅，迅速纠正缺氧，改善通气，积极治疗原发病，消除病因，纠正酸碱失衡及维持重要脏器的功能
护理措施	氧疗	Ⅰ型呼吸衰竭给予较高浓度（> 35%）吸氧； Ⅱ型呼吸衰竭给予持续低浓度（<35%）、低流量吸氧（高浓度吸氧可解除缺氧对外周化学感受器的刺激，抑制呼吸）

呼吸衰竭

(4分)

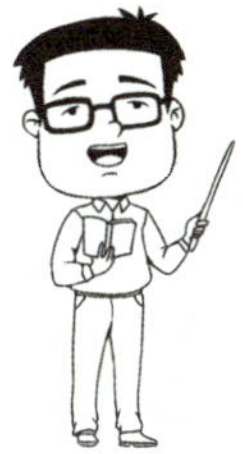

呼吸衰竭患者氧疗指征：PaO_2 <60mmHg。

知识补充

呼吸衰竭患者应取半坐卧位或坐位，可促进肺膨胀，改善呼吸。

急性上呼吸道感染

（1分）

急性咽炎表现为咽痒、烧灼感，咽痛不明显，咳嗽少见。

急性咽－扁桃体炎

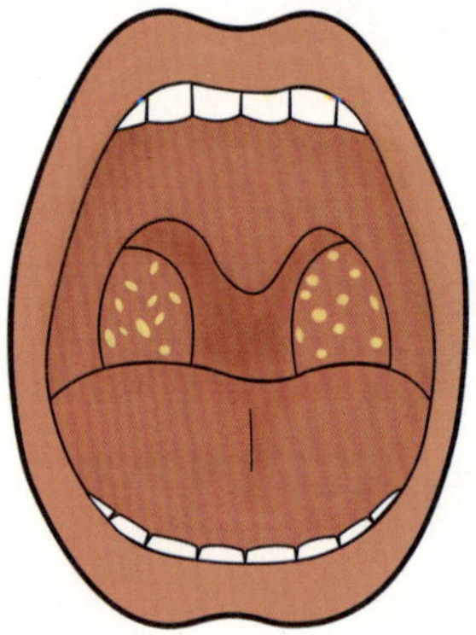

急性上呼吸道感染

- 病因 — 成人70%~80%为病毒感染
- 临床表现
  - 普通感冒
    - 成人、年长儿以鼻部症状为主
    - 查体可见鼻咽部充血、扁桃体肿大、颌下与颈淋巴结肿大，肺部听诊一般正常
  - 急性咽－扁桃体炎
    - 病原体主要是溶血性链球菌
    - 查体可见咽部明显充血，扁桃体肿大、充血，表面有黄色脓性分泌物，颌下淋巴结肿大伴压痛
- 辅助检查 — 病毒感染时白细胞计数多正常或偏低，淋巴细胞分类增高
- 治疗要点
  - 病毒感染 — 常选用利巴韦林等抗病毒药物
  - 细菌感染 — 应用抗生素治疗，常选用青霉素类、头孢菌素类或大环内酯类抗生素
- 护理措施
  - 饮食护理 — 给予高蛋白、高热量、高维生素、清淡的流质或半流质饮食，少食多餐
  - 发热护理
    - 体温＞38.5℃时给予物理降温，也可口服对乙酰氨基酚或布洛芬等退热药
    - 体温＞39.5℃时全身冷疗，用温水擦浴
  - 用药护理 — 指导患者正确使用抗生素，但不可通过长期服用抗生素预防，以防发生菌群失调或耐药

急性感染性喉炎

要　点	说　明
临床表现	可有发热、犬吠样咳嗽（最典型的临床特征）、声嘶、吸气性喉鸣和三凹征
治疗要点	糖皮质激素：减轻喉头水肿，缓解喉梗阻； 对症治疗：烦躁不安者及时镇静，但不宜使用氯丙嗪和吗啡； 气管插管：适用于经上述处理仍有严重缺氧征象或有Ⅲ度以上喉梗阻者
护理措施	保持患儿安静，避免哭闹； 保持呼吸道通畅，观察病情变化，正确判断缺氧程度
健康教育	加强患儿体格锻炼，适当进行户外活动，定期预防接种

急性感染性喉炎

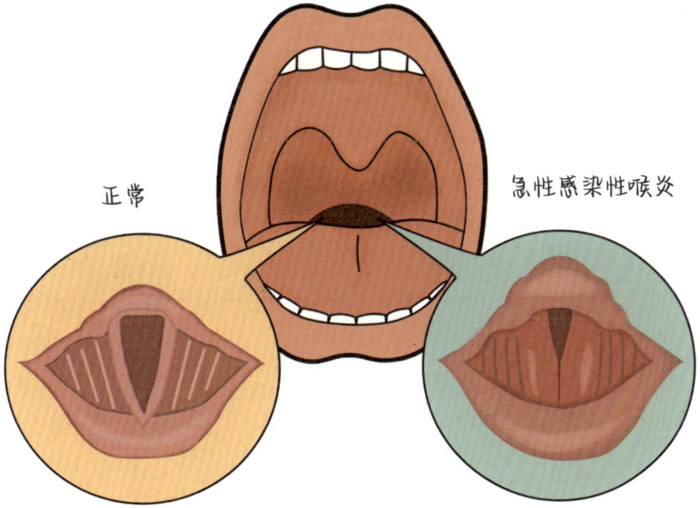

急性感染性喉炎

（1分）

小儿喉部呈漏斗状，喉腔较窄，声门狭小，软骨柔软，容易引起吸气性呼吸困难。

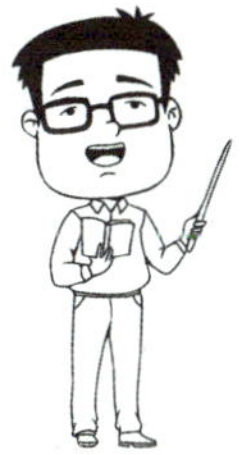

喉梗阻Ⅱ度者安静时亦出现喉鸣和吸气性呼吸困难，肺部听诊可闻及喉传导音或管状呼吸音。

支气管哮喘

(3分)

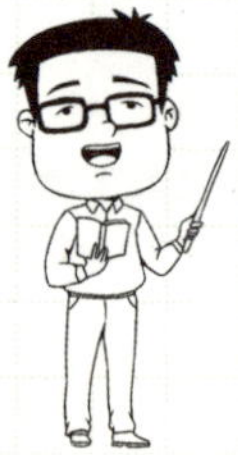

支气管哮喘(简称哮喘)的主要发病机制：气道变态反应。

知识补充

支气管哮喘患者主要表现为呼气性呼吸困难，吸气时呼吸道阻力减小，呼气时呼吸道阻力增大。

支气管哮喘

要点	说明	
病因	变应性因素	室内变应原：尘螨、家养宠物； 室外变应原：花粉； 职业变应原：油漆； 食物：鱼、虾、蛋类、牛奶； 药物：阿司匹林、抗生素
	非变应性因素	大气污染、吸烟、运动、肥胖、呼吸道感染等
临床表现	症状	典型症状：发作性伴哮鸣音的呼气性呼吸困难
	体征	发作时典型的体征：双肺可闻及广泛的哮鸣音，呼气音延长； 提示病情危重：哮鸣音减弱或消失，表现为“沉默肺”
辅助检查	通气功能检测	用力肺活量(FVC)正常或下降； FEV_1、FEV_1/FVC和呼气峰流量(PEF)均下降； 残气量及残气量和肺总量比值增加； 判断气流受限的最重要指标：$FEV_1/FVC<70\%$或FEV_1低于正常预计值的80%

支气管哮喘的药物治疗

分　类	药　物	代表药	说　明
缓解性药物	短效 β_2 受体激动剂(SABA)	沙丁胺醇	轻度支气管哮喘急性发作的首选药
控制性药物	吸入型糖皮质激素(ICS)	倍氯米松 布地奈德	目前支气管哮喘长期治疗的首选药
	长效 β_2 受体激动剂(SAMA)	沙美特罗 福莫特罗	与 ICS 联合是目前最常用的支气管哮喘控制性药物
	白三烯调节剂	孟鲁司特	目前除 ICS 外唯一可单独应用的支气管哮喘控制性药物
	缓释茶碱	氨茶碱	口服尤适用于夜间哮喘症状的控制
	抗变态反应药	色甘酸钠	预防运动及过敏性哮喘发作

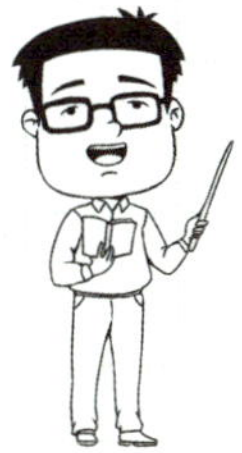

支气管哮喘首选的给药方法：吸入法。

知识补充

控制性药物指需要长期使用的药物，主要用于治疗气道慢性炎症而使哮喘维持临床控制、减少发作次数。

缓解性药物通过迅速解除支气管痉挛而缓解哮喘症状。

支气管扩张症

(2 分)

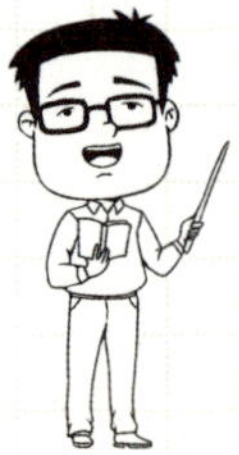

预防支气管扩张症继发感染的关键措施：加强呼吸道痰液引流。

知识补充

咯血并发窒息的表现主要为咯血突然减少或中断、表情恐怖、张口瞪目、双手乱抓等。

支气管扩张症的病因和临床表现

要　点	说　明	
病因与发病机制	支气管 - 肺感染	最常见的病因包括细菌、真菌和病毒的感染，如儿童期的麻疹和百日咳感染等
临床表现	症状	咳嗽、咳痰：以持续或反复咳嗽、咳脓痰为主要症状，常在晨起和夜间卧床时，由于体位改变致气管内痰液易流出而加重； 痰液分层：上层为泡沫，中间为浑浊黏液，下层为脓性成分，最下层为坏死组织
	体征	气道内有较多分泌物时，听诊可闻及固定而持久的局限性湿啰音； 杵状指：主要原因为慢性缺氧

支气管扩张症痰液分层

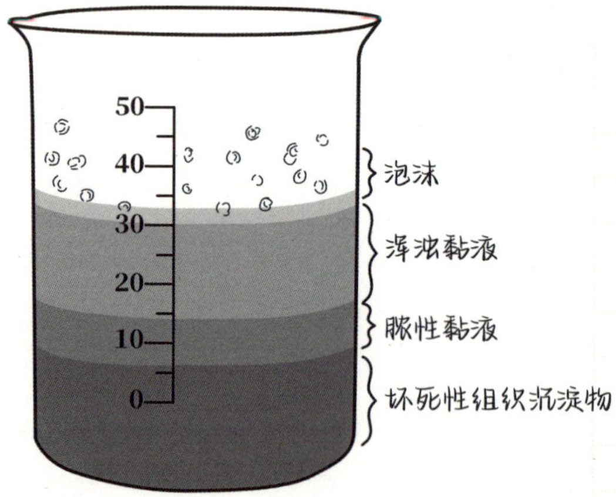

支气管扩张症的辅助检查和护理措施

要点	说明	
辅助检查	X线检查	典型者可见蜂窝状透亮阴影或沿支气管的卷发状阴影
护理措施	体位引流	餐前进行，早晨清醒后立即进行效果最好，或餐后1~2小时进行，1~3次/天，15~20分钟/次； 引流体位：抬高病灶部位，使引流支气管开口向下

体位引流的体位

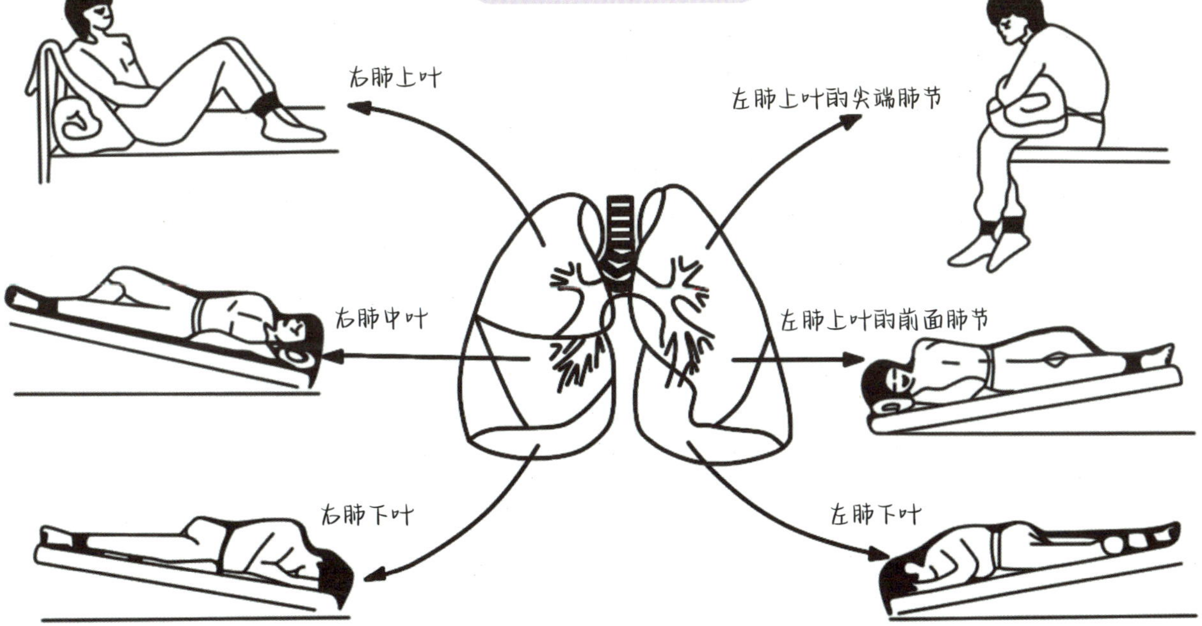

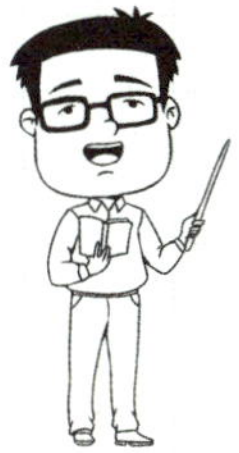

体位引流适用于痰液量较多、呼吸功能尚好者，如支气管扩张症、肺脓肿等。

体位引流后可听诊肺部呼吸音有无改变。

知识补充

注意观察和记录引流出痰液的量及性状，一旦出现咯血、发绀、出汗等，应立即停止体位引流。

肋骨骨折与血气胸

(5分)

肋骨骨折

- 病理 — 第4~7肋骨骨折多见
- 临床表现 — 连枷胸：多根多处肋骨骨折→胸壁软化→反常呼吸运动→纵隔扑动→呼吸和循环衰竭
- 治疗要点
  - 单根单处肋骨骨折 — 多头胸带或弹性胸带固定胸廓
  - 多根多处肋骨骨折
    - 固定胸壁
    - 有效镇痛

知识补充

反常呼吸运动：吸气时软化区胸壁内陷，呼气时外突。

纵隔扑动：吸气时纵隔摆向健侧，呼气时移向患侧。

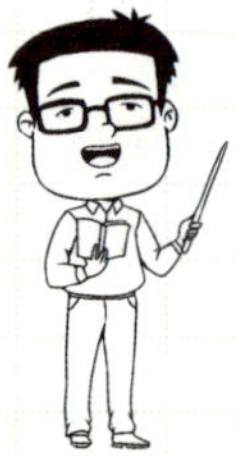

血胸量：成人≤500ml为少量血胸，500~1000ml为中量血胸，>1000ml为大量血胸。

血胸

要　点	说　明
临床表现	进行性血胸：胸膜腔闭式引流血量≥200ml/h，持续3小时
	胸膜腔内积血不凝固的原因：心、肺和膈肌运动的去纤维蛋白作用
辅助检查	胸膜腔穿刺抽出不凝血液
治疗要点	进行性血胸：立即开胸探查、止血

气胸

要　点	开放性气胸	张力性气胸	闭合性气胸
胸膜腔内压变化	胸膜腔内压 = 大气压	胸膜腔内压> 大气压	胸膜腔内压 <大气压
病理生理	纵隔扑动	破裂口呈单向活瓣	伤口自然闭合，空气不再进入胸膜腔
临床表现	胸壁伤口处空气可自由进出胸膜腔，呼吸时可闻及吸吮样声音	皮下气肿 极度呼吸困难	小量气胸：肺萎陷在30%以下，多无明显症状； 中量气胸：肺萎陷为30%~50%； 大量气胸：肺萎陷在50%以上，可出现限制性通气障碍
辅助检查	胸部X线：确诊的主要方法； 诊断性穿刺：张力性气胸者胸膜腔穿刺可有高压气体冲出		
治疗要点	迅速封闭胸壁伤口	立即行胸膜腔穿刺排气	小量气胸：无须特殊处理； 中量或大量气胸：胸膜腔穿刺排气

张力性气胸

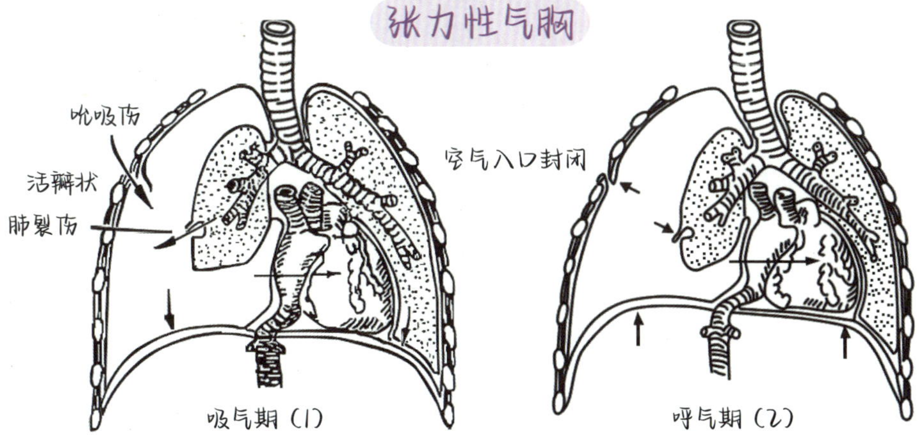

吸气期（1）　　呼气期（2）

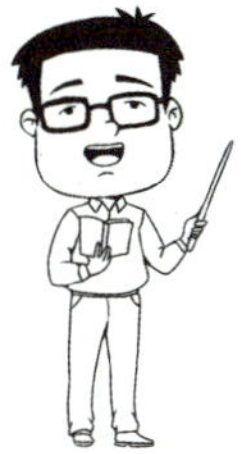

开放性气胸特有的病理生理特点是纵隔扑动。

知识补充

张力性气胸患者纵隔在吸气和呼气时均偏向健侧。

张力性气胸患侧肺可发生进行性压缩。

行胸膜腔闭式引流时，引流橡皮管两端分别连接长玻璃管与患者身上的胸膜腔闭式引流管，接通后可见长玻璃管内水柱上升至液面上8~10cm，即胸膜腔内负压为8~10cmH_2O，水柱随呼吸上下波动。

胸膜腔穿刺操作过程中可能出现头晕、面色苍白、出汗、心悸等胸膜过敏反应。

胸膜腔闭式引流

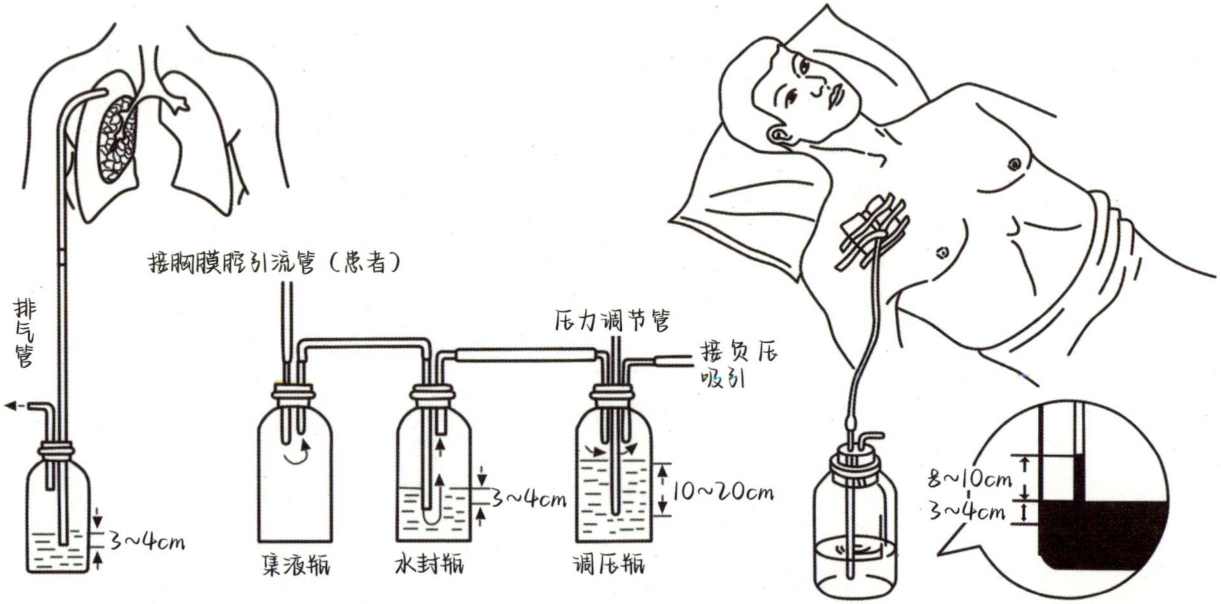

胸膜腔闭式引流的护理

护理措施	要 点
置管位置	气胸：锁骨中线第2肋间
	血胸：腋中线与腋后线之间第6~8肋间
引流装置	水封瓶中装生理盐水500ml
	长玻璃管上口与胸腔引流管相连，下口插至液面下3~4cm
	短玻璃管下口远离液面
	引流瓶低于胸壁引流口平面60~100cm
	更换引流瓶或搬动患者：先用止血钳双向夹闭引流管
观察引流情况	判断引流管是否通畅的简单方法：观察水封瓶长玻璃管中水柱波动的情况
	一般水柱上下波动的范围为4~6cm
	若水柱波动幅度过大，提示可能存在肺不张
	若水柱无波动，提示引流管不通畅或肺已经完全扩张
	若患者出现气促、胸闷、气管向健侧偏移等肺受压表现，提示血块阻塞引流管
卧 位	半坐卧位，经常改变体位
处理意外事件	引流瓶损坏：立即用双钳夹闭胸壁引流导管，并更换引流装置
	引流管脱出胸膜腔：应立即用手捏闭切口周围皮肤，消毒后再用凡士林纱布封闭
拔 管	拔管指征：一般置管48~72小时后，引流瓶中无气体溢出且引流液颜色变浅，24小时引流液量＜50ml、脓液＜10ml，胸部X线检查显示肺复张良好、无漏气，患者无呼吸困难或气促，即可考虑拔管

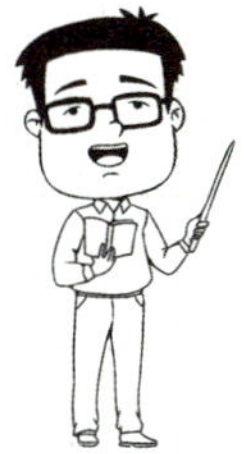

胸膜腔闭式引流拔管时应嘱患者先深吸一口气，在深吸气末屏气，迅速拔管。

知识补充

拔管的重要指征：胸部X线检查显示肺复张良好、无漏气。

第五章　传染病

传染病

（8分）

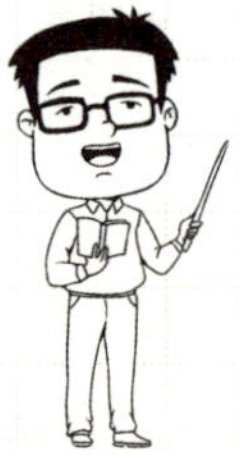

肺孢子菌肺炎是艾滋病机会性感染死亡的主要原因。

常见传染病

疾　病	传播方式	主要临床表现	辅助检查
病毒性肝炎	甲型：消化道传播 乙型：血液-体液传播	发热，黄疸，消化道症状（食欲减退、恶心、呕吐、腹胀等）	抗HAVIgM：甲型肝炎病毒（HAV）近期感染的指标； HBV DNA：反映HBV感染最直接、最特异和最灵敏的指标
艾滋病	性接触传播（主要） 血液-体液传播 母婴传播	发热最常见； 机会性感染以肺孢子菌肺炎最常见	HIV-1/HIV-2抗体检查：HIV感染诊断的金标准，阳性即可确诊
流行性乙型脑炎	蚊虫叮咬，主要是三带喙库蚊	发热、意识障碍、惊厥或抽搐等；呼吸衰竭是最主要的死亡原因	特异性IgM抗体测定：可作为早期诊断的依据
流行性脑脊髓膜炎	呼吸道传播	前驱期：上呼吸道感染症状； 败血症期：高热，皮肤黏膜有鲜红色的瘀点或瘀斑； 脑膜炎期：脑膜刺激征阳性	脑脊液检查是确诊方法
急性细菌性痢疾	消化道传播	中毒型细菌性痢疾：突发高热、嗜睡、反复惊厥、迅速发生休克和昏迷	大便培养出痢疾志贺菌是确诊方法

知识补充

流行性脑脊髓膜炎应行呼吸道隔离至症状消失后3天，接触者医学观察7天。

乙型肝炎病毒（HBV）标志物及临床意义

病毒标志物	临床意义
HBsAg	阳性见于 HBV 感染者
抗 HBs	保护性抗体，阳性提示接种过乙肝疫苗或感染 HBV 后产生免疫力
HBeAg	阳性提示 HBV 复制活跃，传染性强
抗 HBe	阳性提示 HBV 复制减少或静止，传染性弱
抗 HBc	HBcIgM 阳性提示急性期或慢性肝炎急性发作期； HBcIgG 阳性提示过去感染或近期低水平感染
HBV DNA	是反映 HBV 感染最直接、最特异和最灵敏的指标

胆红素的代谢

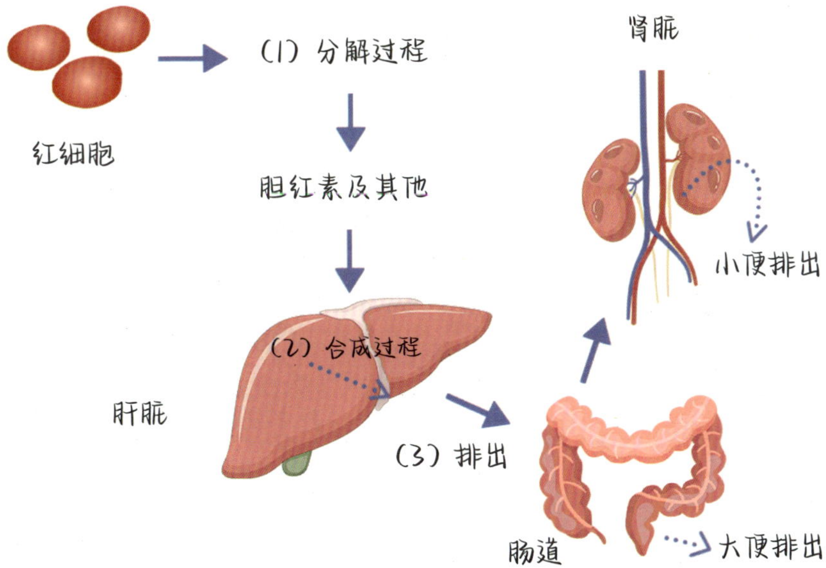

助记口诀

表面抗原仅感染，表面抗体能保护，e 抗体弱抗原强，核心 M 急 G 过往。

知识补充

肝功能检查可区分肝炎患者和病毒携带者。

流行性乙型脑炎临床表现——高热

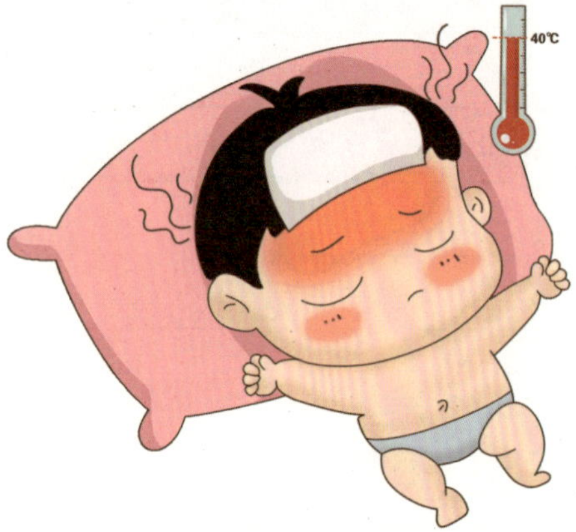

流行性乙型脑炎临床表现——惊厥

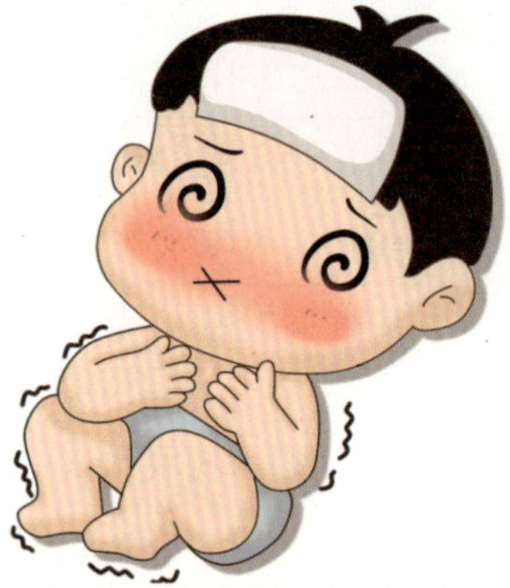

流行性乙型脑炎目前尚无特效抗病毒药，首选的治疗和护理措施是降温，以物理降温为主，药物降温为辅。

艾滋病的传播途径

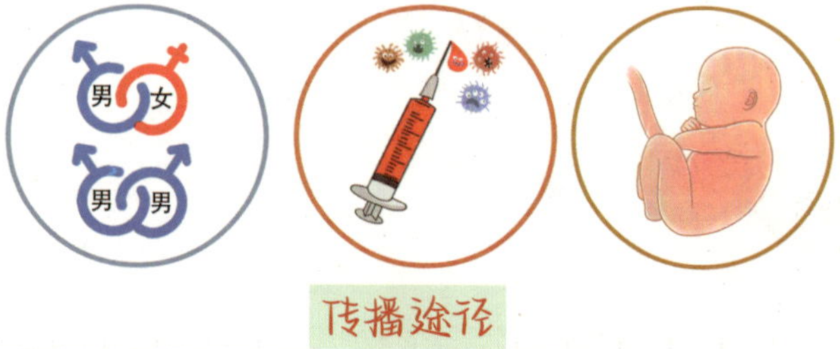

非艾滋病传播途径

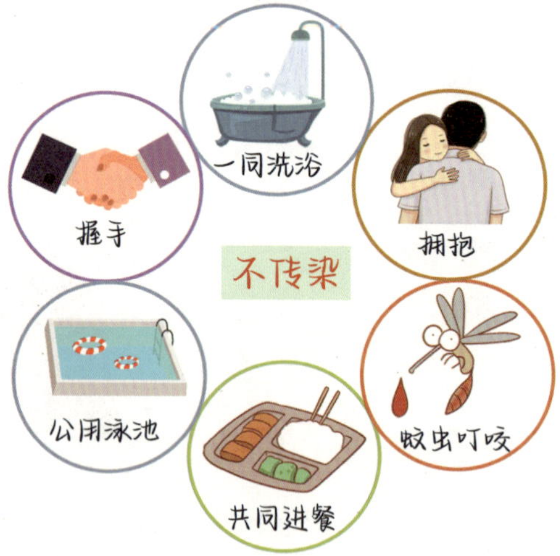

知识补充

$CD4^{+}T$ 淋巴细胞是 HIV 感染最主要的靶细胞，能反映艾滋病预后和疗效。

$CD4^{+}/CD8^{+}T$ 淋巴细胞 <1.0，比值倒置，表明细胞免疫功能受损。

小儿常见传染病

	麻疹	水痘	流行性腮腺炎	猩红热
病原体	麻疹病毒	水痘-带状疱疹病毒	腮腺炎病毒	A组β溶血性链球菌
传染源	急性期患者	患者	患者及病毒携带者	患者及带菌者
出疹或肿大时间	发热3~4天后	发热1~2天后	发病后1~2天	发病后1~2天
皮疹起始	耳后、发际	首见于躯干，以后延及面部及四肢		耳后、颈部及上胸部
临床特点	前驱期：科氏斑； 恢复期：疹退后皮肤遗留棕色色素沉着及糠麸样脱屑	皮疹呈向心性分布，按红色斑疹、丘疹、疱疹、结痂的顺序连续分批出现，疾病高峰期可同时存在	发热后数小时至1~2天一侧腮腺肿大，为最具特征性首发表现；腮腺肿大以耳垂为中心，向前、后、下发展	出现针尖大小的红色丘疹，疹退后按出疹顺序开始脱屑，糠皮样、片状脱皮，脱屑后无色素沉着
常见并发症	肺炎		一般：脑膜脑炎； 男孩：睾丸炎	
治疗与护理措施	高热时禁用冷敷和乙醇擦浴； 体温＞40℃时，可用小剂量解热药或温水擦浴	抗病毒治疗首选阿昔洛韦； 高热时禁用阿司匹林； 出疹期禁用糖皮质激素	忌酸、硬、辣等刺激性食物，多饮水，防止继发感染	首选青霉素，连用5~7天

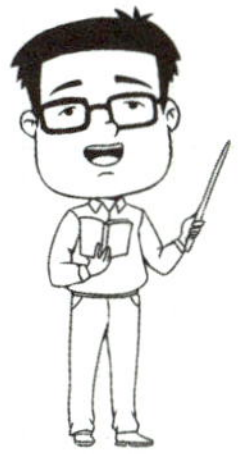

接种水痘减毒活疫苗可获得持久免疫。

知识补充

猩红热病程初期有“草莓舌”，2~3天后出现“杨梅舌”。

知识补充

猩红色皮疹多在发热24小时内出现，压之退色；皮肤褶皱处可有紫色线状，称“帕氏线”。

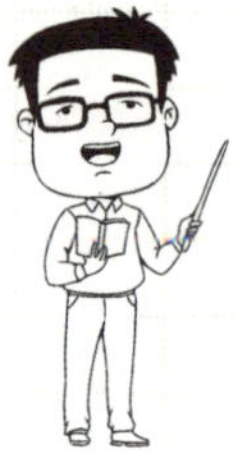

麻疹皮疹疹间皮肤正常，猩红热疹间无正常皮肤。

水痘皮疹特点

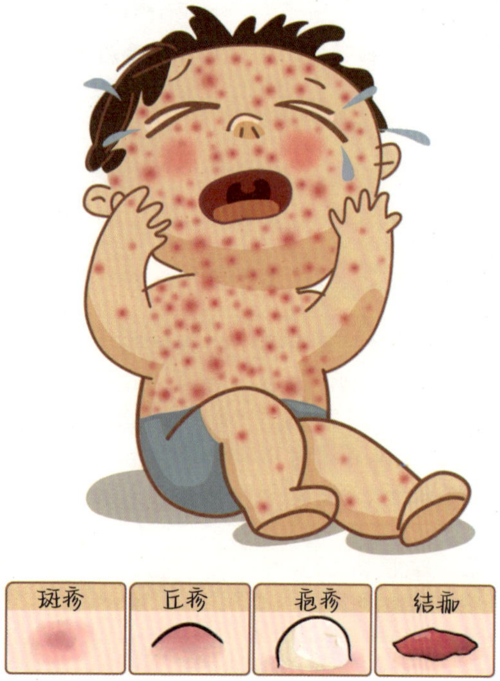

猩红热皮疹特点

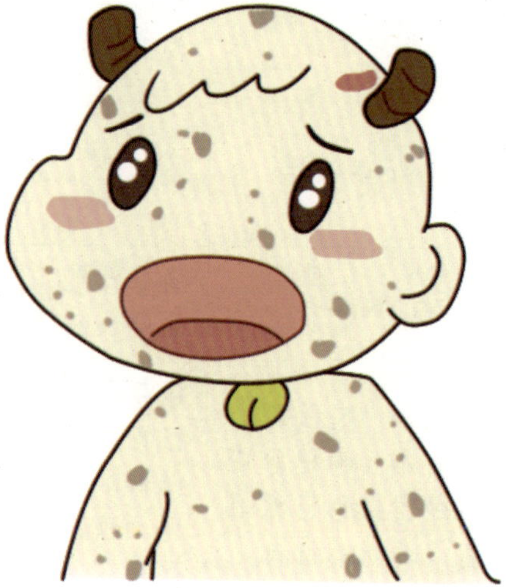

常见传染病的隔离

疾 病	潜伏期	隔离种类	隔离时间	接触者隔离
麻 疹	平均 10 天（6~32 天）	呼吸道	出疹后 5 天，有并发症者出疹后 10 天	21 天
水 痘	平均 14~16 天（10~24 天）	呼吸道	皮疹全部结痂或出疹后 7 天	21 天
流行性腮腺炎	平均 18 天（14~25 天）	呼吸道	腮腺肿大完全消退	21 天
猩红热	平均 2~3 天（1~7 天）	呼吸道	咽拭子培养 3 次阴性，自治疗日起不少于 7 天	7 天
细菌性痢疾	1~4 天	消化道	症状消失 7 天或连续 2 次大便培养阴性	7 天
流行性脑脊髓膜炎	平均 2~3 天（1~10 天）	呼吸道	症状消失后 3 天，不少于发病后 7 天	7 天

知识补充

麻疹出疹期间禁用冷敷和乙醇擦浴。

水痘患儿降温可用温水擦浴，禁用阿司匹林和乙醇擦浴。

猩红热出疹期间禁用肥皂水清洗皮肤。

3岁以下患儿结核菌素（PPD）试验呈强阳性，提示新近感染的活动性结核病。

原发型肺结核

要点	说明
病理	原发病灶：常位于肺上叶底部和下叶上部
	典型表现为原发综合征，胸部X线检查呈“双极”（哑铃状）病变，一端为原发灶，一端为肿大的肺门淋巴结、纵隔淋巴结
临床表现	最常见的症状：干咳和呼吸困难
	年长儿一般起病缓慢，症状不明显，可有低热、食欲减退、消瘦、盗汗等结核中毒症状；部分患儿可出现眼疱疹性结膜炎
治疗要点	标准疗法：一般用于治疗无明显自觉症状者，每天服用异烟肼、利福平和（或）乙胺丁醇，疗程9~12个月

知识补充

PPD注射后48~72小时测量皮肤硬结直径，PPD试验结果的判断标准见应试指导。

成人多见继发型肺结核中的浸润性肺结核；小儿多见原发型肺结核。

肺结核原发综合征

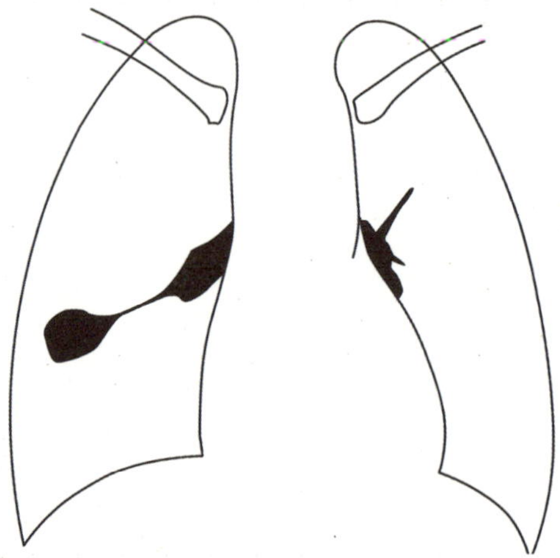

抗结核药物及其不良反应

分 类	药 物	不良反应
全杀菌药	异烟肼	周围神经炎、肝损害（ALT升高）
	利福平	胃肠道不适、肝损害（ALT升高和黄疸）、过敏反应
半杀菌药	链霉素	耳毒性和肾毒性：听力障碍、眩晕、口周麻木、肾损害
	吡嗪酰胺	高尿酸血症常见、药物性肝炎（ALT升高、黄疸）
抑菌药	对氨基水杨酸	胃肠道反应、过敏反应、肝损害
	乙胺丁醇	球后视神经炎、胃肠道反应

助记口诀

全异周围利福肝，半链听肾吡尿酸；
抑菌乙胺最伤眼，伤胃对氨水杨酸。

肺结核的护理措施

护理措施	具体要求
休息活动护理	有明显中毒症状、咯血、大量胸腔积液者卧床休息
饮食护理	给予高热量、高蛋白、高维生素易消化饮食
咯血护理	取患侧卧位，保持呼吸道通畅，有窒息征象者取头低足高位； 大量咯血者暂禁食，小量咯血者给予少量温凉流质饮食
切断传播途径	将痰吐到纸上用火焚烧是最简单有效的处理方法； 餐具煮沸消毒，被褥、书籍暴晒6小时
保护易感人群	接种卡介苗是最有效的预防措施

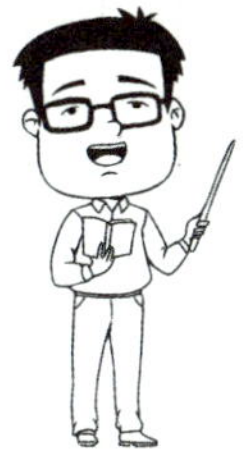

痰结核分枝杆菌检查是确诊肺结核的主要方法，其中痰涂片检查简单、快速、易行、可靠。

其他结核病

疾病	特点
肾结核	绝大多数起源于肺结核，结核分枝杆菌自原发感染灶经血行播散引起
肠结核	肠结核多继发于肺结核，好发于回盲部，结肠镜是诊断的首选检查
结核性脑膜炎	儿童结核病中最严重的类型，脑脊液结核分枝杆菌培养是诊断的可靠依据
骨与关节结核	脊柱结核多见，其次为膝、髋关节结核

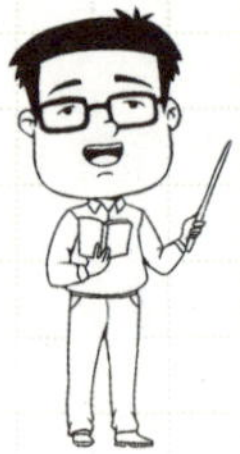

肾、肠、骨与关节结核均多继发于肺结核。

结核性脑膜炎的临床表现

分期和脑脊液特点	表现
早期（前驱期）	小儿性格改变，年长儿自述头痛，婴儿出现嗜睡或发育迟缓
中期（脑膜刺激期）	剧烈头痛、喷射性呕吐、嗜睡，体温增高，惊厥； 出现颈强直、凯尔尼格征、布鲁津斯基征；最常见面神经瘫痪
晚期（昏迷期）	昏迷，阵挛性或强直性惊厥频繁发作； 患儿极度消瘦，呈舟状腹，最终因颅内压增高、脑疝而死亡
脑脊液特点	外观呈无色透明或毛玻璃样； 糖和氯化物同时降低是脑脊液典型改变

知识补充

结核病的临床表现多为结核病的全身症状（如乏力、盗汗、食欲减退）+结核分枝杆菌侵犯部位的对应症状。

第六章 皮肤和皮下组织疾病

皮肤和皮下组织疾病

疾 病	要 点
疖	单个毛囊及其周围组织的化脓性感染； 多由金黄色葡萄球菌感染所致
痈	相邻多个毛囊及其周围组织的急性细菌性化脓性感染； 多由金黄色葡萄球菌感染所致
急性蜂窝织炎	主要致病菌是溶血性链球菌； 局部按压可有皮下捻发音； 多起源于口腔或面部，易致喉头水肿、气管受压而阻碍通气，应严密观察患者有无呼吸困难
脓性指头炎	多由金黄色葡萄球菌感染所致； 特征性表现：搏动性跳痛； 应及时切开减压引流，常在末指侧面做纵切口； 应使患指制动并抬高，以促进静脉和淋巴回流
丹 毒	又称网状淋巴管炎； 主要致病菌为A组β溶血性链球菌、金黄色葡萄球菌等； 患肢抬高以减轻局部充血、水肿

皮肤和皮下组织疾病

(2分)

鼻、上唇及周围所谓“危险三角区”的面疖被挤压或处理不当时，致病菌可经内眦静脉、眼静脉进入颅内海绵状静脉窦，引起化脓性海绵状静脉窦炎。

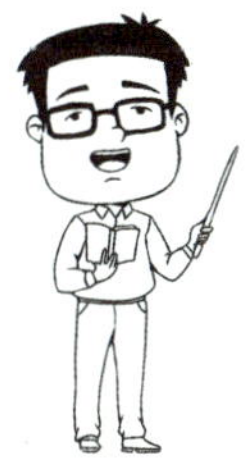

疖与痈的主要区别在于感染范围。

第七章 妊娠、分娩和产褥期护理

女性生殖系统解剖与生理

(1 分)

子宫 + 阴道

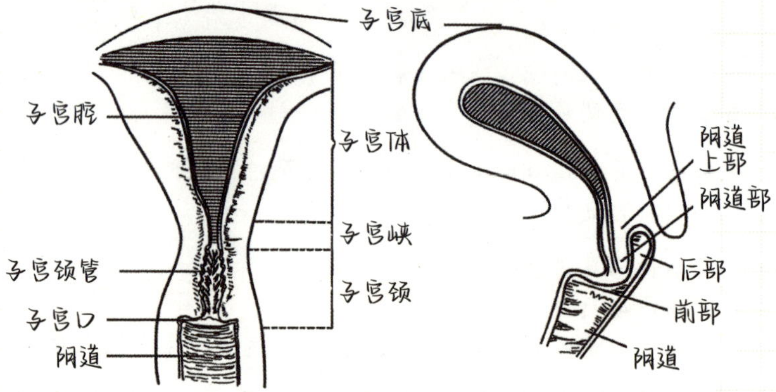

子宫韧带

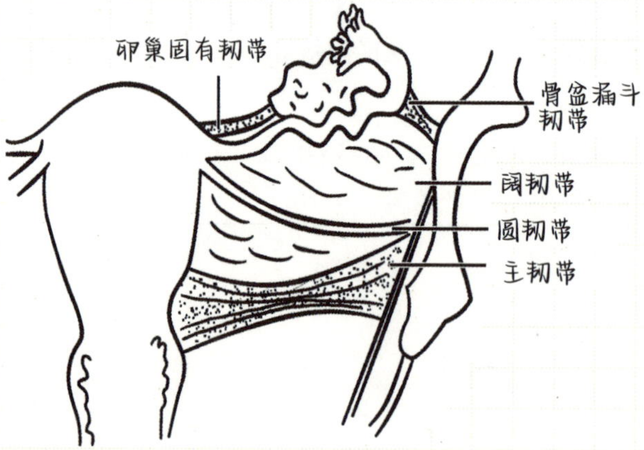

知识补充

子宫峡部：宫体与宫颈之间形成的最狭窄部分，上端为解剖学内口，下端为组织学内口。

女性内、外生殖器

分　类	说　明
外生殖器	前为耻骨联合，后为会阴，包括阴阜、大阴唇、小阴唇、阴蒂、阴道前庭； 阴道前庭：前庭球、前庭大腺、尿道外口、阴道口和处女膜； 前庭大腺：位于大阴唇后部，开口于阴道前庭后方小阴唇与处女膜之间
内生殖器	包括阴道、子宫、输卵管和卵巢，输卵管和卵巢合称子宫附件

阴道前庭为两侧小阴唇间的菱形区域，内含前庭大腺（巴氏腺或巴多林腺）。

子宫韧带的作用

子宫韧带	作　用
主韧带	固定宫颈，防止子宫脱垂
阔韧带	维持子宫在盆腔正中位
圆韧带	直接维持子宫前倾前屈位
宫骶韧带	间接维持子宫前倾前屈位

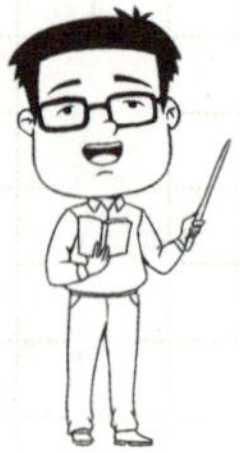

绝经过渡期的突出表现为卵巢功能逐渐衰退。

知识补充

排卵： 多发生在下次月经来潮前14天左右。

妇女一生各阶段的生理特点

女性各阶段	划分时间	生理特点
新生儿期	出生后4周内	有泌乳、假月经等特殊生理变化
儿童期	出生后4周至12岁	8岁前主要为体格生长发育； 8岁后乳房和内、外生殖器开始发育
青春期	10~19岁	生殖器、内分泌、体格逐渐发育至成熟； 月经初潮是青春期开始的重要标志
性成熟期	18岁开始，历时30年左右	卵巢生殖功能最旺盛，有规律性排卵
绝经过渡期	40岁开始，历时短至1~2年，长则10余年	卵巢功能减退，月经不规律
绝经后期	绝经后的生命时期	卵巢功能衰竭，生殖器萎缩、老化

子宫内膜的周期性变化

分　期	月经周期
增殖期	第5~14天
分泌期	第15~28天
月经期	第1~4天

卵巢周期和月经周期激素变化

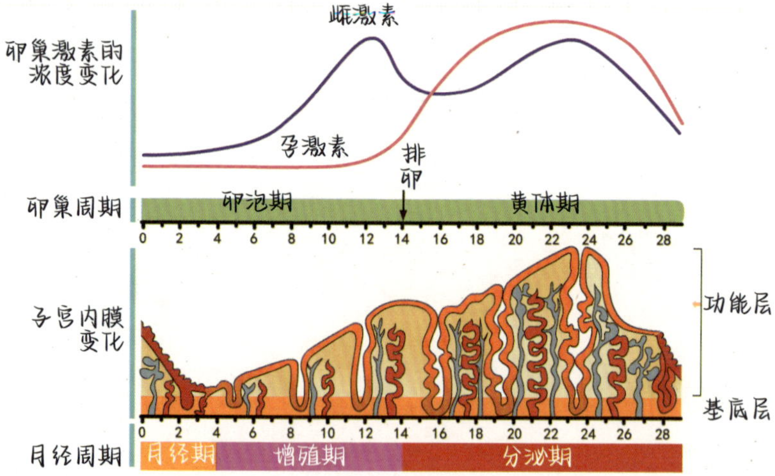

胎儿附属物的形成与功能

胎儿附属物	要　点
胎　盘	由胎儿部分的羊膜和叶状绒毛膜，母体部分的底蜕膜组成
胎　膜	由外层的平滑绒毛膜和内层的羊膜组成
脐　带	2条脐动脉，1条脐静脉
羊　水	足月时800~1000ml

妊娠期母体变化

妊娠期母体变化	要　点
循环系统	心排血量自妊娠10周逐渐增加，至妊娠32~34周达高峰
血液系统	血容量至妊娠32~34周达高峰，增加40%~45%； 白细胞轻度增加，一般为（5~12）×10⁹/L，有时可达15×10⁹/L； 血小板无明显变化，血液处于高凝状态

妊娠诊断

妊娠诊断	要　点
早期妊娠诊断	停经，乳晕着色加深，子宫出现黑加征； 血或尿人绒毛膜促性腺激素（hCG）阳性； B超检查发现宫内孕囊或胚芽
中、晚期妊娠诊断	子宫增大； 自觉胎动：最早在妊娠16周出现，大多在妊娠20周左右出现，平均为3~5次/小时； 正常胎心率为110~160次/分

妊娠期

(2分)

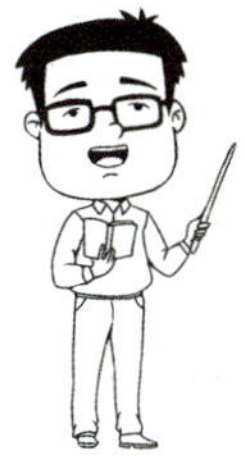

妊娠试验：检测孕妇血、尿中的人绒毛膜促性腺激素。

助记口诀

12耻联上2、3，妊满16脐耻间。
20下，24上，脐部1指不要忘。
28脐上横指3，32、40脐剑间。
满36，达最高，剑下2指要记牢。

知识补充

胎儿枕骨在母体骨盆的左前方为枕左前位。

助记口诀

枕（O）、骶（S）；
左（L）、右（R）；
前（A）、后（P）、横（T）。

不同妊娠周数的宫底高度和子宫长度

妊娠周数	手测宫底高度	尺测耻上子宫长度（cm）
12周末	耻骨联合上2~3横指	
16周末	脐耻之间	
20周末	脐下1横指	18（15.3~21.4）
24周末	脐上1横指	24（22.0~25.1）
28周末	脐上3横指	26（22.4~29.0）
32周末	脐与剑突之间	29（25.3~32.0）
36周末	剑突下2横指	32（29.8~34.5）
40周末	脐与剑突之间或略高	33（30.0~35.3）

妊娠周数与宫底高度

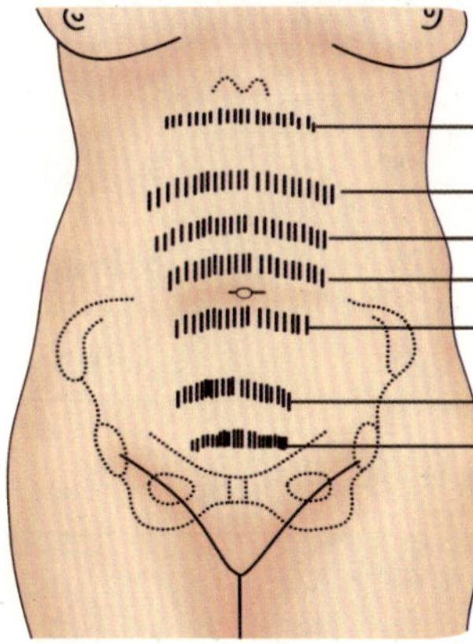

胎产式、胎先露和胎方位

名称	说明
胎产式	胎体纵轴与母体纵轴的关系，包括纵产式、横产式和斜产式
胎先露	最先进入骨盆入口的胎儿部分，如头先露、臀先露、肩先露
胎方位	胎儿先露部的指示点与母体骨盆的关系，如枕左前位

胎方位的关系及种类

胎方位	种类
枕先露	枕左前（LOA）、枕左横（LOT）、枕左后（LOP）
	枕右前（ROA）、枕右横（ROT）、枕右后（ROP）
臀先露	骶左前（LSA）、骶左横（LST）、骶左后（LSP）
	骶右前（RSA）、骶右横（RST）、骶右后（RSP）

胎心听诊判断胎先露

胎先露	判断依据
枕先露	胎心音在脐下方右或左侧
臀先露	胎心音在脐上方右或左侧
肩先露	胎心音在脐部下方最清楚

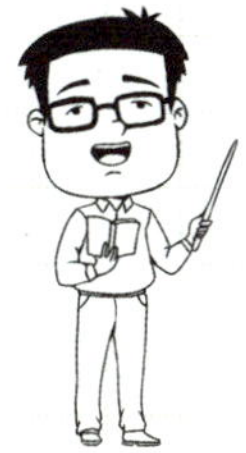

胎心音听诊最清楚的位置是在孕妇腹壁上靠近胎背一侧上方处。

腹部四步触诊法

四步触诊法	具体内容
第一步	检查者双手置于宫底部，触及硬而圆有浮球感的为胎头，触及软而不规则的为胎臀
第二步	检查者双手置于腹部两侧，平坦饱满者为胎背，高低不平者为胎体
第三步	检查者右手置于耻骨联合上方，握住胎先露左右摇动，先露部高浮，提示尚未衔接
第四步	检查者双手置于胎先露两侧，再次判断先露部诊断是否正确及先露部入盆程度

知识补充

宫底触及胎头则为臀先露，触及胎臀则为头先露；

耻骨联合上触及胎头则为头先露，触及胎臀则为臀先露；

胎背和骶骨方向一致，胎背位置可判断前、侧、后。

胎心听诊判断胎方位

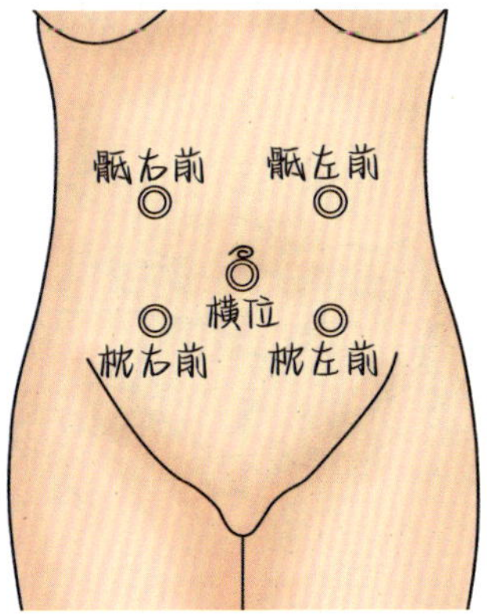

四步触诊法的第三步

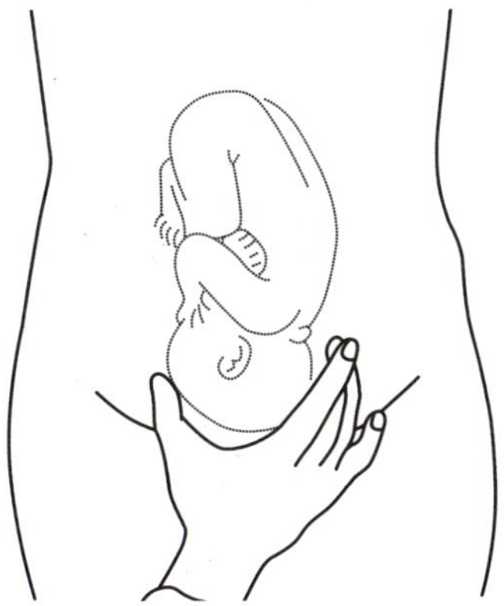

四步触诊法的第四步

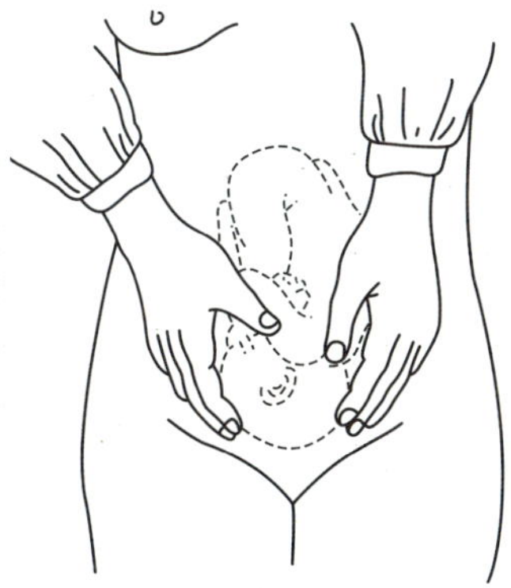

知识补充

入口前后径11cm；
中骨盆横径（坐骨棘间径）10cm；
出口横径（坐骨结节间径）9cm；
可记为11、10、9。

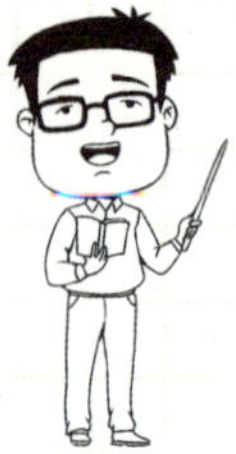

出口后矢状径与出口横径之和>15cm，可经阴道分娩。

骨盆平面及其径线

骨盆平面	平面径线	径线值（cm）
入口平面	入口前后径（真结合径）	11
	入口横径	13
	入口斜径（左、右各一）	12.75
中骨盆平面（最小平面）	中骨盆前后径	11.5
	中骨盆横径	10
出口平面	出口前后径	11.5
	出口横径	9
	出口前矢状径	6
	出口后矢状径	8.5

骨盆入口平面

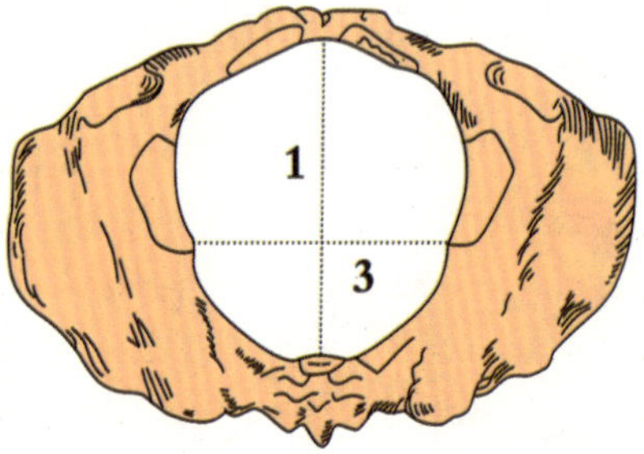

中骨盆平面

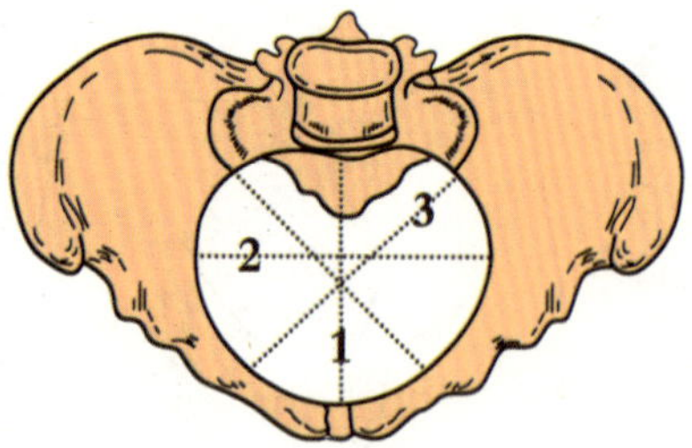

出口平面

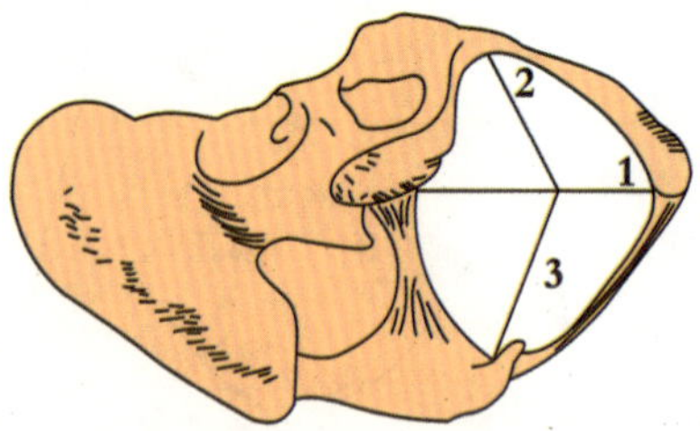

骨产道异常

异常骨盆	特　点
骨盆入口平面狭窄	入口平面前后径狭窄，呈横扁圆形； 易发生胎膜破裂及脐带脱垂、继发型宫缩乏力、梗阻性难产、先兆子宫破裂等
中骨盆平面狭窄	坐骨棘间径及中骨盆后矢状径狭窄为主； 常出现持续性枕横位或枕后位，同时出现继发性宫缩乏力，第二产程停滞等
骨盆出口平面狭窄	常见漏斗骨盆，即骨盆入口平面各径线正常，两侧骨盆壁向内收，状似漏斗； 中骨盆及骨盆出口平面明显狭窄，耻骨弓角度 $<90°$，坐骨结节间径与出口后矢状径之和 $<15cm$
均小骨盆	三个平面各径线均比正常值小 2cm 或更多，多见于身材矮小、体形匀称的妇女

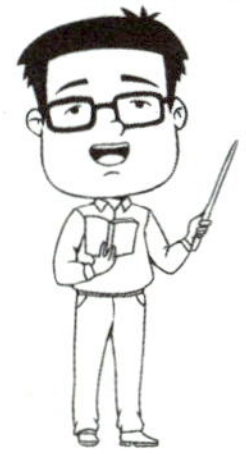

轻度头盆不称者可在严密监护下阴道试产，试产中出现宫缩乏力可给予缩宫素加强宫缩。

漏斗骨盆

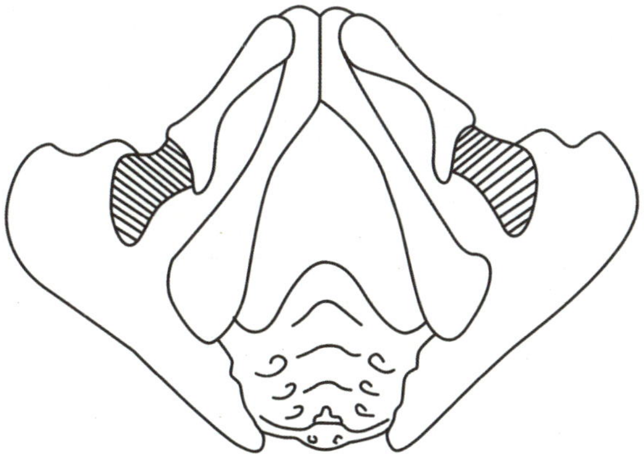

持续性枕左后位

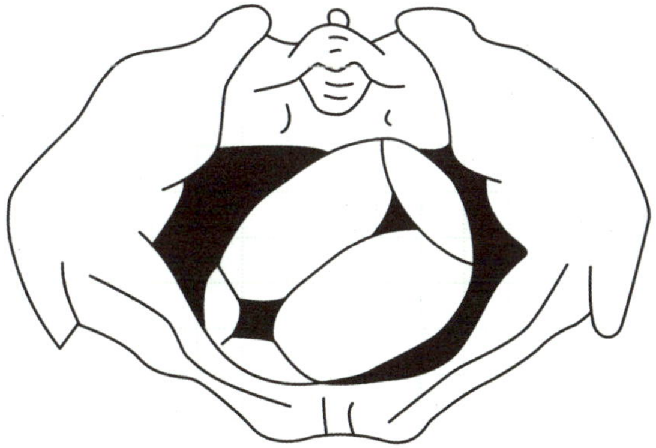

知识补充

漏斗骨盆可见坐骨棘间径、坐骨结节间径和耻骨弓角度均偏小，常发生中骨盆平面狭窄合并出口平面狭窄。

妊娠期并发症

(4分)

子宫剥离最常见于有瘢痕子宫者。

知识补充

骨盆狭窄、头盆不称、胎位异常、软产道阻塞等，易发生子宫破裂。

妊娠晚期常见阴道流血或阴道流液疾病的鉴别

疾病	胎盘早剥	前置胎盘	胎膜早破	子宫破裂
发生时间	妊娠20周后或分娩期	妊娠28周后	临产前	分娩期或妊娠晚期
腹痛	突发性、持续性	无	无	撕裂样剧痛
阴道流血或流液	伴或不伴；贫血程度与外出血量不符	反复；贫血程度与出血量成正比	咳嗽、打喷嚏、负重、肛门检查时流液量增加	可多可少
子宫收缩	子宫硬如板状	子宫软，大小与停经月份一致	正常	强直性或痉挛性收缩，病理缩复环
胎儿情况	胎位触摸不清，胎心音消失	胎方位清楚，先露高浮，胎心可正常或异常	正常或心率增快	胎心、胎动消失，在腹壁可触及胎体

子宫破裂

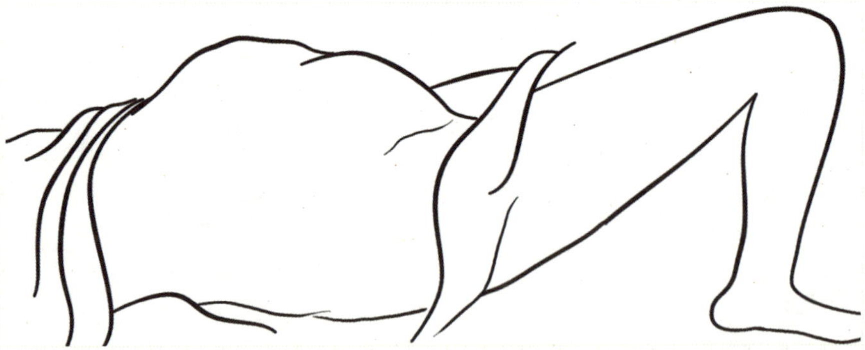

流产的类型及临床表现

流产类型	病史				妇科检查	
	出血量	下腹痛	胎膜	组织排出	宫口	子宫大小与妊娠周数
先兆流产	少量	无或轻	未破	无	未开	相符
难免流产	较多	加重	未破或破裂	无	扩张，可有组织物堵塞	相符或略小
不全流产	流血不止	减轻	破裂	部分排出	扩张，组织物堵塞	小于
完全流产	逐渐停止	消失	破裂	全部排出	关闭	正常或略大
稽留流产	无或少量	无或轻	未破	无	未开	小于

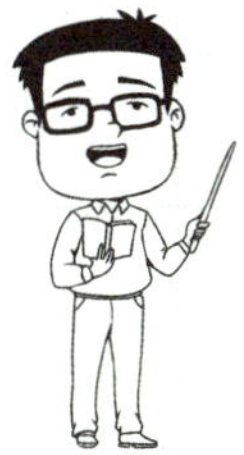

染色体异常是早期流产最常见的原因。

流产各类型的处理原则

流产类型	处理原则
先兆流产	卧床休息，补充营养，禁止性生活及灌肠，减少刺激
难免流产	确诊后尽早使妊娠物完全排出，及时行清宫术
不全流产	确诊后立即行刮宫术，清除宫腔内残留组织
完全流产	不需要特殊处理
稽留流产	促使妊娠物尽早排出；易导致DIC，查凝血功能，做好输血准备

知识补充

不全流产一经确诊，应做好术前准备，尽快行刮宫术或钳刮术，并做病理学检查。

异位妊娠

要点	说明
病理	异位妊娠：多见于输卵管妊娠； 输卵管妊娠：多见于妊娠6周左右的输卵管壶腹部妊娠； 输卵管妊娠破裂：多见于输卵管峡部妊娠
临床表现	6~8周停经史； 异位妊娠流产或破裂时，突感下腹部撕裂样剧痛； 不规则阴道流血； 大量腹腔内出血及剧烈腹痛易致晕厥及休克； 出血时间过久可有腹部包块
辅助检查	阴道后穹隆穿刺：诊断异位妊娠破裂的简单可靠的方法

异位妊娠部位

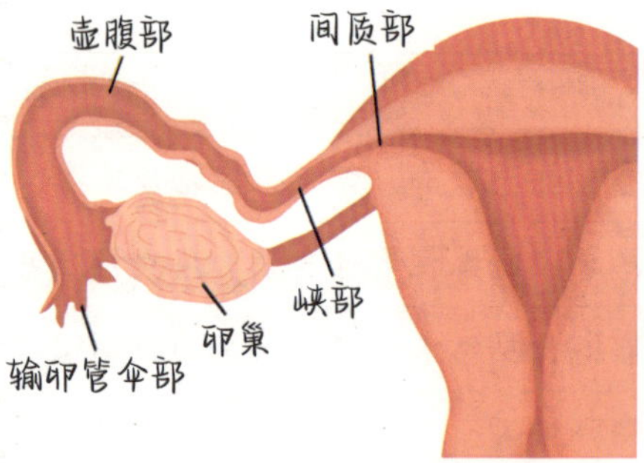

知识补充

腹痛：输卵管妊娠的主要症状。

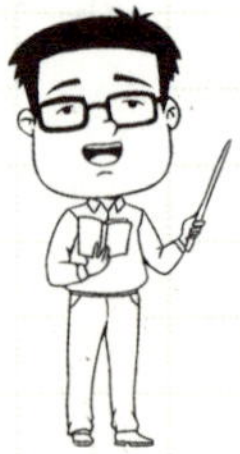

停经、腹痛、阴道流血是异位妊娠的典型症状。

阴道后穹隆穿刺抽出暗红色不凝血提示输卵管妊娠破裂。

前置胎盘

要 点	完全性前置胎盘	部分性前置胎盘	边缘性前置胎盘
胎盘与宫颈内口的关系	胎盘组织完全覆盖宫颈内口	胎盘组织覆盖部分宫颈内口	胎盘边缘达到但未超越宫颈内口
出血时间	妊娠28周左右	介于两者之间	妊娠37~40周 临产后
出血量	量多，可导致休克	介于两者之间	量少
出血次数	次数频繁	介于两者之间	次数少

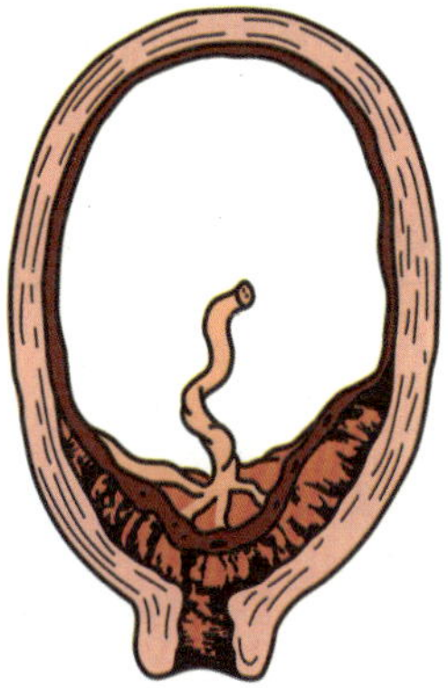

完全性前置胎盘

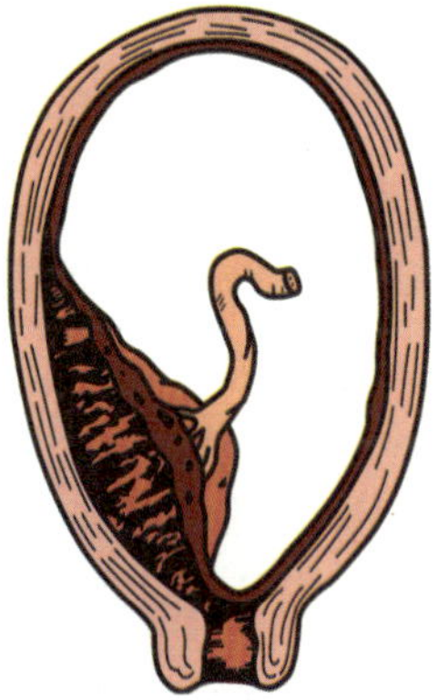

部分性前置胎盘

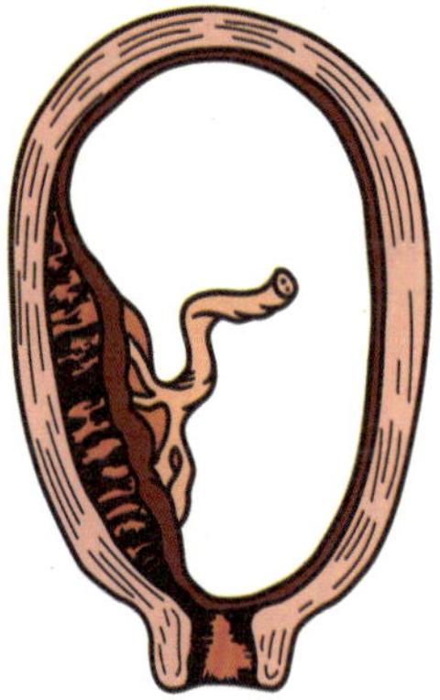

边缘性前置胎盘

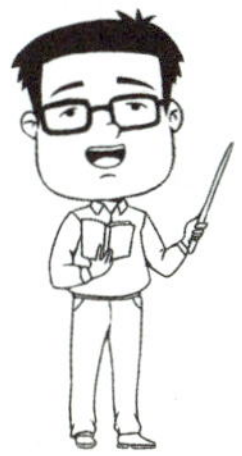

前置胎盘确诊首选B超检查。

前置胎盘应禁做阴道检查及肛门检查，减少刺激以免诱发出血。

知识补充

前置胎盘孕妇应绝对卧床休息，左侧卧位。

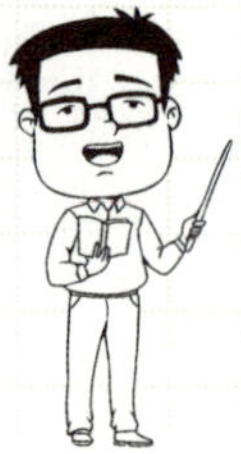

可促进早产儿肺成熟的药物：地塞米松。

胎盘早剥的Page分级标准

分　级	标　准
0　级	分娩后回顾性产后诊断
Ⅰ　级	外出血，子宫软，无胎儿窘迫
Ⅱ　级	胎儿宫内窘迫或胎死宫内
Ⅲ　级	产妇出现休克症状，伴或不伴弥散性血管内凝血

前置胎盘与胎盘早剥鉴别

鉴别要点	前置胎盘	胎盘早剥
发病时间	多为妊娠晚期或临产时	妊娠20周后或分娩期
诱　因	无	血管病变、腹压骤降、腹部钝性创伤等
腹　痛	无	有
阴道流血	反复阴道流血	伴或不伴，流血量与腹痛程度不一定相符

知识补充

胎盘早剥表现为突发性持续性腹部疼痛，伴或不伴阴道流血。

羊水量异常

疾　病	定　义	治疗要点
羊水过多	妊娠期间羊水量超过2000ml	穿刺放羊水时每小时约500ml，1次不超过1500ml； 放羊水后腹部放置沙袋或腹带包扎，以防腹压骤降而发生休克
羊水过少	妊娠晚期至足月时羊水量少于300ml	妊娠足月，胎儿可存活者应尽快终止妊娠

羊水过多孕妇应取左侧卧位。

胎儿窘迫

要　点	急性胎儿窘迫	慢性胎儿窘迫
发生时间	分娩期	妊娠后期
临床表现	产时胎心率异常、胎动异常、羊水胎粪污染及酸中毒	胎动减少或消失，产前电子胎心监护异常
治疗要点	宫口开全，胎头已达坐骨棘平面以下者尽快阴道助娩，否则行剖宫产； 静脉注射“新三联”（50％葡萄糖、维生素C、维生素 K_1），加强胎儿对缺氧的耐受性	一般处理：取左侧卧位，吸氧； 期待疗法：给予地塞米松促胎肺成熟后终止妊娠； 妊娠已足月或胎儿已成熟者，剖宫产终止妊娠

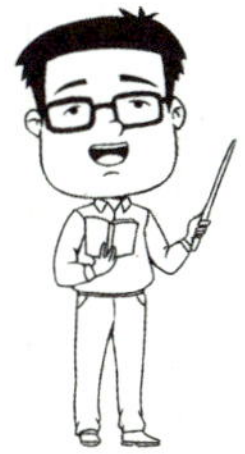

胎儿窘迫的主要表现为产时胎心率异常、羊水胎粪污染、胎动异常、酸中毒。

胎膜早破

要　点	胎膜早破
临床表现	孕妇突感有较多液体自阴道流出，不伴腹痛； 足月胎膜早破时，阴道检查摸不到前羊膜囊，上推胎先露阴道流液量增加
诊断要点	阴道液酸碱度测定：阴道液 pH ≥ 6.5 支持诊断； 阴道液涂片检查：阴道后穹隆积液涂片见到羊齿植物状结晶； 超声检查：羊水量较破膜前减少
护理措施	绝对卧床休息，取左侧卧位并抬高臀部，或取头低足高位，防止脐带脱垂； 避免不必要的肛门检查和阴道检查； 破膜超过12小时者预防性应用抗生素

知识补充

缺氧早期胎心率加快，＞160次/分。缺氧严重时，胎心率＜110次/分，可随时胎死宫内。

确定阴道流液是否为羊水最简单、最常用的方法是阴道液pH试纸测试。

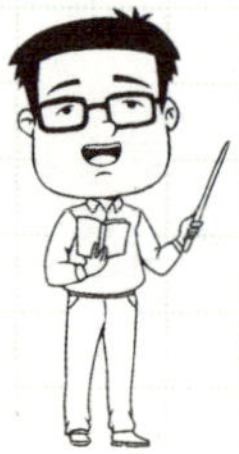

妊娠期高血压疾病**最常见的产科并发症是胎盘早剥。**

妊娠期高血压疾病

分　类	临床表现	
	血　压	尿蛋白
妊娠期高血压	≥ 140/90mmHg	(－)
子痫前期	≥ 140/90mmHg	≥ (+) 或 ≥ 0.3g/24h
重度子痫前期	≥ 160/110mmHg	≥ (++) 或 ≥ 2.0g/24h
子　痫	在子痫前期的基础上发生抽搐或伴昏迷	
慢性高血压并发子痫前期	慢性高血压孕妇在妊娠 20 周前无蛋白尿，妊娠 20 周后尿蛋白 ≥ 0.3g/24h 或随机尿蛋白 ≥ (+)； 或妊娠 20 周后尿蛋白明显增加、血压进一步升高，或血小板减少 (< $100×10^9$/L)	
妊娠合并慢性高血压	妊娠前或妊娠 20 周前血压 ≥ 140/90mmHg，但妊娠期无明显加重； 或妊娠 20 周后首次诊断高血压并持续到产后 12 周以后	

知识补充

妊娠期高血压疾病最基本的病理变化：**全身小血管痉挛和血管内皮损伤。**

妊娠期高血压疾病的治疗与护理

要　点	说　明
治疗要点	解痉药物首选硫酸镁； 使用硫酸镁的必备条件：膝腱反射存在，呼吸 ≥ 16 次 / 分，尿量 ≥ 600ml/24h 或 25ml/h
护理措施	硫酸镁中毒时首先表现为膝腱反射减弱或消失，可用 10% 葡萄糖酸钙治疗

分娩期对心脏病的影响

产程	血流动力学变化	对心脏病的影响
第一产程	宫缩使血液挤入周围循环，增加外周阻力和回心血量，增加心排血量	加重心脏负担
第二产程	宫缩加强，产妇屏气，腹压升高，能使内脏血液涌入心脏，肺循环压力增加	心脏负担最重，最易发生心力衰竭
第三产程	胎儿娩出后，腹压骤减，大量血液流向内脏，回心血量急剧减少； 胎盘娩出后，胎盘循环停止，子宫进一步收缩使大量血液进入体循环，回心血量急剧增加	易发生心力衰竭

妊娠合并心脏病

	分娩期	产褥期
一般护理	第一产程：每15分钟测生命体征，每30分钟测胎心率； 第二产程：尽量缩短第二产程，避免用力屏气，每10分钟测生命体征和胎心率； 第三产程：胎儿娩出后立即腹部放置沙袋24小时，可注射缩宫素以减少出血，但禁用麦角新碱	产后72小时严密观察生命体征； 抗生素预防感染直至产后1周
心功能Ⅰ～Ⅱ级	阴道助产：胎儿不大、胎位正常、宫颈条件良好者	鼓励母乳喂养
心功能Ⅲ～Ⅳ级	择期行剖宫产	不宜哺乳

妊娠期合并症

（1分）

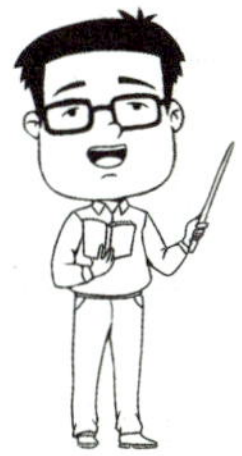

易诱发心力衰竭的时期：妊娠32～34周、分娩期和产后3天内。

知识补充

妊娠合并心脏病预防感染：抗生素预防感染至产后5～10天。

知识补充

妊娠合并糖尿病患者分娩后24小时内胰岛素减至原用量的1/2，48小时减少到原用量的1/3。

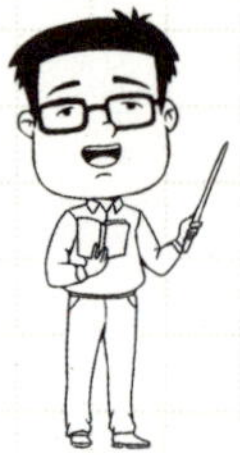

妊娠期糖尿病孕妇睡前适当进食可预防夜间血糖过低。

妊娠合并糖尿病

要 点	说 明
辅助检查	75g口服葡萄糖耐量试验：正常情况下空腹及服糖后1小时、2小时的血糖值应分别低于5.1mmol/L、10.0mmol/L、8.5mmol/L，任何一点血糖值达到或超过上述标准即诊断为妊娠期糖尿病
治疗与护理	多数妊娠合并糖尿病孕妇经饮食和运动治疗可控制血糖； 若血糖控制不理想，首选胰岛素治疗，不宜选择口服降糖药； 糖尿病产妇所分娩的新生儿无论体重大小，都按早产儿护理； 新生儿出生后取脐带血测血糖，30分钟内定时喂25%葡萄糖溶液，预防新生儿低血糖

糖尿病对妊娠的影响

影响对象	具体影响
母 体	自然流产、妊娠期高血压疾病、感染、羊水过多、产后出血、糖尿病酮症酸中毒
胎 儿	巨大儿、胎儿生长受限、早产、胎儿窘迫、胎儿畸形，围生期死亡率增高
新生儿	新生儿肺透明膜病、新生儿低血糖

分娩期

(2 分)

先兆临产与临产

先兆临产与临产	特 点
先兆临产	不规律宫缩； 胎儿下降感； 见红：是分娩即将开始比较可靠的指征
临产的重要标志	有规律且逐渐增强的宫缩

产程分期

产 程	划分标准	所需要的时间		临床表现
		初产妇	经产妇	
第一产程 (宫颈扩张期)	从规律宫缩开始到宫口开全	11~12 小时	6~8 小时	规律宫缩 宫口扩张 胎头下降 胎膜破裂
第二产程 (胎儿娩出期)	从宫口开全到胎儿娩出	1~2 小时	一般数分钟，也可长达 1 小时	宫缩增强 有排便感 胎头拨露 胎头着冠
第三产程 (胎盘娩出期)	从胎儿娩出到胎盘娩出	5~15 分钟，不应超过 30 分钟		子宫收缩 胎盘剥离 胎盘娩出 阴道出血

知识补充

以枕左前位为例的分娩机制：衔接、下降、俯屈、内旋转、仰伸、复位、外旋转、胎儿娩出。

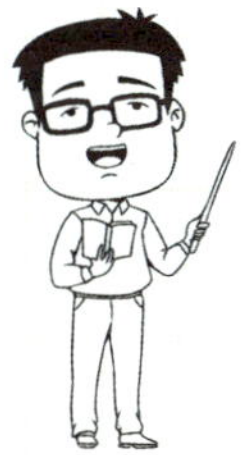

产程图是动态监测产妇产程进展和识别难产的重要手段。

知识补充

分娩后2小时为产后出血的高危期，应在产房留观2小时预防产后出血。

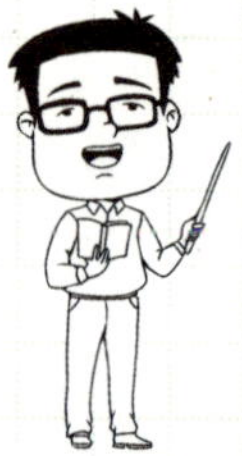

新生儿出生后30分钟内应早接触，早开奶。

各产程的护理重点

产程	第一产程（宫颈扩张期）	第二产程（胎儿娩出期）	第三产程（胎盘娩出期）
护理评估	胎心：潜伏期1次/小时，活跃期1次/30分钟	胎心：宫缩间歇期胎心听诊30~60秒	生命体征：产后2小时内每30分钟测量1次
	宫缩：1次/1~2小时，每次观察3~5次宫缩	宫缩及胎心：每5~10分钟监测	子宫收缩及阴道流血：产后2小时内每30分钟测量1次
	宫口扩张和胎头下降程度：判断产程进展的重要标准	破膜：宫口开全后胎膜仍未破裂，会影响胎头下降，应行人工破膜	胎盘剥离征象和胎盘胎膜完整性
	胎膜破裂：第一产程末期宫口近开全时破裂	胎儿下降及娩出：胎头拨露、胎头着冠	新生儿评估：Apgar评分评估皮肤颜色、呼吸、肌张力、反射、心率
护理措施	补充液体和热量：第一产程不限制饮食，摄入充足水分	指导屏气用力：正确使用腹压是缩短第二产程的关键	新生儿护理：首选清理呼吸道，再处理脐带
	活动与休息：取舒适体位，不限制活动，但不宜长时间卧床	保护会阴：当胎头拨露使阴唇后联合紧张时保护会阴	协助胎盘娩出：胎盘未完全剥离前，切忌用手按压宫底或牵拉脐带
	排尿与排便：鼓励孕妇每2~4h排尿1次	易发生产后出血和宫缩乏力者给予	减少产后出血：按摩子宫，检查胎盘、胎膜完整性，检查软产道

产力

产　力	作用时间	特　点
子宫收缩力	贯穿分娩的全程	节律性、对称性、极性、缩复作用
腹肌和膈肌收缩力（腹压）	第二产程	重要辅助力
	第三产程	促使胎盘娩出
肛提肌收缩力	第二产程	协助胎先露在骨盆腔内完成内旋转和仰伸
	第三产程	协助胎盘娩出

胎头径线

名　称	测量方法	长度（cm）
双顶径	两顶骨隆突间的距离，为胎头最大横径	9.3
枕额径	鼻根上方至枕骨隆突间的距离	11.3
枕下前囟径	前囟中央至枕骨隆突下方的距离	9.5
枕颏径	颏骨下方中央至后囟顶部的距离	13.3

胎头径线

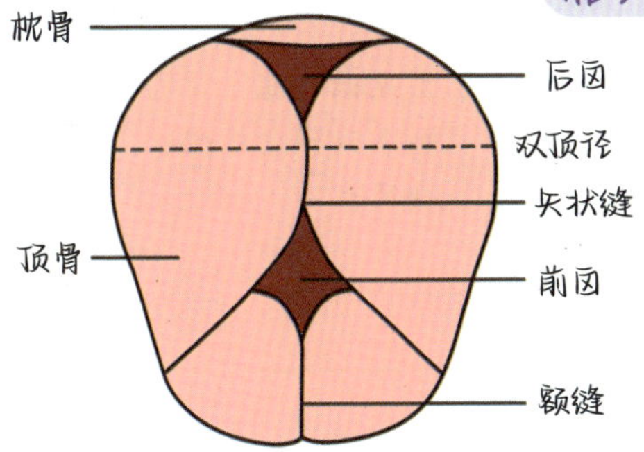

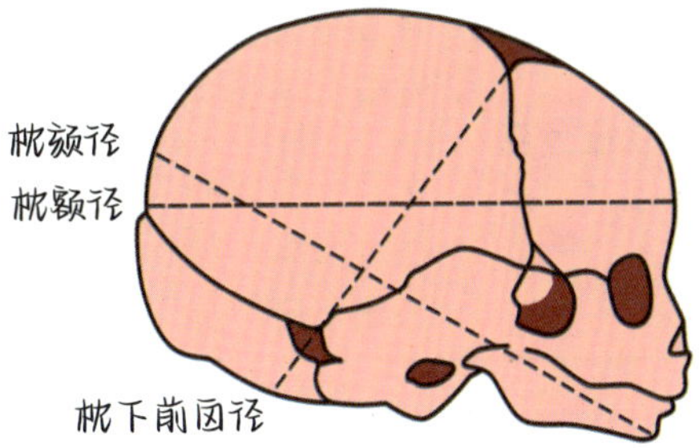

知识补充

影响分娩的因素：产力、产道、胎儿、社会心理因素。

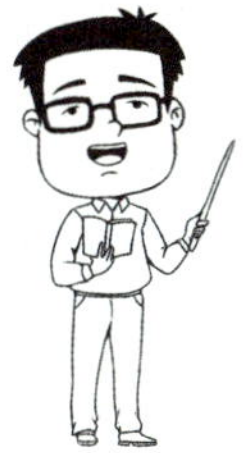

枕颏径是最大的胎头径线。

产力异常

分类	临床表现	治疗要点
协调性子宫收缩乏力	宫缩具有正常的节律性、对称性和极性，但收缩力弱； 继发性宫缩乏力易致产程延长	第一产程：给予镇静药，人工破膜，缩宫素静脉滴注促进宫缩； 第二产程：若无头盆不称，第二产程出现宫缩乏力者，给予缩宫素静脉滴注促进产程进展； 第三产程：胎肩娩出后给予缩宫素加葡萄糖静脉推注，预防产后出血
不协调性子宫收缩乏力	宫缩失去正常的节律性、对称性和极性，宫缩时宫底部较子宫下段弱，间歇期不能很好地松弛	给予镇静药、保证充分休息、稳定情绪，使不协调性宫缩转为协调性宫缩，再按协调性宫缩乏力处理
协调性子宫收缩过强	宫缩的节律性、对称性和极性均正常，仅子宫收缩力过强； 易发生急产，即初产妇总产程<3小时	给予吸氧的同时应用宫缩抑制药，停止阴道内操作及缩宫素的使用，密切观察胎心变化； 出现病理缩复环而宫口未开全、胎先露较高或伴有胎儿窘迫征象者，应立即行剖宫产
不协调性子宫收缩过强	强直性子宫收缩：子宫强烈收缩，失去节律性，宫缩无间歇；若合并产道梗阻，可出现先兆子宫破裂征象	
	子宫痉挛性狭窄环：产妇有持续性腹痛、烦躁、宫颈扩张缓慢，此环不随宫缩上升，常导致胎盘嵌顿	

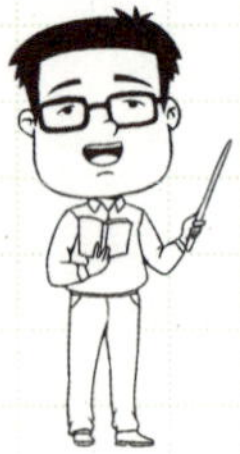

产程延长而无头盆不称、胎头已衔接、宫口扩张≥3cm者可行人工破膜。

不协调性子宫收缩乏力可给予镇静药如哌替啶、吗啡肌内注射或地西泮静脉注射。

知识补充

产程延长且协调性子宫收缩乏力者可使用缩宫素。

产褥期临床表现

	要　点
生命体征	体温正常、脉搏略慢、呼吸深慢、血压平稳
	产妇体温会在产后24小时内稍升高，一般不超过38℃； 泌乳热：产后3~4天可出现，体温多为37.8~39.0℃
子宫复旧	胎盘娩出后宫底在脐下1横指，产后1天平脐，以后每天下降1~2cm，至产后1周在耻骨联合上方可触及，产后10天时子宫降至骨盆内
产后宫缩痛	产后1~2天出现宫缩导致的下腹部阵发性剧烈疼痛，持续2~3天自然消失
乳汁淤积	表现为乳房肿胀、变硬及疼痛，可伴发热，应及时排空乳汁、让新生儿多吮吸
乳头皲裂	主要原因：婴儿含接姿势不良

恶露性质

恶露性质	持续时间	颜　色
血性恶露	3~4天	鲜红色
浆液恶露	10天左右	淡红色
白色恶露	3周左右	白色

产褥期

(2分)

知识补充

产褥期：从胎盘娩出至产妇全身各器官（除乳腺外）恢复或接近正常未妊娠状态所需要的一段时间，一般为6周（42天）。

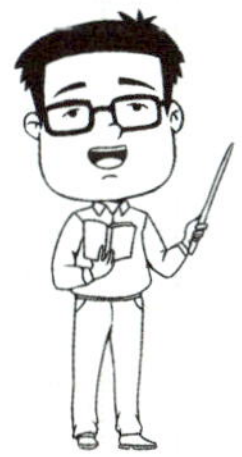

产后第3周除胎盘附着部位以外的子宫内膜基本修复，胎盘附着部位的内膜修复须至产后6周。

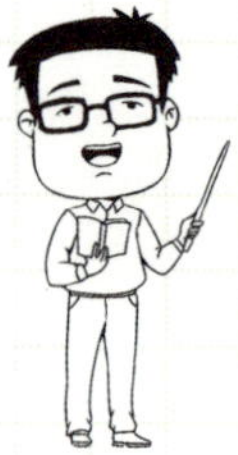

褥汗：产妇产后1周内排出大量汗液，睡眠和初醒时明显。

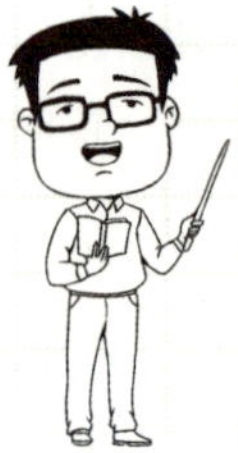

泌乳热：产后3~4天可出现乳房血管、淋巴管极度充盈，乳房胀大，伴体温升高。

知识补充

会阴水肿者需要特别注意严格执行无菌操作，以防止切口发生感染。

产褥期常见问题的护理

护理问题	护理措施
休息与活动	产后24小时内应充分休息，会阴切开或剖宫产者适当推迟活动；鼓励产妇床上适当活动，预防下肢静脉血栓形成
会阴护理	有会阴后-侧切开术切口者取健侧卧位； 会阴切口水肿或红肿者，50%硫酸镁湿热敷，产后24小时红外线照射外阴； 会阴切口有缝线者，于产后3~5天拆线； 切口感染者应提前拆线引流，并定时换药
排尿与排便	鼓励并协助产妇产后4小时内排尿，发生尿潴留时诱导产妇排尿，无效者可留置导尿
母乳喂养	新生儿出生30分钟即哺乳，按需哺乳，哺乳后竖抱婴儿
乳房胀痛	由乳房过度充盈及乳腺管堵塞所致； 哺乳前湿热敷3~5分钟，并按摩乳房，及时排空乳汁
乳头皲裂	多为婴儿含接不良造成，哺乳前湿热敷乳房3~5分钟，让乳头和大部分乳晕含在婴儿口中；哺乳后，挤出少许乳汁涂在乳头和乳晕上
退　乳	停止哺乳，减少汤汁饮食，采用生麦芽水煎服、芒硝湿敷乳房等退乳
急性乳腺炎	及时排空乳汁，必要时给予抗生素治疗
心理调适	产后前3天为依赖期，应关心、帮助产妇； 产后3~14天为依赖-独立期； 产后2周~1个月为独立期
知识缺乏	给予健康指导，告知产妇产后42天禁止性生活；产后42天携婴儿至医院检查

产后出血

出血原因	阴道流血时间	阴道流血特点	处理原则
子宫收缩乏力	胎盘娩出后	量大，色暗红	按摩子宫，应用宫缩药
胎盘因素	胎儿娩出数分钟后	量大，色暗红	及时取出胎盘，做好刮宫准备
软产道损伤	胎儿娩出后立即出现	色鲜红	彻底止血，缝合裂伤
凝血功能障碍	胎儿娩出后	持续流血，血液不凝	尽快补充凝血因子，纠正休克

晚期产后出血

病　因	好发时间	临床表现
胎盘、胎膜残留	产后10天左右	血性恶露持续时间延长，反复阴道流血或突然大量流血
术后切口裂开	术后2~3周	大量阴道流血，甚至休克

产后出血与晚期产后出血鉴别

鉴别要点	产后出血	晚期产后出血
出血时间	胎儿娩出24小时内； 产后2小时内最常见	分娩24小时后、产褥期内； 产后1~2周最常见
出血量	阴道分娩≥500ml，剖宫产≥1000ml	少量或中等量，持续或间断
主要病因	子宫收缩乏力	胎盘、胎膜残留

产后出血与晚期产后出血

(1分)

知识补充

产后出血最常见的原因是子宫收缩乏力。

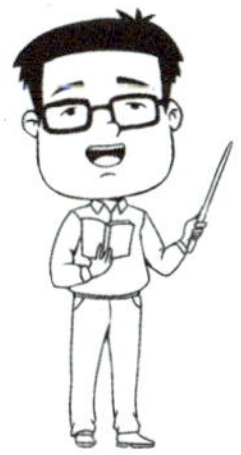

产后出血首要治疗原则是针对出血原因，迅速止血。

第八章　新生儿和新生儿疾病

新生儿与早产儿的特点及护理

（1 分）

新生儿分类

分类依据	类　型	判断标准
出生胎龄	足月儿	37 周≤胎龄＜42 周
	早产儿	28 周≤胎龄＜37 周
	过期产儿	胎龄≥ 42 周
出生体重	正常体重儿	2500g ≤出生体重≤ 4000g
	低出生体重儿	出生体重＜2500g； ＜1500g 为极低出生体重儿， ＜1000g 为超低出生体重儿
	巨大儿	出生体重＞ 4000g
出生体重和胎龄的关系	适于胎龄儿	出生体重在同胎龄儿平均体重的第 10~90 百分位
	小于胎龄儿	出生体重在同胎龄儿平均体重的第 10 百分位以下
	大于胎龄儿	出生体重在同胎龄儿平均体重的第 90 百分位以上

知识补充

正常足月新生儿是指出生时胎龄满 37~42 周，体重 2500~4000g，无任何畸形和疾病的活产婴儿。

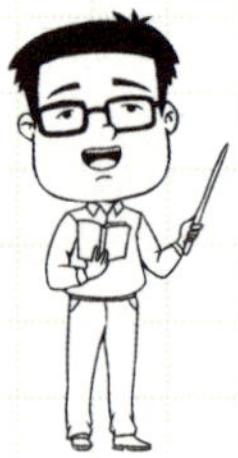

足月且出生体重＜2500g 者称足月小样儿。

新生儿的特殊生理状态

新生儿特殊生理状态	表现与处理
生理性黄疸	足月儿出生后2~3天出现黄疸，4~5天达高峰，5~7天消退，不超过2周。情况良好，食欲正常
生理性体重下降	出生数天内，失水较多和胎粪排出导致体重下降，3~4天最低，但不超过10%（一般3%~9%），10天左右恢复出生时体重
假月经	出生后母体雌激素突然中断引起，一般无须处理
乳腺肿大	男、女新生儿在出生后4~7天均可出现。多于2~3周消退，无须特殊处理
“马牙”和“螳螂嘴”	两者均属正常，不可挑破，以免感染

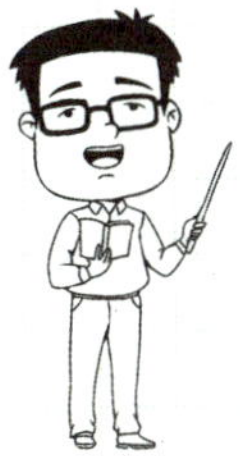

棕色脂肪少是早产儿易出现体温过低最主要的原因。

足月儿与早产儿的外观特点鉴别

	正常足月儿	早产儿
哭　声	响亮	轻弱
皮　肤	红润，胎毛少	红嫩，胎毛多
指（趾）甲	达到或超过指（趾）尖	未达到指（趾）尖
足　纹	遍及足底	足底纹少，足跟光滑
肌张力	四肢屈曲	颈肌软弱，四肢肌张力低下

知识补充

婴儿胃呈水平位，由于贲门和胃底部肌张力低，幽门括约肌发育较好，易发生幽门痉挛而出现溢乳和呕吐。

小儿神经反射

特 点	神经反射
出生时存在，终身不消失	角膜反射、瞳孔对光反射、结膜反射、吞咽反射
出生时存在，2~7 个月消失	觅食反射、吸吮反射、拥抱反射、握持反射、颈肢反射、迈步反射、支撑反射、交叉伸展反射
出生时不存在，出现后永不消失	腹壁反射、降落伞反射、提睾反射及各种腱反射
正常 2 岁以下婴幼儿双侧巴宾斯基征阳性可为生理现象；2 岁以上或单侧阳性提示锥体束损伤	病理反射

助记口诀

吞咽瞳孔角结膜，出生即存永不消。觅食吸吮拥持握，生后虽存二七了。生不逢时后不没，终是腹壁腱提睾。

足月新生儿与早产儿的护理

护理措施	足月新生儿	早产儿
病室环境	室温 22~24℃，湿度 55%~65%	室温 24~26℃，湿度 55%~65%
保暖措施	采用戴帽子、母亲怀抱、婴儿暖箱等方式保暖，每 4~6 小时监测体温 1 次；包被不可过厚、过紧	体重 <2000g 者，尽早置于婴儿培养箱保暖；体重> 2000g 者，箱外保暖
合理喂养	出生后半小时母乳喂养，按需哺乳；哺乳后竖抱婴儿，防止溢乳	尽早开奶，预防低血糖；一般出生后 2~4 小时喂 5%~10% 葡萄糖水，无呕吐者给予母乳喂养
其他护理	出生后接种卡介苗，出生后 24 小时内接种乙肝疫苗	出生后肌内注射维生素 K，避免出血

知识补充

早产儿护理的关键是注意保暖。

新生儿阿普加（Apgar）评分

体　征	评　分			窒息程度
	0	1	2	
皮肤颜色	青紫或苍白	躯干红，四肢青紫	全身红	正常 8~10 分 轻度 4~7 分 重度 0~3 分
心率（次/分）	无	＜100	＞100	
呼　吸	无	慢、不规则	正常、哭声响	
肌张力	松弛	四肢略屈曲	四肢能活动	
刺激反应（弹足底或插管）	无	有些动作，如皱眉	哭、喷嚏	

新生儿窒息的治疗与护理

措　施	要　点
清理呼吸道	抢救新生儿窒息的首要措施；先吸口腔分泌物，后吸鼻腔分泌物
建立自主呼吸	清理呼吸道后如仍无呼吸，可轻拍或轻弹足底，或摩擦背部以诱发自主呼吸，无效者气囊面罩或气管插管正压通气
恢复循环	胸外按压，按压部位为胸骨体下 1/3 处，按压通气比为 3:1
快速开放静脉通道	给予肾上腺素，扩容及纠正酸中毒，多巴胺抗休克，抗生素预防感染
保　暖	整个抢救过程中注意保暖，维持肛温 36.5~37.0℃
母乳喂养	适当延迟哺乳，静脉维持营养

新生儿窒息

（1 分）

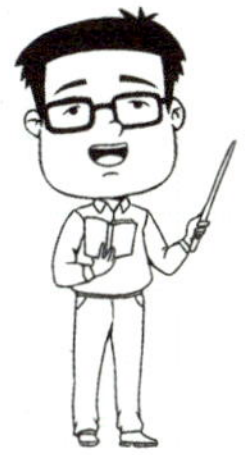

新生儿窒息是胎儿娩出后 1 分钟内仅有心脏搏动而无自主呼吸，或未能建立规律呼吸的缺氧状态。

知识补充

新生儿窒息是胎儿娩出后 1 分钟内仅有心脏搏动而无自主呼吸，或未能建立规律呼吸的缺氧状态。

新生儿黄疸

（1 分）

生理性黄疸和病理性黄疸鉴别

	生理性黄疸	病理性黄疸
血清胆红素	足月儿<221μmol/L（12.9mg/dl） 早产儿<256μmol/L（15mg/dl）	足月儿>221μmol/L（12.9mg/dl） 早产儿>256μmol/L（15mg/dl）
胆红素每天上升	<85μmol/L（5mg/dl）	>85μmol/L（5mg/dl）
结合胆红素	<34μmol/L（2mg/dl）	>34μmol/L（2mg/dl）
黄疸出现时间	足月儿出生后2～3天 早产儿出生后3～5天	出现早，在出生后24小时内
黄疸消退时间	足月儿2周 早产儿3～4周内	足月儿>2周 早产儿>4周
黄疸持续时间	短	长，或退而复现
伴随症状	一般情况良好 体温、食欲及大小便均正常	一般情况差 伴有原发疾病症状
治疗原则	注意黄疸变化，不需要特殊治疗	采取光照疗法，以蓝光最有效

知识补充

胆红素脑病是新生儿溶血病最严重的并发症，主要见于血清总胆红素>342μmol/L或（和）上升速度>8.5μmol/L、胎龄>35周新生儿。

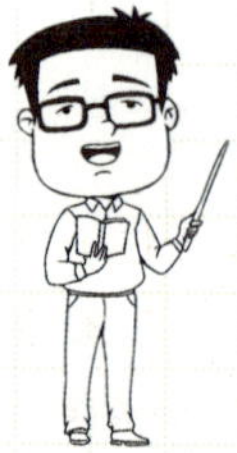

蓝光疗法的不良反应包括发热、腹泻、皮疹等。

病理性黄疸的常见疾病

分 类	病 因	黄疸出现时间	表 现
感染性	新生儿肝炎	出生后1~3周或更晚	病重时大便色浅或灰白，尿色深黄，体重不增，有呕吐、畏食，肝轻、中度增大
非感染性	新生儿溶血病	大多在24小时内出现并迅速加重	警告期：反应低下、肌张力下降、吸吮力弱，持续12~36小时； 痉挛期：肌张力增高，发热、抽搐，呼吸不规则，持续12~36小时； 恢复期：肌张力恢复，体温正常，抽搐减少，持续2周； 后遗症期：听力下降，眼球运动障碍，牙釉质发育不良，手足徐动，智力落后，持续终身
	胆道闭锁	出生后2周	大便灰白色，肝增大，血清结合胆红素增高
	母乳性黄疸	母乳喂养后4~5天	黄疸4~12周后下降

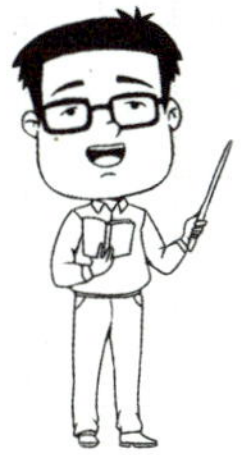

新生儿溶血病是指母子血型不合引起的同族免疫性溶血，以ABO血型不合最常见。

知识补充

ABO血型不合多为母亲为O型，新生儿为A型或B型。

新生儿颅内出血与新生儿缺氧缺血性脑病

(1分)

知识补充

新生儿颅内出血的典型表现为烦躁不安、激惹、嗜睡或昏迷，即神经系统先兴奋，后抑制。

新生儿缺氧缺血性脑病是新生儿窒息后的严重并发症，根据病情不同可分为轻、中、重度。

新生儿颅内出血和新生儿缺氧缺血性脑病

鉴别要点	新生儿颅内出血	新生儿缺氧缺血性脑病
病　因	缺氧、产伤引起，常见于早产儿	缺氧是发病的核心，围生期窒息是最主要的原因
典型表现	神志改变：易激惹、嗜睡、昏迷； 呼吸改变：呼吸增快或减慢、不规则，呼吸暂停； 颅内压增高：脑性尖叫、前囟隆起、惊厥； 眼征：凝视、斜视、眼球震颤； 肌张力：早期增高，以后降低； 瞳孔：不等大、对光反射差	轻度：兴奋、激惹，反射正常，无惊厥； 中度：嗜睡、反应迟钝，肌张力减低，出现惊厥，反射减弱，对光反射迟钝； 重度：昏迷，肌张力低下，呼吸暂停，惊厥频繁，反射消失
治疗要点	支持治疗：保持安静，减少搬动及刺激性操作； 止血：维生素 K_1、酚磺乙胺、巴曲酶等； 止惊：首选苯巴比妥； 降低颅内压：呋塞米、小剂量甘露醇； 减轻脑积水	支持疗法：给氧维持通气，多巴胺适当升高血压，维持血糖在正常高值； 止惊：首选苯巴比妥钠； 治疗脑水肿：呋塞米、甘露醇
护理措施	绝对保持安静，头肩抬高15°~30°，取侧卧位或头偏向一侧； 出血早期禁止哺乳； 尽早行功能训练和智力开发，减轻脑损伤影响	行亚低温冬眠疗法

第九章　泌尿生殖系统疾病

男性泌尿系统解剖

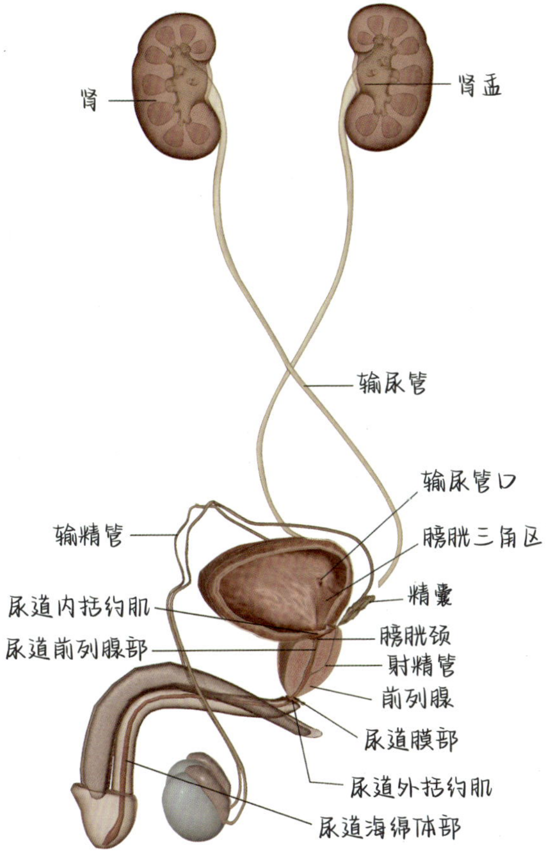

肾小球

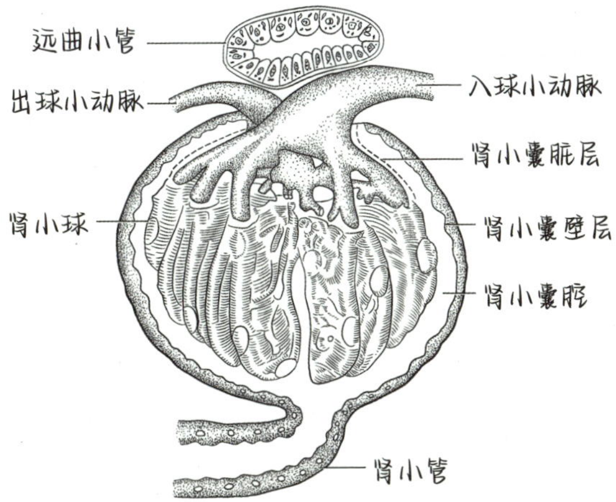

肾小管

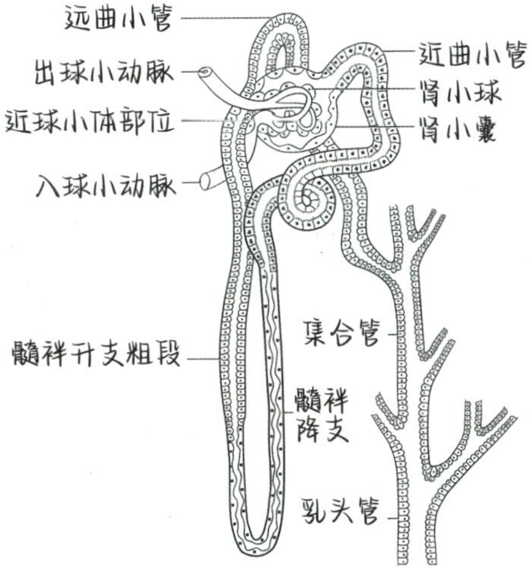

泌尿系统疾病概述

(2分)

知识补充

肾单位是肾脏结构和功能的基本单位，由肾小体和肾小管组成。

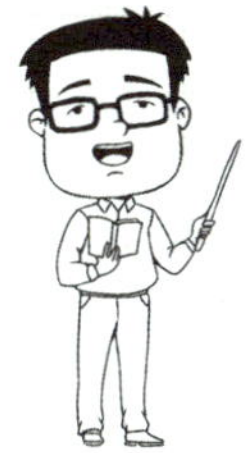

肾小体是由肾小球和肾小囊组成的球状结构。

肾小球是肾单位的起始部分，具有滤过功能。

泌尿系统疾病常见病因

病因	疾病	解释
感染因素	急性肾小球肾炎	A组β溶血性链球菌感染后引起的免疫反应所致
	尿路感染	多为革兰阴性杆菌感染，以大肠埃希菌最常见
免疫因素	慢性肾小球肾炎	发病的起始因素是免疫介导的炎症
	原发性肾病综合征	为免疫介导性炎症所致的肾损害
	慢性肾衰竭	我国最常见的病因是慢性肾小球肾炎

知识补充

水肿是急性肾小球肾炎最常见和最早出现的症状。

泌尿系统常见疾病的临床表现

疾病	临床表现
急性肾小球肾炎	有上呼吸道感染史，水肿、血尿、蛋白尿、高血压
慢性肾小球肾炎	蛋白尿、血尿、高血压和水肿为基本表现；蛋白尿是本病必有的表现
原发性肾病综合征	大量蛋白尿（尿蛋白>3.5g/d）、低白蛋白血症（血白蛋白<30g/L）、水肿、高脂血症
尿路感染	突发高热和尿路刺激征
慢性肾衰竭	消化系统：食欲减退是最早期和最常见的症状，尿毒症晚期因唾液中的尿素被分解成氨，呼气有尿臭味； 心血管系统：高血压（最常见）、心力衰竭（常见死亡原因）； 贫血：慢性肾衰竭必有的表现，与促红细胞生成素减少有关； 皮肤瘙痒：与继发性甲状旁腺功能亢进引起的钙沉着有关

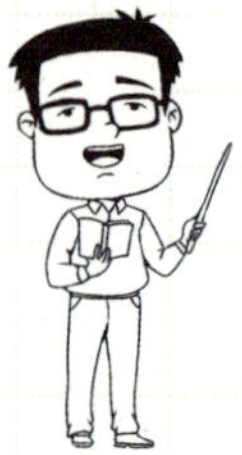

水肿是肾病综合征最常见和最突出的体征。

泌尿系统常见疾病的尿液检查

疾　病	检查结果
急性肾小球肾炎	镜下血尿：新鲜尿沉渣中红细胞> 3 个 /HPF，尿红细胞计数> 10 万个 / 小时； 肉眼血尿：尿液外观为洗肉水样或血样，尿液中含有血液> 1ml/L
慢性肾小球肾炎	尿蛋白定性（+）～（+++），定量 1～3g/24h
原发性肾病综合征	尿蛋白定性（+++）～（++++）； 尿蛋白定量> 3.5g/24h（大量蛋白尿）
慢性肾衰竭	尿比重低，固定在 1.010～1.012； 尿比重测定是判断肾功能最简单的方法； 尿沉渣镜检有大量蜡样管型
急性肾损伤	尿蛋白定性（+）～（++）； 尿比重低且固定，＜1.015
尿路感染	确诊：尿细菌培养菌落数≥ 10^5/ml； 白细胞尿或脓尿：新鲜尿沉渣中白细胞> 5 个 /HPF
上尿路结石	镜下血尿； 伴感染时有脓尿
肾外伤	血尿是确诊最重要的依据
膀胱外伤	镜下见红细胞充满； 可有肉眼血尿

知识补充

急性肾小球肾炎的重要特征：红细胞管型。

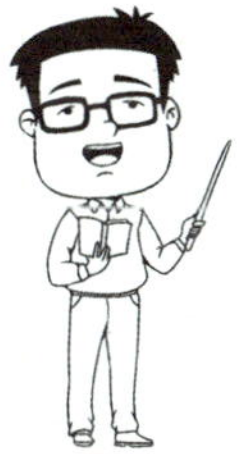

白细胞管型对肾盂肾炎有诊断价值。

容量依赖型与肾素依赖型高血压的鉴别

鉴别要点	容量依赖型	肾素依赖型
发生机制	水、钠潴留	肾素－血管紧张素－醛固酮系统兴奋
常见疾病	急、慢性肾小球肾炎和多数肾功能不全	肾血管疾病和少数慢性肾衰竭晚期
治疗原则	限制水、钠摄入，使用利尿药（噻嗪类）	使用血管紧张素转换酶抑制剂（ACEI）、血管紧张素Ⅱ受体拮抗剂（ARB）、钙通道阻滞剂等药物降压

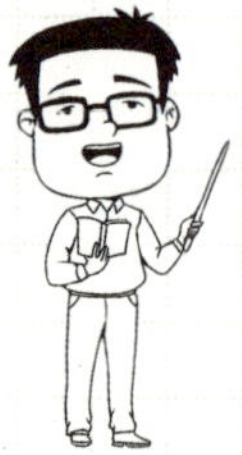

尿量＞1000ml/d，不需要严格限水。

泌尿系统常见疾病的饮食护理

疾病	饮食护理
急性肾小球肾炎	高碳水化合物、高维生素、低盐饮食； 尿少、水肿、血压高时，应限制钠盐，摄入量＜60mg/（kg·d）； 待尿量增加、水肿消退、血压正常后，可恢复正常饮食
慢性肾小球肾炎	肾功能不全者给予优质低蛋白0.6~0.8g/（kg·d）、低磷饮食
原发性肾病综合征	正常量的优质蛋白（动物蛋白），0.8~1.0g/（kg·d）； 给予充足热量，多吃不饱和脂肪酸及可溶性纤维食物； 严重水肿、少尿时限制水和钠盐
慢性肾衰竭	限制蛋白饮食是治疗的重要环节，适当进食必需氨基酸，避免负氮平衡
急性肾损伤	少尿期3天内：不宜摄入蛋白质，严禁摄入含钾食物； 少尿期3~4天后：给予低蛋白、高热量、高维生素的清淡流质或半流质饮食，限制蛋白质0.8g/（kg·d），以优质蛋白为宜
尿路感染	高热量、高蛋白、高维生素饮食； 多饮水，以冲洗尿路

知识补充

尿量＜500ml/d或严重水肿者，严格限制水的摄入，量出为入，每天摄入量≤前1天尿量＋不显性失水量（约500ml）。

泌尿系统常见疾病的休息活动护理

疾　病	休息活动护理
急性肾小球肾炎	起病2周内严格卧床休息； 待水肿消退、血压恢复正常、肉眼血尿消失后可下床轻微活动或户外散步； 尿红细胞减少、血沉正常可上学，但仍要避免体育运动； Addis计数正常后恢复正常生活及活动； 1~2个月应限制活动量，3个月内避免剧烈活动
慢性肾小球肾炎	休息可增加肾血流量，增加尿量，改善肾功能，减少蛋白尿
原发性肾病综合征	全身严重水肿、胸腹腔积液者，易引起呼吸困难，要绝对卧床休息，取半坐卧位，以增加肾血流量，从而增加尿量
慢性肾衰竭	以休息为主，避免过度劳累； 病情较重或合并心力衰竭、严重贫血者，应绝对卧床休息
急性肾损伤	少尿期应绝对卧床休息，以减轻肾脏负担
尿路感染	急性期应卧床休息；慢性患者不宜从事重体力活动
泌尿系统结石	内镜碎石术后鼓励患者早期下床活动，可促进碎石排出
肾外伤	恢复后2~3个月不宜参加体力劳动
良性前列腺增生	术后1~2个月避免剧烈活动，如久坐、提重物、骑自行车等，防止继发性出血

助记口诀

肿消压正可下床，尿红减少学可上；
阿迪正常方活动，二月限量三不强。

知识补充

肾外伤过早、过多离床活动，有再度出血的危险。

肾小球肾炎

(1 分)

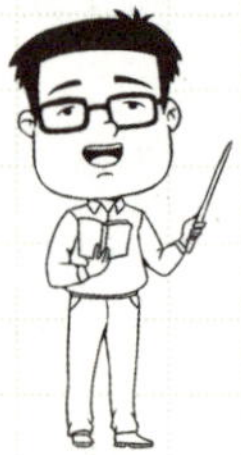

急性肾小球肾炎水肿的主要原因是肾小球滤过率降低。

肾小球肾炎

	急性肾小球肾炎	慢性肾小球肾炎
病　因	与A组β溶血性链球菌感染有关	免疫介导的炎症反应是发病的起始因素
临床表现	典型表现：水肿、血尿、蛋白尿、高血压； 水肿：最常见和最早出现； 严重并发症：严重循环充血、高血压脑病	蛋白尿、血尿、高血压、水肿
治疗要点	急性期卧床休息； 限盐、利尿、降血压，预防心脑血管并发症； 高血压脑病：首选硝普钠	卧床休息：可增加肾血流量，增加尿量，改善肾功能，减少蛋白尿； 控制血压和减少尿蛋白

尿路感染

(1 分)

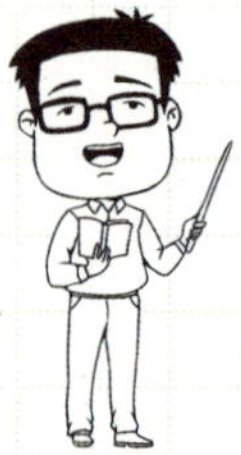

预防肾盂肾炎最有效的是注意保持会阴部卫生。

肾盂肾炎

要　点	说　明
病　因	大肠埃希菌（最常见）
感染途径	上行感染（最常见）
临床表现	急性肾盂肾炎：发热，尿频、尿急、尿痛，排尿困难，肾区叩击痛
辅助检查	尿常规可见白细胞管型，新鲜离心尿液中白细胞>5个/HPF，尿细菌定量培养≥10^5/ml
治疗与护理	一般治疗：多饮水，保持尿量>2500ml/d，起到冲洗尿路的作用
	抗感染治疗：使用抗菌药物一般疗程为10~14天，尿液检查阴性后继续用药3~5天
	碱化尿液：碳酸氢钠片口服

原发性肾病综合征

（1 分）

肾病综合征的病理生理与临床表现

肾小球滤过膜受损 → 尿蛋白增多 → 超过近端肾小管回吸收 → **大量蛋白尿**

大量蛋白尿 ↓
- 促进肝脏代偿性合成白蛋白增加
- 肾小管分解蛋白增加 ← 近端小管摄取滤过蛋白增加

合成 < 丢失 + 分解 → **低蛋白血症**

低蛋白血症 ↓ 血浆胶体渗透压下降 → **水肿**

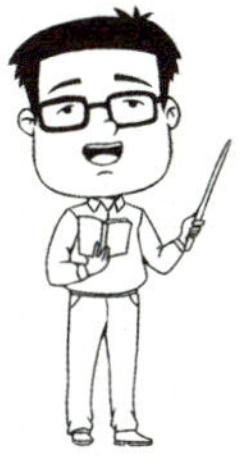

大量蛋白尿：是肾病综合征的起病根源，也是最根本和最重要的病理生理改变。

原发性肾病综合征

要　点	说　明
临床表现	主要临床表现：大量蛋白尿、低白蛋白血症、水肿、高脂血症； 感染：常见的并发症和死因
治疗要点	免疫抑制治疗：糖皮质激素（首选）、细胞毒药物和环孢素 A 等； 糖皮质激素的使用原则：起始足量、缓慢减药、长期维持
护理措施	全身严重水肿者，须绝对卧床休息； 一般给予正常量的优质蛋白（动物蛋白）； 水肿时限制钠盐 < 3g/d

知识补充

肾病综合征最常用的细胞毒药物是环磷酰胺。

知识补充

肾病综合征时大量白蛋白从尿中丢失导致低白蛋白血症、血浆胶体渗透压下降，使水分从血管腔内进入组织间隙，形成水肿。

水肿患者的首要护理问题为体液过多。

肾源性水肿与肾病性水肿的鉴别

鉴别要点	肾炎性水肿	肾病性水肿
常见疾病	急性肾小球肾炎	肾病综合征
发生机制	肾小球滤过率下降→水、钠潴留	大量蛋白尿→血白蛋白降低→血浆胶体渗透压下降
水肿开始部位	眼睑及颜面部	下肢
凹　陷	不明显	明显
并发症	严重循环充血、高血压脑病、急性肾损伤	感染、血栓和栓塞、急性肾损伤等

肾病综合征水肿表现（凹陷性）——脚

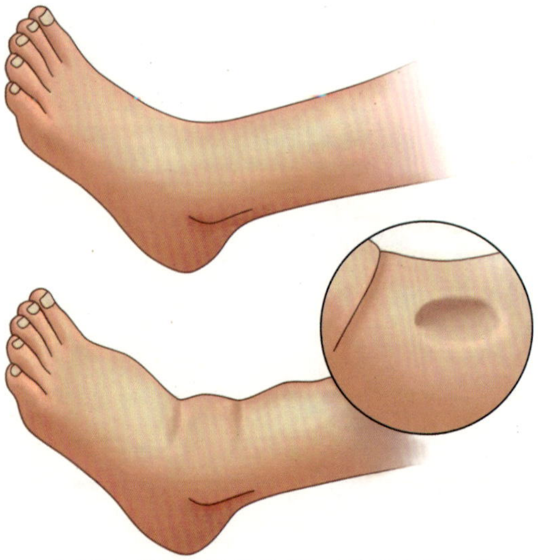

肾病综合征水肿表现（凹陷性）——脸

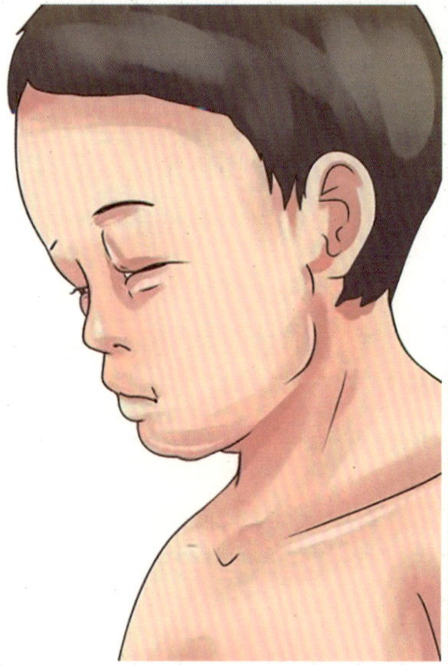

尿量异常

尿量情况	常见症状
正常尿量	成人为1000~2000ml/24h
少　尿	< 400ml/24h或17ml/h
无　尿	< 100ml/24h
多　尿	> 2500ml/24h
夜尿增多	夜尿量超过白天尿量或夜尿持续> 750ml
肾小管浓缩功能减退	夜尿增多且尿比重低而固定

急性肾损伤（AKI）的病因与发病机制

类　型	发病机制	常见疾病
肾前性AKI	肾血流灌注不足，导致肾小球滤过率降低	血容量不足：大量脱水、出血； 心排血量减少：严重心脏疾病； 周围血管扩张：感染性休克； 肾血管阻力增加：使用去甲肾上腺素等
肾性AKI	肾实质损伤	急性肾小管坏死：如挤压伤，是最常见的急性肾损伤类型；急性间质性肾炎；肾小球或肾微血管疾病；肾大血管疾病
肾后性AKI	急性尿路梗阻	良性前列腺增生、肿瘤、输尿管结石、腹膜后肿瘤压迫

急性肾损伤

（1分）

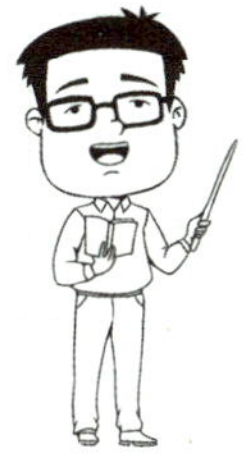

急性肾损伤患者应严格记录24小时液体出入量，坚持“量出为入，宁少勿多”的补液原则。

知识补充

急性肾损伤少尿期患者严禁摄入含钾食物、药物等，避免高钾血症引起心脏骤停。

慢性肾衰竭

（1分）

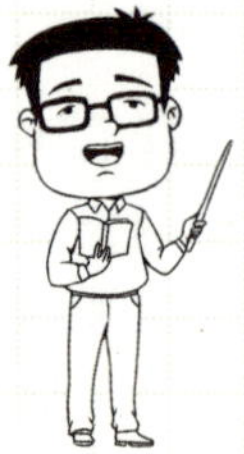

慢性肾衰竭常出现水肿或脱水、低钠或高钠血症、低钾或高钾血症、低钙血症、高磷血症及代谢性酸中毒等。

知识补充

最常用并且可以早期反映肾小球滤过功能异常的检查：内生肌酐清除率测定。

慢性肾衰竭

要　点	说　明
病　因	在我国，以慢性肾小球肾炎最多见
临床表现	食欲减退：最早期和最常见的症状； 尿毒症晚期因唾液中的尿素被分解成氨，呼气有尿臭味； 循环系统表现：高血压和心力衰竭； 正细胞正色素性贫血：与肾脏促红细胞生成素减少有关 皮肤瘙痒：与继发性甲状旁腺功能亢进症引起的钙沉着于皮肤有关
辅助检查	尿比重测定：判断肾功能最简单的方法； 肾功能检查：内生肌酐清除率降低，血肌酐、尿素氮、尿酸增高
治疗要点	透析疗法：适用于尿毒症患者经药物治疗无效时
护理措施	给予低量优质蛋白（如动物蛋白）、高热量、低磷、低钾、高钙、高维生素的易消化饮食； 每天准确记录24小时液体出入量

肾功能评估

肾功能评估	血肌酐（μmol/L）	内生肌酐清除率（ml/min）
正　常	88.4~176.8	80~120
肾衰竭代偿期	＜178	51~80
肾衰竭失代偿期	178~445	20~50
肾衰竭期	445~707	10~19
尿毒症期	＞707	＜10

尿路结石

要　点	说　明
结石类型	草酸钙结石：最常见
	磷酸钙、磷酸镁铵结石：易在碱性尿液中形成
	尿酸、胱氨酸结石：易在酸性尿液中形成
临床表现	上尿路结石：活动后出现肾区疼痛和血尿
	膀胱结石：排尿突然中断
辅助检查	尿路X线检查：简便且检出率>90%
治疗与护理	非手术治疗：适用于结石直径<0.6cm、表面光滑、结石以下无尿路梗阻者； 应鼓励患者大量饮水
	经尿道膀胱镜取石或碎石术：适用于结石<2~3cm者
	肾绞痛：以解痉、镇痛为主
	草酸盐结石：应限制草酸含量高的食物，如大量动物蛋白、浓茶、菠菜、芦笋和坚果等； 尿酸结石：不宜食用含嘌呤高的食物（如动物内脏），限制各种肉类和鱼虾等高蛋白食物

良性前列腺增生

要　点	说　明
临床表现	尿频（最早出现），进行性排尿困难（典型表现）
治疗要点	导尿：发生急性尿潴留应及时导尿
	经尿道前列腺切除术（TURP）：目前最常用的手术方式
护理措施	膀胱冲洗：术后用生理盐水持续冲洗膀胱
	TURP术后护理：指导患者行肛提肌训练、膀胱功能训练； 术后早期的护理重点是观察和防治出血，利用导尿管气囊压迫出血部位止血

尿路结石

（1分）

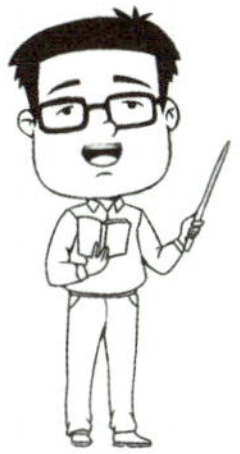

上尿路结石：肾结石、输尿管结石。
下尿路结石：膀胱结石、尿道结石。

良性前列腺增生

（1分）

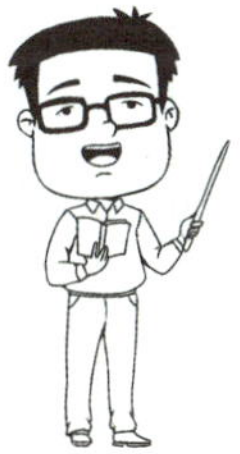

TURP患者术后1~2个月内避免剧烈活动。

泌尿系统外伤

（1 分）

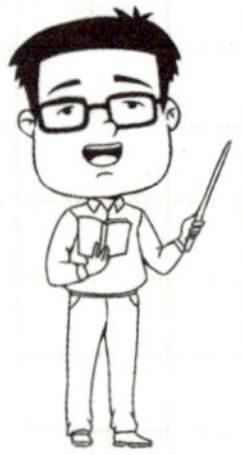

后尿道外伤因骨盆骨折导致，易并发失血性休克。

尿道外伤

要　点	前尿道外伤	后尿道外伤
发生部位	球部	膜部
发生原因	会阴骑跨伤	骨盆骨折
临床表现	尿道出血是最主要的临床表现； 受损处疼痛，尤以排尿时为甚	尿道口可无流血或仅有少量血液流出； 下腹部痛，局部肌紧张，伴压痛； 可见尿外渗和血肿
辅助检查	尿道造影是尿道外伤最可靠的诊断手段，可显示尿道外伤部位及程度	

前尿道外伤——会阴骑跨伤

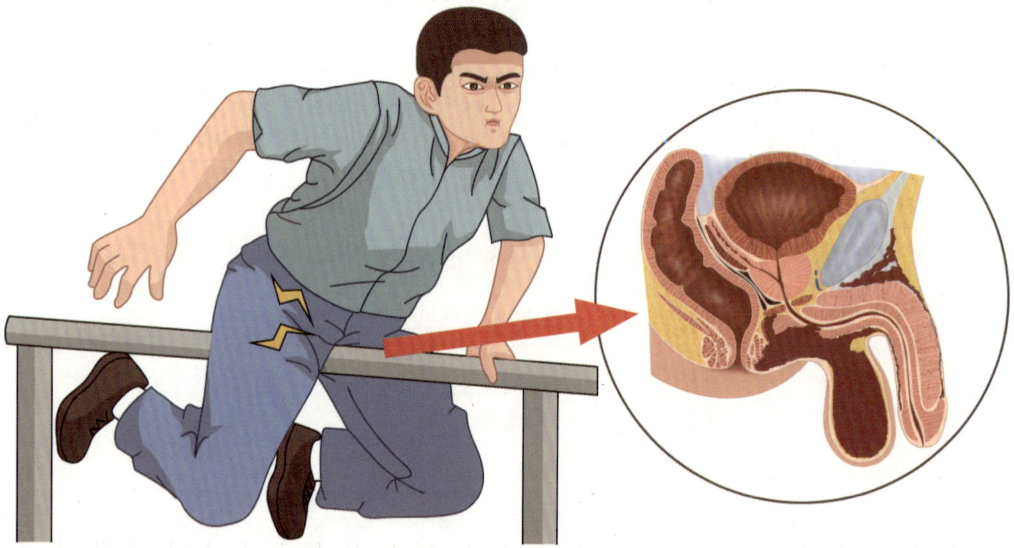

外科泌尿系统常见疾病的典型表现和治疗措施

疾　病	典型表现	治疗与护理
尿道外伤	尿道出血是最主要的临床表现； 疼痛； 排尿困难； 尿外渗和血肿	术后留置导尿管至少 14 天； 并发尿道狭窄者可行尿道扩张术； 2 次尿道扩张间隔至少 7 天
上尿路结石	与活动有关的疼痛和血尿是主要表现； 输尿管结石的典型表现为绞痛和镜下血尿	体外冲击波碎石（ESWL）：结石≤2cm； 巨大肾结石 ESWL 治疗后取患侧卧位
肾结核	膀胱刺激征为典型症状； 无痛性尿频是最突出的症状； 脓尿是肾结核的常见症状； 晚期可出现终末血尿	术前抗结核治疗不应少于 2 周
良性前列腺增生	尿频是最早出现的症状，夜间更明显； 进行性排尿困难是最重要、最典型的症状； 尿潴留、充溢性尿失禁	经尿道前列腺切除术（TURP）
膀胱癌	无痛性、间歇性血尿	手术治疗

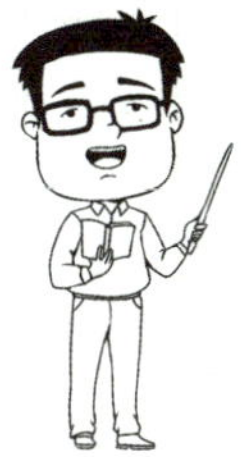

肾绞痛患者应解痉镇痛。

知识补充

血尿是膀胱癌最常见、最早出现的症状。

女性生殖系统炎症

(2 分)

女性生殖系统炎症的病因

疾　病	病　因
非特异性外阴炎	由物理、化学等非病原体因素所致，如阴道分泌物刺激、不注意皮肤清洁、长期穿化纤内裤等
滴虫阴道炎	由阴道毛滴虫引起，性传播为主
外阴阴道假丝酵母菌病	由假丝酵母菌引起，诱发因素有妊娠、肥胖、糖尿病、大量应用免疫抑制药及广谱抗生素、大量雌激素治疗、穿紧身化纤内裤等
萎缩性阴道炎	多见于绝经妇女，由雌激素水平低引起
子宫颈炎	主要病原体为淋病奈瑟球菌、沙眼衣原体等
盆腔炎性疾病	外源性病原体主要为性传播疾病的病原体，如沙眼衣原体、淋病奈瑟球菌等

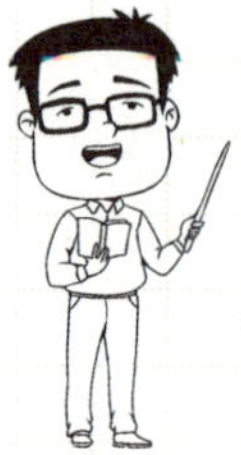

慢性盆腔炎可出现“冰冻骨盆”。

女性生殖系统炎症的临床表现

疾　病	临床表现
非特异性外阴炎	外阴皮肤瘙痒、疼痛、红肿、烧灼感，于活动、性交、排尿及排便时加重
前庭大腺炎	炎症多为单侧，局部皮肤红、肿、热、痛； 脓肿形成时，疼痛加剧，可触及波动感
滴虫阴道炎	大量稀薄泡沫状阴道分泌物，“草莓样”宫颈
外阴阴道假丝酵母菌病	白色稠厚凝乳状或豆渣样阴道分泌物，外阴瘙痒（奇痒）、灼痛，小阴唇内侧及阴道黏膜附有白色块状物，擦除后露出红肿黏膜面
萎缩性阴道炎	阴道分泌物增多，稀薄，淡黄色，严重者呈脓血性
慢性子宫颈炎	黄色分泌物覆盖宫口或从宫口流出，或在糜烂样改变的同时伴宫颈充血、水肿

女性生殖系统炎症的治疗与护理

疾　病	治疗与护理
非特异性外阴炎	0.1% 碘伏液或 1:5000 高锰酸钾坐浴，水温 40℃左右； 如有破溃，可涂抗生素软膏
前庭大腺炎	脓肿形成时行切开引流并行造口术，是治疗前庭大腺囊肿最简单有效的方法
滴虫阴道炎	甲硝唑（首选药）； 每晚用酸性药液，如 1% 乳酸或 0.1%~0.5% 醋酸溶液冲洗阴道； 连续 3 个月的月经后复查阴道分泌物，均阴性者方为治愈
外阴阴道假丝酵母菌病	2%~4% 碳酸氢钠液冲洗阴道或坐浴； 性伴侣无须常规治疗
萎缩性阴道炎	可用 1% 乳酸液或 0.1%~0.5% 醋酸液冲洗阴道； 补充雌激素（病因治疗）
慢性子宫颈炎	物理治疗是最常用的有效治疗方法； 糜烂样改变伴有分泌物增多、乳头状增生或接触性出血者，可给予激光、冷冻、微波等物理治疗，将宫颈糜烂面的单层柱状上皮破坏，形成新的扁平上皮覆盖
急性盆腔炎	主要为经验性、广谱、及时及个体化的抗生素治疗，必要时手术治疗
慢性盆腔炎	出现输卵管积水、卵巢囊肿，肿块久治无效或脓肿破裂者手术治疗

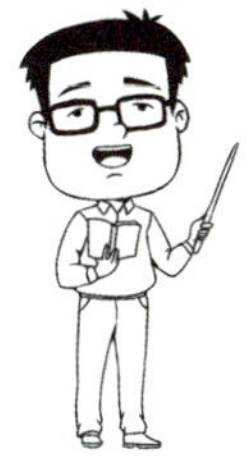

滴虫阴道炎性伴侣需要同时治疗。

知识补充

酸性环境适宜假丝酵母菌生长，外阴阴道假丝酵母菌病治疗适宜用碱性溶液，不宜用酸性溶液。

子宫脱垂

(1 分)

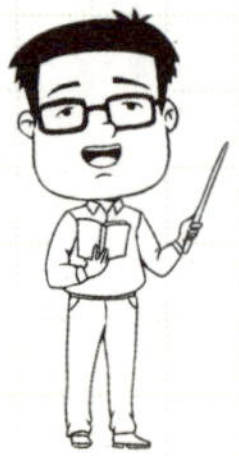

使用子宫托者，在第1、3、6个月复查，以后每3~6个月复查1次。

知识补充

子宫脱垂者禁止半坐卧位，避免增加腹压的动作。

子宫脱垂

<table>
<tr><th>要点</th><th colspan="2">说明</th></tr>
<tr><td rowspan="3">病因</td><td colspan="2">分娩损伤：主要病因，如产褥期过早重体力劳动或多次分娩</td></tr>
<tr><td colspan="2">长期腹压增加：如慢性咳嗽、习惯性便秘、经常蹲位或举重</td></tr>
<tr><td colspan="2">盆底组织发育不良或退行性病变：未产妇或处女子宫脱垂多由先天性盆底组织发育不良或营养不良所致</td></tr>
<tr><td>治疗要点</td><td colspan="2">非手术治疗：Ⅰ度或不能耐受手术者，可予盆底肌肉锻炼和放置子宫托；
手术治疗：适用于非手术治疗无效和Ⅱ、Ⅲ度者；
经阴道全子宫切除术＋阴道前后壁修补术：适用于年龄较大、无生育需求者</td></tr>
<tr><td rowspan="4">护理措施</td><td>子宫托护理</td><td>每天晨起放入，睡前取出并消毒，避免放置过久导致局部糜烂、溃疡；
妊娠期和月经期停止使用</td></tr>
<tr><td>术前护理</td><td>术前5天开始进行阴道准备；
Ⅰ度子宫脱垂者，用1:5000高锰酸钾或0.02%碘伏液坐浴，2次/天；
Ⅱ、Ⅲ度子宫脱垂者，阴道冲洗2次/天</td></tr>
<tr><td>术后护理</td><td>术后取平卧位，卧床休息7~10天，禁止半坐卧位；
留置导尿管10~14天；
术后3个月避免增加负压和负重；
术后3个月禁止性生活和盆浴，待门诊复查确定恢复后，方可开始性生活</td></tr>
<tr><td>健康教育</td><td>分娩期避免滞产和第二产程延长，提高阴道助产技术；
产后避免长期增加腹压，积极治疗原发病，如慢性咳嗽、便秘</td></tr>
</table>

子宫脱垂的临床分度

临床分度	分　型	划分标准
Ⅰ　度	轻型	宫颈外口距离处女膜缘＜4cm，未达处女膜缘
	重型	宫颈外口已达处女膜缘，阴道口可见宫颈
Ⅱ　度	轻型	宫颈脱出阴道口，宫体仍在阴道内
	重型	宫颈和部分宫体脱出阴道口
Ⅲ　度		宫颈及宫体全部脱出阴道口外

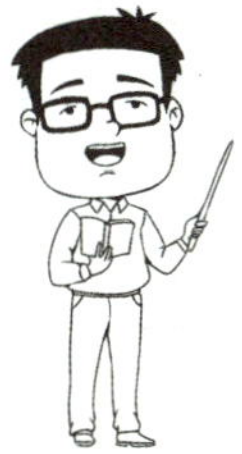

子宫脱垂以患者平卧用力向下屏气时子宫下降的最低点为标准，分为3度。

子宫脱垂的临床分度

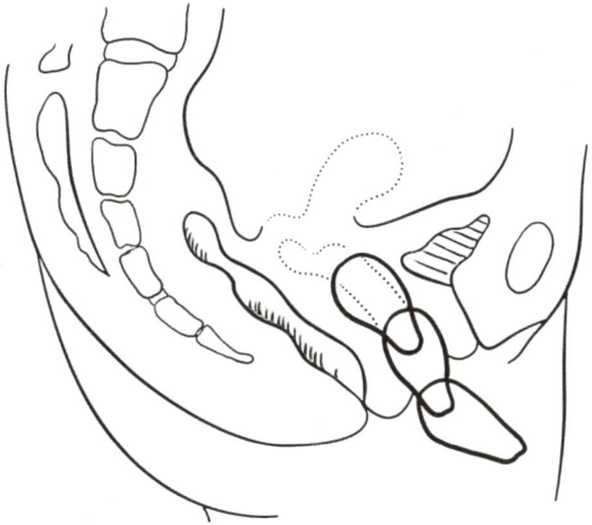

助记口诀

Ⅰ轻未及重及膜，Ⅱ度轻型颈已脱。
Ⅱ重部分宫体出，Ⅲ度颈体已全脱。

异常子宫出血

（1 分）

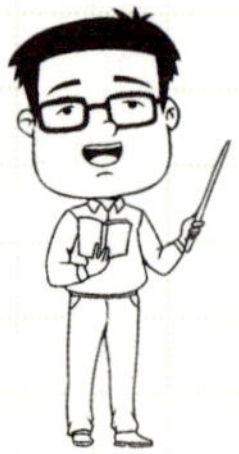

月经频发：月经周期<21 天；
月经稀发：月经周期>35 天。

异常子宫出血

要点	说明	
临床表现	无排卵性异常子宫出血	好发于青春期和绝经过渡期； 子宫不规则出血，月经周期紊乱，经期长短不一，经量不等
	排卵性异常子宫出血	好发于生育期； 黄体功能不足：月经周期缩短，表现为月经频发； 子宫内膜不规则脱落（黄体萎缩不全）：月经周期正常，经期延长达 9~10 天
治疗与护理	无排卵性异常子宫出血	青春期：以止血、调整月经周期为主，止血首选性激素； 绝经过渡期：以止血、调整月经周期、减少经量、防止子宫内膜病变为主，止血首选诊断性刮宫

异常子宫出血的辅助检查

辅助检查	要点
诊断性刮宫	确定排卵和黄体功能：多于月经前 1~2 天或月经来潮 6 小时内（不超过 12 小时）刮宫
基础体温测定	单相型：提示无排卵； 双相型但高体温持续时间短：提示黄体功能不足； 双相型但体温下降缓慢：提示子宫内膜不规则脱落
宫颈黏液结晶检查	月经前出现羊齿状结晶提示无排卵

知识补充

基础体温测定：判断排卵简易可行的方法。

第十章 精神障碍

精神分裂症与抑郁症

	精神分裂症	抑郁症
临床表现	阳性症状：幻觉、妄想、思维形式障碍等； 阴性症状：以意志减退和快感缺乏最常见	"三低"症状：情绪低落、思维迟缓、意志活动减退； 核心症状：情绪低落、兴趣缺乏、乐趣丧失
药物治疗	第一代抗精神病药：氯丙嗪、奋乃静、氟哌啶醇等； 第二代抗精神病药：利培酮、氯氮平等	选择性5-羟色胺再摄取抑制剂：氟西汀、帕罗西汀、舍曲林、氟伏沙明和西酞普兰等； 三环类抗抑郁药：氯米帕明、阿米替林等

精神分裂症的分型

分型	好发年龄	临床特点	预后
单纯型	青少年	以阴性症状为主，幻觉、妄想极少	较差
青春型	青年	以思想、情感和行为不协调为主，片段妄想和幻觉	较好
紧张型	青、中年	紧张性木僵和紧张性兴奋交替出现，以木僵多见，幻觉、妄想少见	较好
偏执型	中年	最常见的类型，以相对稳定的妄想为主，常伴幻觉	较好
未分化型		有明显的阳性症状	

精神障碍

(5分)

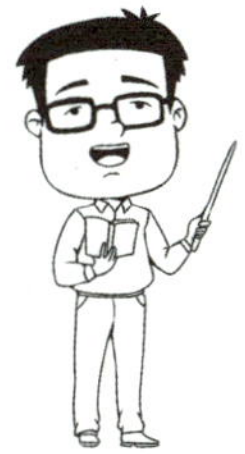

自杀观念与行为是抑郁症最严重、最危险的症状。

知识补充

在精神分裂症中，幻听是最常见的幻觉，幻听内容多半是争论性的、评论性的或命令性的。

强迫症的临床表现

基本症状	分　类	临床表现
强迫观念	强迫性穷思竭虑	对常见的、与己无关的事情反复思考，自知毫无现实意义，但不能自控，如先有鸡还是先有蛋
	强迫怀疑	对自己已完成的事感到不确定，需要反复检查，如钱物是否点清
	强迫性对立思维（强迫性联想）	脑子里出现一个词句，便不由自主地联想起另外的词句，如从“美丽”联想到“丑陋”
	强迫思想	头脑中反复出现暴力、猥亵、毫无意义并令人厌恶的观念或想法
	强迫回忆	不由自主地反复回忆经历过的事情，无法摆脱，感觉痛苦
	强迫意向	常有强烈的内在冲动想去做某件不符合自己意愿的事，如在天桥上看到下面的火车开过来，就出现想跳下去的念头，但不伴有相应的行动
强迫行为	强迫检查	为减轻强迫怀疑导致的焦虑而出现的反复检查行为，如反复检查门窗是否关好等，严重者检查数十遍仍不放心
	强迫洗涤	由于怕受污染等，可出现反复洗手、洗衣物、消毒家具
	强迫性仪式动作	常以无实际意义的仪式动作来对抗强迫观念所引起的焦虑；如出现强迫观念时，患者形成先摇头，再拍桌子，然后跺脚的仪式动作
	强迫询问	常不相信自己，反复询问家人，以消除疑虑或穷思竭虑引起的焦虑
	强迫计数	不可克制地依次点数，如反复数台阶、电线杆等

知识补充

强迫症的强迫思维和精神分裂症的强制性思维，鉴别的关键在于思维属性。

强迫思维是患者自身的思想，多数患者有强烈的抵制愿望，经常为此感到烦恼不已，并非偶发的、突然的，内容较重复。

精神障碍疾病的护理重点

疾病	护理重点	
精神分裂症	安全护理	是最重要的内容，应严密观察，定时巡视，24小时专人护理
	避免危险	加强病区环境检查，避免患者将刀具、绳索、打火机等危险用品带入病房
	基础护理	对木僵等生活完全不能自理者，加强口腔、皮肤及大小便护理
	饮食护理	被害妄想者可采用集体进食；木僵患者可将饭菜放置于患者床旁，不可强行喂食； 年老吞咽功能差或出现锥体外系反应者，应注意观察，防止噎食
	症状护理	幻觉妄想者应不贸然否定其妄想内容，避免在其面前低声交谈； 蜡样屈曲者，应使其肢体保持舒适功能位
	用药护理	严格做到发药到手、看服到口，防止患者将药物藏于舌下
抑郁症	安全护理	是最重要的护理内容，抑郁首次发作后的5年内自杀率最高，应专人24小时监护
	生活护理	木僵者保持肢体功能位，预防压疮； 睡眠障碍者增加白天活动量，睡前助眠，必要时适当应用镇静催眠药
	用药护理	遵循从小剂量开始逐步增至足量(最小有效剂量)、足疗程、单一用药的原则 抑郁症易复发，绝对不可擅自增减药量或停药
阿尔茨海默病	生活护理	鼓励患者做力所能及的事，如尽量自己刷牙、洗脸、穿衣； 鼓励患者积极参加集体活动和工娱活动
	安全护理	移除周围环境中一切危险品，防止跌倒、受伤； 避免单独外出，外出时应有人陪同并给患者随身佩戴安全卡片，防止走失
	噎食护理	发生噎食时应就地紧急抢救，停止进食，迅速清除堵塞的食物，保持呼吸道通畅
	健康教育	指导患者多做复杂精巧的手工和力所能及的家务

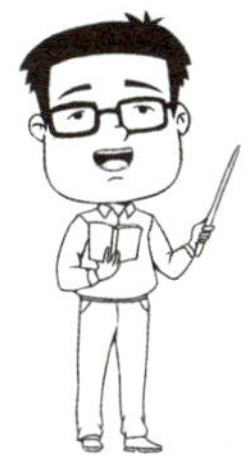

安全护理是精神障碍疾病重要的护理内容。

知识补充

阿尔茨海默病的核心症状、首发症状或早期最突出的症状：近事记忆障碍。

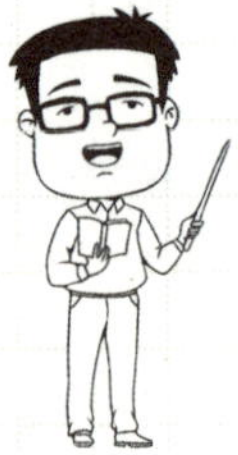

急性期首次发作和复发的精神分裂症患者，都应以抗精神病药物治疗作为首选的治疗措施。

知识补充

选择性5-羟色胺再摄取抑制剂（SSRIs）起效较慢，需要2~4周。

精神障碍疾病的常用药物

分类	代表药物	不良反应	用途
多巴胺受体拮抗剂	氯丙嗪、奋乃静、氟哌啶醇	直立性低血压、中枢抑制症状、锥体外系反应（最常见，类似帕金森病反应）、心血管和肝毒性、过敏反应	精神分裂症传统首选药
5-HT_{2A}受体阻滞剂	利培酮、氯氮平、奥氮平	失眠、粒细胞缺乏、锥体外系反应	精神分裂症新型首选药
5-HT_{1A}受体部分激动剂	丁螺环酮	不良反应小，可出现口干、头晕、失眠、胃肠道反应	焦虑症、广泛性焦虑
5-HT再摄取抑制剂	氟西汀、帕罗西汀	恶心、呕吐、畏食、便秘、腹泻、口干等胃肠道反应，震颤，焦虑，失眠等	抑郁症、强迫症、焦虑症的首选药
三环类抗抑郁药	丙米嗪、氯米帕明	抗胆碱作用（口干、视物模糊、便秘、尿潴留）、多汗、无力、震颤、低血压、肝损害	抑郁症传统首选药，强迫症、焦虑症限制使用
苯二氮䓬类	阿普唑仑、氯硝西泮	长期服用易成瘾，突然停药易出现戒断症状	惊恐障碍急性发作
胆碱酯酶抑制剂	多奈哌齐、石杉碱甲	胃肠道反应、震颤、视物模糊、呼吸困难、眩晕、睡眠障碍	阿尔茨海默病首选药

第十一章　损伤、中毒

损伤的分类

分　类	内　容
闭合性损伤	挫伤、挤压伤、扭伤、爆震伤（冲击伤）
开放性损伤	擦伤、切割伤、刺伤、撕脱伤、裂伤、火器伤

腹部损伤分类

要　点	实质脏器损伤	空腔脏器损伤
临床表现	腹腔内或腹膜后出血； 面色苍白、脉搏加快或微弱，血压不稳，休克	弥漫性腹膜炎； 突出体征：腹膜刺激征，即压痛、反跳痛、腹肌紧张
辅助检查	腹腔穿刺：最有意义的检查，可抽出不凝血； B超检查：可诊断肝、脾、胰、肾的损伤	腹部立位X线检查：胃肠道破裂可见膈下新月状游离气体影； 诊断性腹腔穿刺和灌洗术：穿刺液中淀粉酶含量高提示胰腺或胃十二指肠损伤，下消化道损伤可有粪臭味
治疗要点	合并失血性休克：在抗休克的同时，迅速开腹止血	
护理措施	急救护理：若腹部有开放性损伤且有内脏脱出，不能强行回纳，应用消毒碗覆盖； 急腹症诊断不明者，禁用镇痛药，以免掩盖病情	

损　伤

（1分）

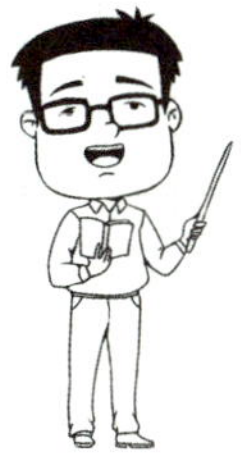

应用止血带止血时应每隔1小时放松2~3分钟。

腹部损伤

（1分）

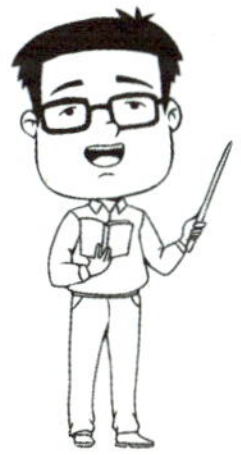

腹腔脏器中最容易受损的器官：脾。

常见腹腔内脏器损伤的X线检查结果

X线检查结果	腹部损伤
腹腔游离气体，立位腹部X线检查示膈下新月形阴影	胃肠道（主要是胃、十二指肠和结肠，少见于小肠）破裂
腹膜后积气（可有典型的花斑状阴影）	腹膜后十二指肠或结直肠穿孔
小肠浮动到腹部中央（仰卧位），肠间隙增大，充气的左、右结肠可与腹膜脂肪线分离	腹腔内大量积血
腰大肌影消失	腹膜后血肿
右膈升高，肝正常轮廓消失，右下胸肋骨骨折	肝破裂的可能性大
胃右移、横结肠下移，胃大弯有锯齿形压迹（脾胃韧带内血肿）	脾破裂的可能性大

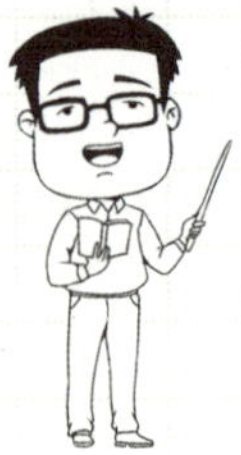

腹部损伤患者应绝对卧床休息，密切观察生命体征和腹部体征。

诊断性腹腔穿刺术和腹腔灌洗术

	穿刺点	注意事项
诊断性腹腔穿刺术	脐和髂前上棘连线的中、外1/3交界处，或经脐水平线与腋前线相交处	患者向穿刺侧侧卧位5分钟，行局部麻醉后进行穿刺，注意避开手术瘢痕、肿大的肝或脾、充盈的膀胱和腹直肌； 有骨盆骨折者应在脐平面以上穿刺，以免误入腹膜后血肿而误诊为腹腔内出血； 进针要缓慢，刺穿腹膜后有落空感，即可进行抽吸； 即使抽不到液体，也不能完全排除脏器损伤的可能，必要时改行腹腔灌洗术
诊断性腹腔灌洗术		与诊断性腹腔穿刺术相同； 通过置入的塑料管向腹腔内缓慢注入500~1000ml无菌生理盐水，借虹吸作用使腹腔内灌洗液流回输液瓶

知识补充

诊断性腹腔穿刺抽到不凝血，提示为实质性器官或血管破裂所致的内出血，因腹膜的去纤维作用导致其不凝固。

烧伤深度

要点	Ⅰ度（红斑性）	浅Ⅱ度（水疱性）	深Ⅱ度（水疱性）	Ⅲ度（焦痂性）
组织损伤	表皮角质层、透明层和颗粒层	真皮浅层（乳头层），部分表皮生发层（基底层）健在	真皮深层（乳头层以下），仍残留部分网状层	皮肤全层，皮下、肌肉或骨骼
创面	红斑状，干燥	红润、潮湿	红白相间，微湿	蜡白或焦黄，甚至炭化
感觉	烧灼感	疼痛剧烈	痛觉迟钝，有拔毛痛	痛觉消失
水疱	无	有大小不一的水疱，疱壁较薄，含黄色澄清液	有小水疱，疱壁较厚	无

烧伤深度

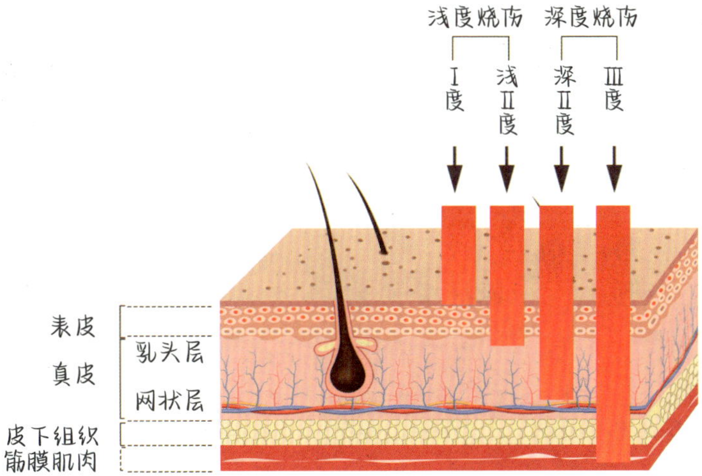

烧 伤

(2分)

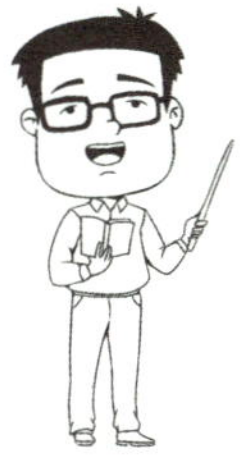

Ⅱ度烧伤有水疱。

知识补充

大面积烧伤患者监测每小时尿量是判断血容量是否充足的简便而可靠的指标，也是调整输液速度最有效的观察指标。

助记口诀

烧伤面积：

三三三上五六七，

腹背十三会阴一，

双臀男五女为六，

下七十三二十一。

知识补充

伤后第1个24小时补液量 = 体重（kg）× Ⅱ、Ⅲ度烧伤面积 ×1.5ml（小儿1.8ml，婴儿2ml）+ 每天生理需要量2000ml。

烧伤面积

烧伤部位		占成人体表面积（%）		
		成人		儿童
头颈部	发	3	9	9+（12－年龄）
	面	3		
	颈	3		
双上肢	双手	5	9×2=18	18
	双前臂	6		
	双上臂	7		
躯干	腹侧	13	9×3=27	27
	背侧	13		
	会阴	1		
双下肢	双臀	5	9×5+1=46	46－（12－年龄）
	双足	7		
	双小腿	13		
	双大腿	21		

注：女性烧伤面积双臀和双足各占6%。

烧伤面积

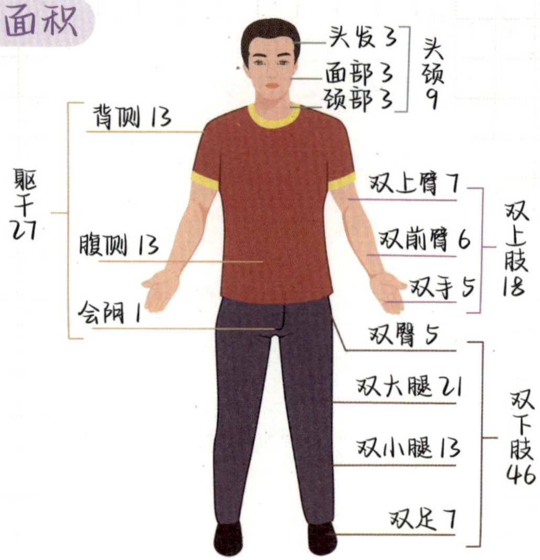

儿童烧伤面积

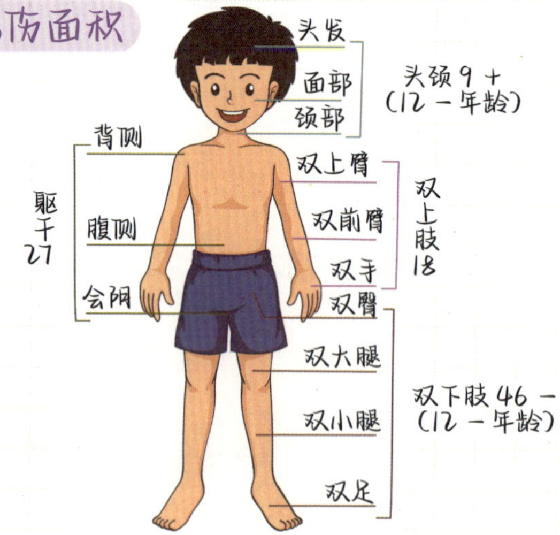

外科休克分期

要　点	休克代偿期	休克抑制期	
程　度	轻度	中度	重度
失血量	< 20%（800ml 以下）	20%～40%（800～1600ml）	> 40%（1600ml 以上）
神　志	清楚，紧张或烦躁不安	尚清楚，表情淡漠	意识模糊或昏迷
皮　肤	苍白，温度正常或湿冷	苍白或发绀，发凉，潮湿	显著苍白，肢端青紫、厥冷
脉　搏	< 100 次 / 分，尚有力	100～200 次 / 分，较弱	细速，很弱或摸不清
血　压	正常或稍升高，脉压缩小	收缩压 70～90mmHg	收缩压 < 70mmHg 或测不到
尿　量	正常或稍少	减少	极少或无尿

中心静脉压与补液的关系

中心静脉压	血　压	原　因	处理原则
低	低	血容量严重不足	充分补液
低	正常	血容量不足	适当补液
高	低	心力衰竭或血容量相对过多	强心，纠酸，舒张血管
高	正常	容量血管过度收缩	舒张血管
正　常	低	心力衰竭或血容量不足	补液试验

休　克

（1 分）

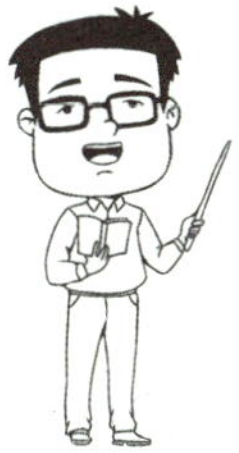

休克改善的重要标志：尿量> 30ml/h。

知识补充

休克患者应迅速补充血容量，其原则为及时、快速、足量、先晶后胶。

中心静脉压正常值为 5～12cmH_2O。

咬伤

（1分）

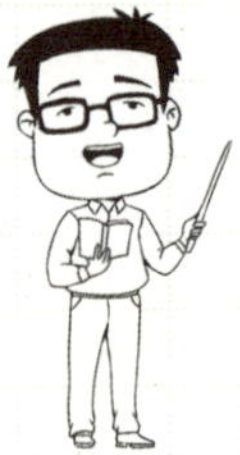

神经毒素主要引起肌肉瘫痪和呼吸麻痹。

知识补充

血液毒素可引起出血、溶血、血压下降、休克或心力衰竭等。

犬咬伤和毒蛇咬伤

咬伤类型	犬咬伤	毒蛇咬伤		
病因	狂犬病病毒主要存在于病畜的脑组织及脊髓中，其涎腺和分泌的涎液中也含有大量病毒，向体外排出，对神经组织具有强大的亲和力	神经毒素：主要作用于延髓和脊神经节细胞，常见于金环蛇、银环蛇咬伤	血液毒素：具有强烈的溶组织、溶血或抗凝作用，常见于竹叶青、五步蛇咬伤	混合毒素：兼有神经毒素和血液毒素的作用
临床表现	咬伤越深、部位越接近头面部，其潜伏期越短、发病率越高； 出现发热、烦躁、乏力、恐水、怕风、咽喉痉挛； 最后出现肌瘫痪、昏迷、循环衰竭甚至死亡	全身症状出现较早，常见头晕、目眩、恶心呕吐、疲乏、高热、谵妄等；重者言语不清、呼吸困难、全身瘫痪、胸腔或腹腔大出血，若抢救不及时可迅速死亡		
急救措施	咬伤后迅速彻底清洗伤口； 于伤后当天和第3、7、14、28天各注射1剂狂犬病疫苗； 常规使用破伤风抗毒素	伤肢绑扎：伤后忌奔跑，伤肢制动、放置低位；立即用布带或止血带在伤口近心端绑扎，以阻断淋巴、静脉回流。 伤口排毒：使用大量清水或肥皂水冲洗伤口周围，再用0.05%高锰酸钾或3%过氧化氢溶液反复冲洗		
护理措施	预防和控制痉挛：保持室内安静，避免风、光、声和水的刺激； 保持呼吸道通畅：及时清除口腔及呼吸道分泌物； 输液和营养支持； 预防感染	局部冷敷：可减轻疼痛，减慢毒素吸收，降低毒素中酶的活性； 破坏毒素：根据伤口局部反应大小，用胰蛋白酶加入0.05%普鲁卡因5~10ml做局部环形封闭，能够降解蛇毒		

急性一氧化碳中毒

要　点	说　明
主要发病机制	一氧化碳（CO）与血红蛋白结合形成不能携带氧气的碳氧血红蛋白（COHb）
病　理	脑是最易受累的部位
治疗要点	现场急救：立即脱离中毒环境，将患者迅速转移到空气新鲜处，保持呼吸道通畅
	高压氧舱：最好的给氧方式

急性一氧化碳中毒程度分级

分　级	临床表现	COHb 浓度
轻　度	搏动性剧烈头痛、头晕、恶心、呕吐、四肢无力、心悸	10%～20%
中　度	面色潮红、口唇樱桃红色、脉速、多汗、意识模糊或浅昏迷	30%～40%
重　度	深昏迷、呼吸抑制、休克、肺水肿、心律失常或心力衰竭	40%～60%

有机磷农药中毒的临床表现

要　点	说　明
临床表现	毒蕈碱样症状（M样症状）：出现最早，主要表现为平滑肌痉挛（瞳孔缩小、腹痛、腹泻）、腺体分泌增加（多汗、流涎、呼吸困难）、括约肌松弛（大小便失禁）
	烟碱样症状（N样症状）：颜面、眼睑、舌肌、四肢和全身肌纤维颤动，甚至强直性痉挛，呼吸肌麻痹时常引起呼吸衰竭（主要死亡原因）
治疗要点	迅速清除毒物，尽早、彻底、反复洗胃； 禁用温水清洗，防止血管扩张促进毒物吸收
	抗胆碱药：首选阿托品，能有效缓解M样症状，但对N样症状无明显作用； 胆碱酯酶复能药：碘解磷定、氯解磷定等，能有效解除N样症状

急性一氧化碳中毒

（1分）

COHb测定对急性CO中毒有诊断价值。

急性CO中毒者口唇颜色的特征性变化：樱桃红色。

有机磷农药中毒

（2分）

有机磷农药能与体内胆碱酯酶迅速结合成稳定的磷酰化胆碱酯酶，使胆碱酯酶丧失分解能力，导致大量乙酰胆碱蓄积。

无论轻重，呼气均有特殊大蒜气味。

急性乙醇中毒

(1分)

戒断综合征指长期酗酒者在突然停止饮酒或减少酒量后出现与乙醇中毒相反的症状。

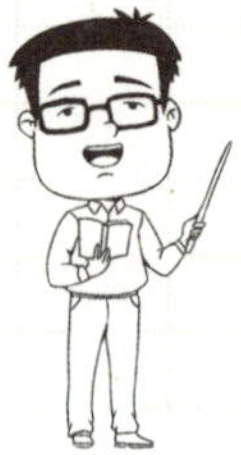

美他多辛为促酒精代谢药物。

急性乙醇中毒的临床表现

分　期	血乙醇浓度（mg/dl）	临床表现
兴奋期	＞50	表现为欣快感、兴奋、多语、情绪不稳、喜怒无常，可有粗鲁行为或攻击行为；也可沉默、孤僻；颜面潮红或苍白，呼出气带酒味
共济失调期	＞150	表现为肌肉运动不协调、行动笨拙、步态不稳，言语含糊不清，眼球震颤、视物模糊、复视，恶心、呕吐，嗜睡等
昏迷期	＞250	患者进入昏迷期，表现为昏睡、瞳孔散大、体温降低
	＞400	患者陷入深昏迷，心率快、血压下降，呼吸慢而有鼾音，并可出现呼吸、循环麻痹而危及生命； 重症患者还可并发意外损伤，水、电解质及酸碱失衡，低血糖、肺炎、急性肌病，甚至出现急性肾衰竭等

急性乙醇中毒的护理措施

护理措施	要　点
急救护理	保持呼吸道通畅，吸氧；意识不清者取侧卧位，及时清除呕吐物及呼吸道分泌物，防止窒息，必要时可给予气管插管、机械通气； 保暖，维持正常体温； 兴奋躁动者应予适当约束，共济失调者应严格限制其活动，以免受伤
病情观察	观察患者生命体征、意识状态及瞳孔的变化； 监测心律失常和心肌损害的表现
血液透析	适应证：血乙醇浓度＞500mg/dl，酸中毒（pH≤7.2）伴休克表现，呼吸、循环严重抑制的深昏迷，重度中毒出现急性肾损伤或同时服用其他可疑药物者
用药护理	纳洛酮：阿片受体拮抗剂，具有兴奋呼吸和催醒的作用，尽量减少用药中断； 地西泮：用于烦躁不安或过度兴奋者，禁用吗啡、氯丙嗪及苯巴比妥类镇静药，以免引起呼吸抑制

知识补充

低血糖是急性乙醇中毒最严重的并发症之一，应密切监测血糖水平。

中　暑

（1分）

中暑分类

分　类	发病机制	常见临床表现	体　温	神志障碍
热衰竭	体液和钠盐丢失过多，血容量不足	多汗、头痛、头晕、口渴、皮肤苍白、血压下降	体温升高不超过40℃	无
热痉挛	大量出汗和饮用低张液体，引起低氯、低钠血症	腓肠肌痉挛	无明显体温升高	无
热射病	热应激机制失代偿，使中心体温骤升，导致中枢神经系统和循环系统功能障碍	无汗，皮肤干热、发红	体温> 40℃	有

中暑的治疗与护理

要　点	说　明
治疗要点	立即脱离高温环境，并采取各种降温措施
护理措施	肛温38℃时可暂停降温，避免体温过低
	环境降温：转移至通风阴凉处，使用电风扇或空调，维持室温20~25℃
	体表降温：冰袋冷敷，冷水或乙醇擦浴，按摩四肢及躯干皮肤
	体内降温：热射病伴休克时，可快速动脉推注4℃的5%葡萄糖盐水，也可用冰盐水注入胃内或灌肠
	药物降温：热射病使用解热镇痛药无效，常用氯丙嗪、山莨菪碱和人工冬眠疗法

知识补充

中暑的常见病因：高温（室温> 32℃）、湿度大（> 60%）及无风的环境。

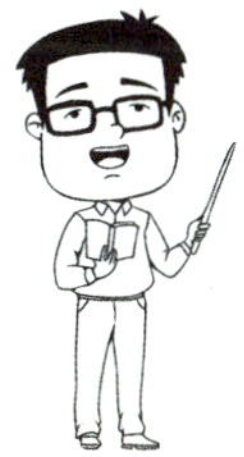

中暑高热的首要治疗措施：降温。

破伤风

(1 分)

知识补充

破伤风治疗的中心环节：控制和解除痉挛。

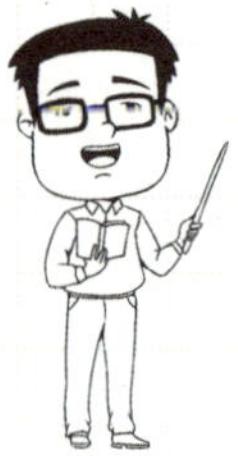

破伤风发作期：咀嚼肌最先受累，出现张口困难。

破伤风

要点	说明
病因	病原体为破伤风梭菌
临床表现	典型症状：肌紧张性收缩、阵发性强烈痉挛
	主要死因：窒息、心力衰竭和肺部并发症
治疗要点	清除毒素来源：彻底清创，用 3% 过氧化氢溶液冲洗伤口
	中和游离毒素：早期注射破伤风抗毒素（TAT）
	控制和解除痉挛：可交替使用镇静药和解痉药
	抗生素治疗：首选青霉素
护理措施	各项操作尽量集中，可在使用镇静药 30 分钟内进行
	患者换下的被服包好送环氧乙烷室灭菌后，再送洗衣房清洗、消毒

破伤风发作期肌肉抽搐顺序与临床表现对应关系

咀嚼肌（最先受累，出现张口困难）→ 面部表情肌（苦笑面容）→ 颈项肌（颈强直）→ 背腹肌（角弓反张）→ 四肢肌（屈膝、弯肘、半握拳）→ 膈肌（呼吸困难、呼吸暂停）

骨折的分类

分　类		特点及常见情况
根据骨折处皮肤、黏膜的完整性分类	开放性骨折	骨折处皮肤、筋膜或骨膜破裂，骨折端直接或间接与外界相通
	闭合性骨折	骨折处皮肤或黏膜完整，骨折端不与外界相通
根据骨折的程度和形态分类	青枝骨折、裂缝骨折、横形骨折、斜形骨折、螺旋形骨折、粉碎性骨折、嵌插骨折、压缩性骨折、骨骺损伤9类	青枝骨折：多见于儿童长骨骨折； 裂缝骨折：多见于颅骨、肩胛骨等； 粉碎性骨折：骨质碎裂成3块以上； 压缩性骨折：常见于松质骨，如脊椎骨和跟骨
根据骨折端的稳定程度分类	稳定性骨折	骨折端不易移位或复位后不易再发生移位，如裂缝骨折、青枝骨折、横形骨折、压缩骨折和嵌插骨折等
	不稳定性骨折	在生理外力作用下，骨折端易移位或复位后易再移位的骨折，如斜形骨折、螺旋形骨折和粉碎性骨折等

等长收缩和等张收缩

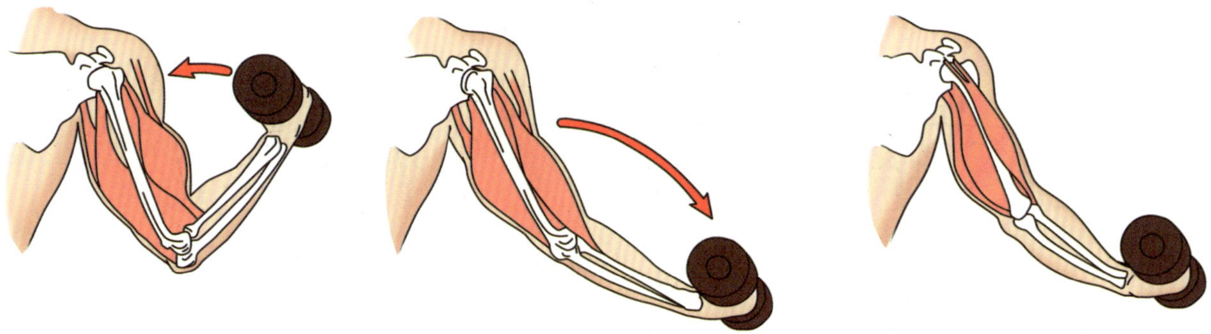

等张收缩　　　　等长收缩（维持姿势）

常见骨折

（2分）

根据骨折的程度和形态分类，青枝骨折与裂缝骨折为不完全骨折，其他7类骨折为完全骨折。

知识补充

骨折早期主要行肢体的等长收缩运动，防止肌肉萎缩，减轻水肿，促进静脉回流，可选择用握力器行前臂肌肉运动。

知识补充

骨折特有体征：畸形、异常活动、骨擦音或骨擦感。

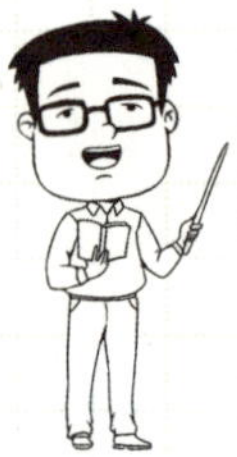

X线检查是诊断骨折的首选检查。

开放性骨折应先加压包扎止血。

常见骨折

常见骨折	临床表现
肱骨髁上骨折	伸直型较多见，易合并肱动、静脉损伤，也可合并正中神经、桡神经、尺神经损伤；肘后三角关系正常
桡骨远端伸直型骨折（Colles骨折）	侧面观呈“餐叉样”畸形； 正面观呈“枪刺样”畸形
股骨颈骨折	屈曲、内收、短缩、外旋畸形； 股骨头下骨折和经股骨颈骨折：易致血运障碍，导致股骨头坏死或骨折不愈合
股骨干骨折	易合并血管损伤，造成大量出血，出血量常在1000ml以上
骨盆骨折	骨盆分离试验和挤压试验阳性； 严重并发症：腹膜后巨大血肿
脊柱骨折	脊髓损伤最轻的类型：脊髓震荡； 脊髓半切综合征：脊髓损伤平面以下同侧肢体的运动和深感觉消失，对侧肢体痛觉和温觉消失

桡骨远端伸直型骨折

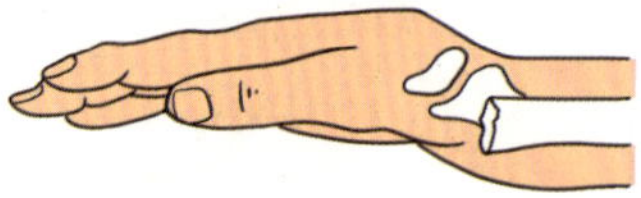

“餐叉样”畸形

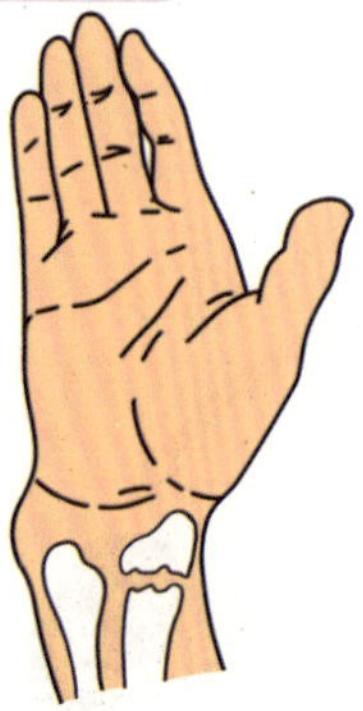

“枪刺样”畸形

股骨颈骨折

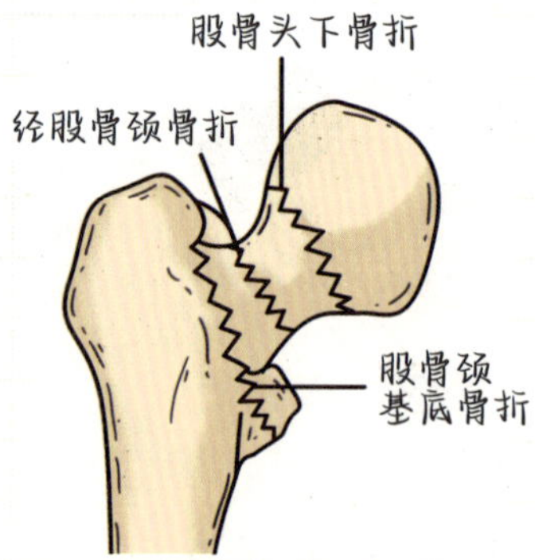

骨折的并发症

骨折常见并发症		原　因	临床表现
早期并发症	脂肪栓塞综合征	由于骨折部位的骨髓组织被破坏、血肿张力过大，使脂肪滴经破裂的静脉窦进入血液循环，引起肺、脑、肾等部位的脂肪栓塞	多发生于粗大的骨干骨折，如股骨干骨折； 通常发生在骨折后48小时内，典型表现有进行性呼吸困难、发绀，低氧血症可致烦躁不安、嗜睡甚至昏迷和死亡； 胸部X线显示有广泛性肺实变
	骨筋膜室综合征	由于骨筋膜室内的压力增高，导致肌肉和神经等组织急性缺血、缺氧	好发于前臂和小腿； 一旦出现“5P”征（疼痛、感觉异常、麻痹、苍白及脉搏消失），应立即放平肢体，通知医师松解或拆除石膏
晚期并发症	创伤性关节炎	关节内骨折后若未能准确复位，骨折愈合后关节面不平整，长期磨损易引起活动时关节疼痛	多见于膝关节、踝关节等负重关节
	关节僵硬	最常见。由于患肢长时间固定导致静脉和淋巴回流不畅，关节周围组织发生纤维粘连	关节活动障碍
	缺血性肌挛缩	是骨筋膜室综合征处理不当的严重后果	一旦发生则难以治疗，可造成典型的爪形手或爪形足

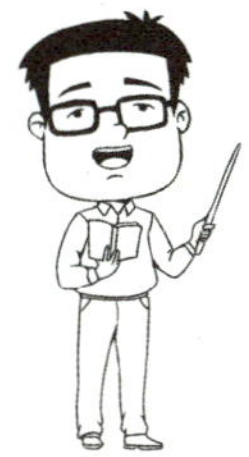

评估肢体血供情况是石膏固定护理中最重要的内容。

知识补充

X线检查是诊断骨折最可靠、必不可少的检查，可明确诊断并了解骨折类型及移位情况。

第十二章 肌肉骨骼系统和结缔组织疾病

腰腿痛与颈肩痛

（1分）

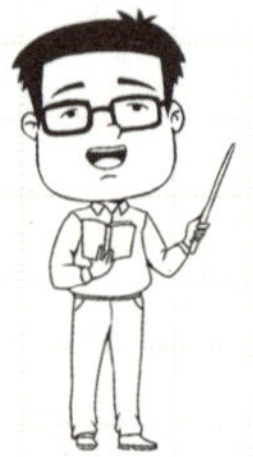

腰椎间盘突出症患者应经常变换姿势。

腰椎间盘突出症

要点	说明
好发部位	腰4、5，腰5至骶1
临床表现	腰痛：最早出现
	坐骨神经痛：下肢放射痛
	体征：腰椎侧凸，直腿抬高试验和加强试验阳性
治疗要点	多数可经非手术治疗而治愈，一般严格卧硬板床休息3周
护理措施	术后常见并发症：神经根粘连、脑脊液漏

颈椎病

颈椎病类型	特点
神经根型	最常见，开始多为颈肩痛，短期内加重，并向上肢放射； 臂丛牵拉试验和压头试验阳性
脊髓型	最严重，早期表现为四肢麻木无力，双足有踩棉花感，后期常有二便功能障碍； 及时手术治疗
椎动脉型	眩晕为最常见症状
交感型	多与长期低头、伏案工作有关

知识补充

颈椎病患者避免猛力转头。

脊柱

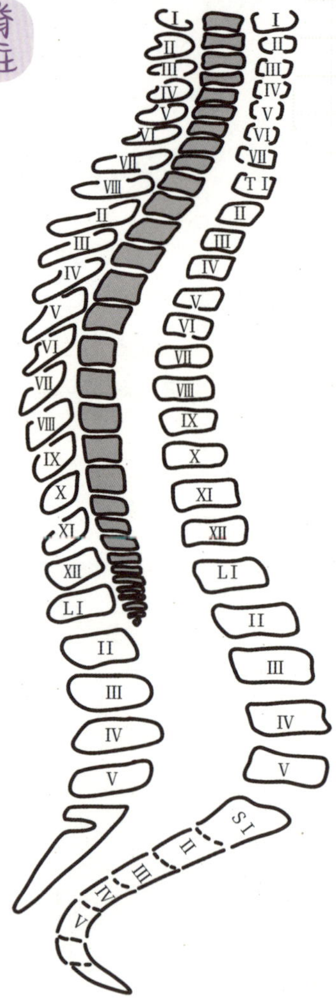

类风湿关节炎与系统性红斑狼疮鉴别

要　点	类风湿关节炎（RA）	系统性红斑狼疮（SLE）
病　因	免疫因素	
主要诱因	创伤、寒冷潮湿	阳光照射
病　理	滑膜炎和血管炎	血管炎
关节痛	最早，对称分布，伴晨僵（活动性指标）	对称分布
关节好发部位	近端指间、掌指、腕关节	指、腕、膝关节
关节畸形	有（致残）	无
肾脏损害	无	狼疮性肾炎（主要死亡原因）
皮肤表现	类风湿结节	蝶形红斑
免疫学检查	类风湿因子（活动性和严重性成正比）	抗核抗体（筛查）、抗 Sm 抗体（特异性）、抗双链 DNA 抗体（活动性）
首选药物	非甾体抗炎药＋改善病情抗风湿药	糖皮质激素
护理措施	休息活动护理：活动期或关节疼痛明显时应卧床休息，限制受累关节活动； 晨僵护理：晨起后行温水浴，或用热水浸泡僵硬的关节； 功能锻炼：病情缓解后鼓励患者及早行功能锻炼	皮肤护理：避免阳光直接照射裸露皮肤，忌日光浴，避免使用碱性肥皂、化妆品、染发剂等； 饮食护理：避免食用含补骨脂素的食物，如芹菜、香菜、蘑菇、无花果等

风湿性疾病

（2 分）

知识补充

风湿热是由 A 组 β 溶血性链球菌感染后引起的自身免疫性疾病。

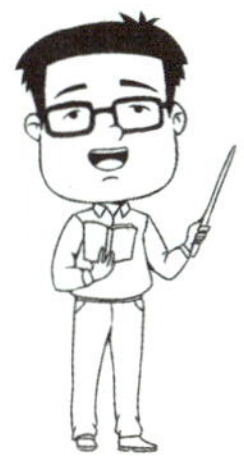

SLE 最常损害的脏器是肾。

第十三章 肿 瘤

肿 瘤

(1 分)

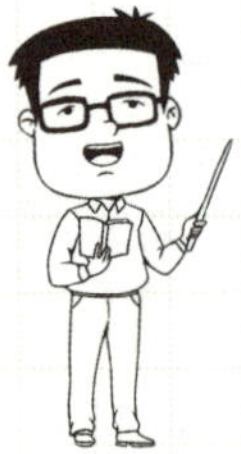

良性与恶性肿瘤的根本区别：细胞分化程度。

知识补充

化疗期间，白细胞 $<3.5\times10^9/L$，或血小板 $<80\times10^9/L$ 时，应暂停化疗；白细胞 $<1.0\times10^9/L$，实施保护性隔离。

良性肿瘤与恶性肿瘤鉴别

	良性肿瘤	恶性肿瘤
细胞分化程度（根本区别）	高，成熟	低，不成熟
生长速度	缓慢	较快
生长方式	膨胀性生长，有包膜，界限清，能推动	浸润性生长，无包膜，界限不清，不能推动
	外生性生长	外生性生长常伴浸润性生长
继发改变	很少发生坏死、出血	常发生出血、坏死、溃疡
转 移（特征变化）	无	常有，淋巴转移最常见
复 发	很少	容易
对机体影响	局部压迫或阻塞	局部压迫、阻塞，破坏原发处和转移处组织，造成恶病质和死亡

放疗皮肤反应

分 度	临床表现
一度反应（干反应）	红斑，烧灼和刺痒感，继续照射变为暗红色，有脱屑
二度反应（湿反应）	高度充血、水肿，水疱形成，有渗出液，糜烂
三度反应	溃疡形成或坏死，难以愈合

急性白血病与慢性髓系白血病鉴别

要 点	急性白血病	慢性髓系白血病
临床表现	贫血是首发症状	脾大是最突出的体征
辅助检查	多数患者骨髓增生明显活跃或极度活跃，以原始细胞和幼稚细胞为主	骨髓增生明显至极度活跃，中幼、晚幼粒细胞明显增多
治疗要点	急性淋巴细胞白血病：基础方案为长春新碱（VCR）和泼尼松（P）组成的VP方案； 急性髓系白血病：最常用的是去甲氧柔红霉素（IDA）、阿糖胞苷（A）组成的IA方案和柔红霉素（DNR）、阿糖胞苷（A）组成的DA方案	首选羟基脲，其次为白消安

中性粒细胞分化

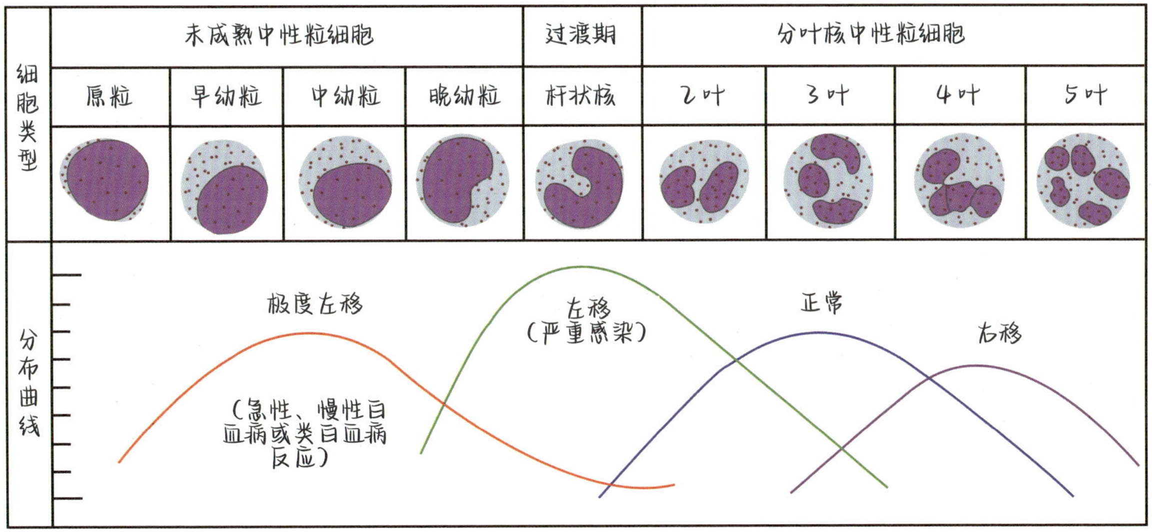

白血病

(2 分)

知识补充

急性髓系白血病是最常见的白血病类型。

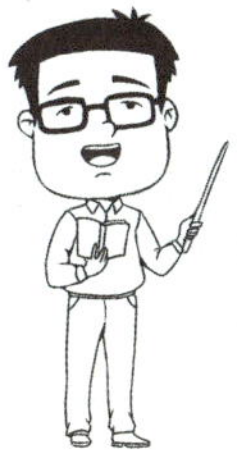

白血病患者血小板降至 $20\times10^9/L$ 时，应绝对卧床休息，防止颅内出血。

原发性支气管肺癌

(1分)

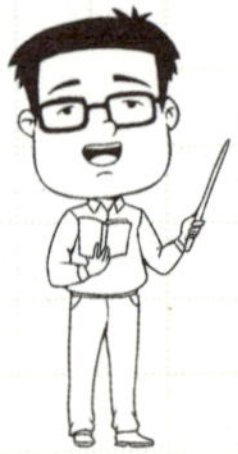

肺癌或称原发性支气管肺癌：起源于呼吸上皮细胞（支气管、细支气管和肺泡）的恶性肿瘤。

指导患者术前戒烟2周以上。

当胸腔引流液量> 100ml/h，呈鲜红色、有血凝块，患者出现烦躁不安、血压下降、脉搏增快、尿少等血容量不足的表现时，应考虑有活动性出血。

原发性支气管肺癌

要 点	说 明
病 理	最常见的病理类型：腺癌
病 因	吸烟是肺癌的重要风险因素，烟草内含有苯并芘等致癌物质，开始吸烟年龄越小、每天吸烟量越大、持续时间越长，肺癌患病风险越高
临床表现	最常见的症状：咳嗽、咳痰，早期为刺激性干咳或少量黏液痰，抗炎治疗无效；痰中带血或断续少量咯血
	累及喉返神经：引起声带麻痹、声音嘶哑
	累及颈交感神经：同侧上眼睑下垂、瞳孔缩小、眼球内陷、面部无汗等（Horner综合征）
	副癌综合征：骨关节病综合征（杵状指、骨关节痛、骨膜增生等）、库欣（Cushing）综合征、男性乳腺增大、多发性肌肉神经痛
辅助检查	痰脱落细胞学检查：简易，早期诊断
	支气管镜：诊断中央型肺癌
治疗要点	首选手术切除； 非小细胞癌（鳞癌、腺癌、大细胞癌）：以手术治疗为主； 小细胞癌：对化疗和放疗敏感性高
护理措施	体位：患者未清醒前取平卧位，头偏向一侧，以免呕吐物、分泌物吸入而致窒息或并发吸入性肺炎； 一侧肺叶切除者可取健侧卧位，一侧全肺切除者取1/4患侧卧位； 全肺切除术后：输液速度20~30滴/分； 观察引流液颜色、性状和量，一般术后24小时内引流量约500ml，为手术创伤引起的渗血、渗液及术中冲洗胸腔残余的液体

食管癌

要　点	说　明	
病　因	亚硝胺和真菌	各种霉变食物能产生致癌物质，一些真菌能将硝酸盐还原为亚硝酸盐
	饮食习惯	吸烟、长期饮烈性酒已证明是食管鳞癌的重要致病原因； 进食粗糙食物，进食过热、过快等因素易致食管上皮损伤，增加对致癌物的敏感性
病　理	主要转移途径	主要转移途径：淋巴转移
	好发部位	胸中段
临床表现	早期表现	早期常无明显症状，患者吞咽粗硬食物时可能偶有不适，包括哽噎感，胸骨后烧灼样、针刺样或牵拉摩擦样疼痛
	典型表现	中晚期进行性吞咽困难为其典型症状； 先是难咽干硬食物，继而只能进半流质、流质饮食，最后滴水难进；患者逐渐消瘦、贫血、脱水和无力
辅助检查	食管镜	确诊首选
	食管拉网脱落细胞学检查	普查，我国首创的食管癌检查方法
治疗要点	首选手术治疗	
护理措施	术后饮食护理	术后护理的重点：禁食、禁饮 3~4 天
	术后并发症	吻合口瘘：多发生于术后 5~10 天，表现为呼吸困难、胸痛、胸腔积液和全身中毒症状
		吻合口狭窄：多发生于术后 3~4 周，表现为再次吞咽困难

食管癌

（1 分）

淋巴转移是食管癌的主要转移途径。

知识补充

术日晨常规留置胃管，胃管通过梗阻部位时不能强行进入，以免穿破食管，可置于梗阻部位上端，待术中直视下再置于胃中。

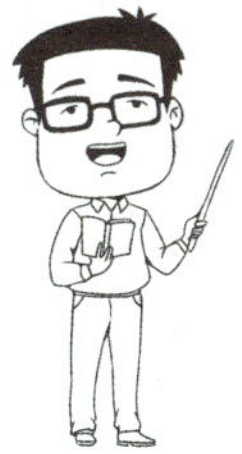

术后最严重的并发症是：吻合口瘘。

大肠癌

(2分)

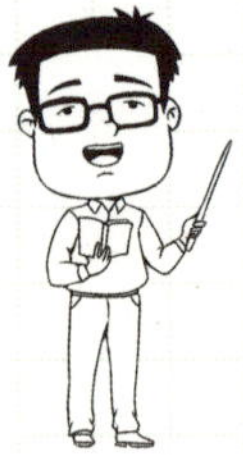

大肠癌首发症状为排便习惯和大便性状改变。

知识补充

结肠镜＋病理组织活检：可确诊结肠癌。

大肠癌

要点		说明
病因与病理	好发部位	我国以直肠癌最多见
	转移途径	淋巴转移是最常见的转移途径
临床表现	结肠癌	首发症状为排便习惯和大便性状改变
	直肠癌	典型的直肠刺激症状：黏液血便、便意频繁、里急后重
辅助检查	结肠镜	在直视下获取活组织行病理学检查，是诊断结、直肠癌最有效、可靠的方法
	肿瘤标志物	血清癌胚抗原（CEA）和癌抗原19-9（CA19-9）
	直肠指诊	诊断直肠癌最重要、最简单有效的检查方法
治疗要点	Dixon手术	适用于腹膜反折以上的直肠癌，癌肿距齿状线5cm以上，远端切缘距癌肿下缘2cm以上，保留正常肛门
	Miles手术	适用于腹膜反折以下的直肠癌，切除乙状结肠、全部直肠、肛管及肛门周围5cm直径的皮肤及全部肛门括约肌，不能保留肛门，于左下腹行永久性结肠造口（人工肛门）
护理措施	肠道准备	术前3天：少渣半流质饮食，口服新霉素或甲硝唑，同时加服维生素K
		术前2天：无渣流质饮食，有肠梗阻者应禁食、补液
		术前1天：禁食，以减少并软化大便
	结肠造口护理	术后2~3天肠蠕动恢复后开放造口，取左侧卧位（造口侧卧位）
		造口开放前，肠造口周围用凡士林纱条保护，术后3天拆除
		术后1周进半流质饮食，术后2周可进普食，应给予产气少、易消化、无刺激性的饮食
		造口周围皮肤可以用氧化锌软膏保护，防止浸渍糜烂
		人工造口袋不宜长期持续使用

原发性肝癌

要 点	说 明	
临床表现	肝区疼痛	最常见、最早出现的症状，多为持续性胀痛、钝痛或刺痛
	癌肿坏死、破裂	可致腹腔内出血，表现为突发右上腹剧痛，有腹膜刺激征等
治疗要点	手术治疗	肝部分切除术是首选和最有效的方法
	肝动脉化疗栓塞（TACE）	非手术疗法中的首选方法
术后并发症护理	出 血	术后24小时内卧床休息，不宜过早下床活动，以防术后肝断面出血
	肝性脑病	禁用肥皂水等碱性溶液灌肠，限制蛋白质摄入量，补充支链氨基酸，便秘者可口服乳果糖
TACE术后护理	禁食2~3天，从流质饮食开始，少食多餐； 术后48小时内可给予镇痛药，以减轻腹痛； 若血浆蛋白少于25g/L，应静脉补充白蛋白	

肝癌三部曲

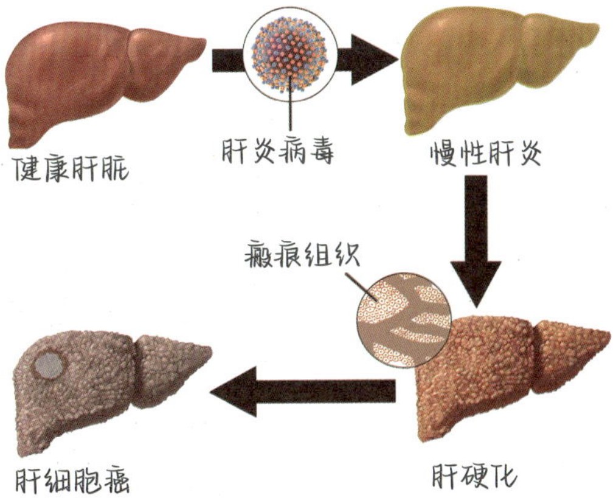

原发性肝癌

(1分)

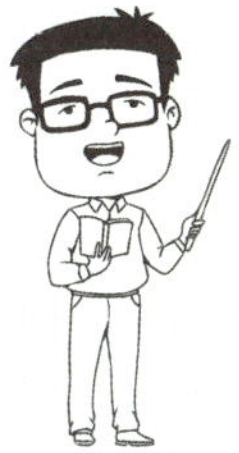

原发性肝癌（简称肝癌）最常见的转移方式为肝内血行转移。

知识补充

乙型肝炎病毒相关肝硬化是我国原发性肝癌的首要病因。

肝大或右上腹肿块为中晚期肝癌最常见的体征。

乳腺疾病

(2分)

知识补充

定期乳房自我检查有助于及早发现乳房病变，20岁以上妇女特别是高危人群应自我检查乳房1次/月。

常见乳腺疾病鉴别

	乳腺癌	乳房纤维腺瘤	乳腺囊性增生病	乳管内乳头状瘤
好发年龄	中年妇女	20~25岁的青年女性	中年妇女	40~50岁的经产妇
好发部位	乳房外上象限	乳房外上象限	乳房外上象限或分散于整个乳房	大乳管近乳头的壶腹部
乳房外形改变	单发无痛性肿块，质硬，表面不光滑，活动度差，出现“酒窝征”，乳头改变，“橘皮样”改变，皮肤破溃，卫星结节	无痛肿块，圆形或扁圆形，质坚韧，表面光滑或结节状，分界清楚，活动度大	肿块大小与质地可随月经周期变化，增厚区与周围组织分界不明显	瘤体很小，常不可触及，带蒂，有绒毛，血管壁薄，易出血
其他临床特点	乳头溢液，多为血性分泌物		周期性乳房胀痛，月经前疼痛加重，月经来潮后减轻或消失	乳头溢液为血性、暗棕色或黄色液体

乳腺解剖

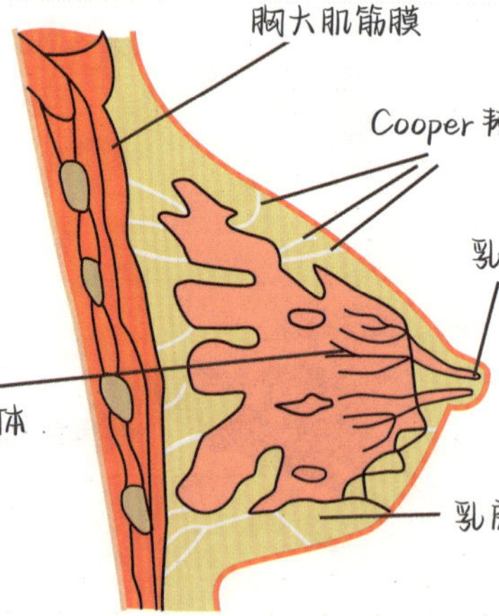

乳腺癌

要点		说明
常见病因	遗传因素	有家族聚集的特征
	激素分泌紊乱	雌激素（雌酮和雌二醇）
	月经婚育史	月经初潮早（<12岁），绝经期晚（>52岁），不孕，初次足月产迟（>35岁）
	饮食与营养	营养过剩、肥胖、高脂饮食
临床表现	乳房肿块	最常见的症状，早期为无痛、单发、质硬的小肿块，以乳房外上象限最常见
	“酒窝征”	特征性体征，癌细胞累及Cooper韧带，使其缩短而致皮肤表面凹陷
	“橘皮样”改变	癌细胞堵塞皮下淋巴管，导致局部淋巴回流障碍
功能锻炼	术后24小时内	做手指和腕部的屈曲和伸展运动
	术后1~3天	上肢肌肉等长收缩运动，开始屈肘、伸臂活动
	术后4天	肩关节的小范围前屈、后伸活动
	术后4~7天	用患侧手洗脸、进食，用患侧手摸到对侧肩部或同侧耳朵
	术后10天	全范围的肩关节活动，以患侧手能越过头顶摸到对侧耳朵为宜

乳腺癌术后功能锻炼

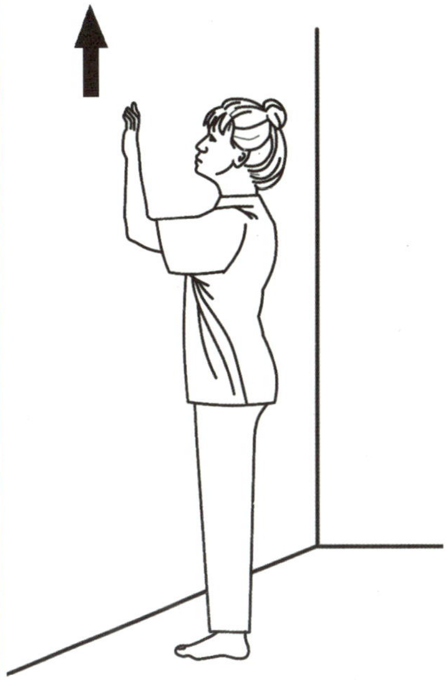

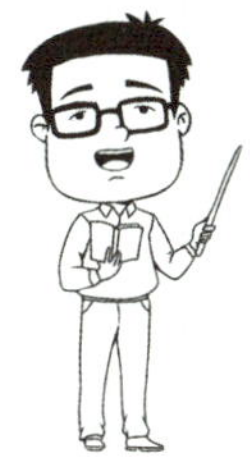

乳腺癌淋巴转移的常见部位：患侧腋窝淋巴结。

乳腺癌患者术后5年内避免妊娠。

助记口诀

术后功能锻炼：

24小时内，动指腕，伸指握拳加屈腕。

1~3天，等长缩，患肢伸臂屈肘窝。

4~7天，能自理，同耳对肩可触及。

1周后，摆摆臂，10天爬墙需标记。

妇科常见肿瘤

（3分）

妇科常见肿瘤的病因

疾　病	病　因
宫颈癌	人乳头瘤病毒（HPV）感染、多个性伴侣、过早性生活（＜16岁）、早育、多产、吸烟、长期口服避孕药等
子宫肌瘤	雌、孕激素过高或长期刺激
子宫内膜癌	无孕激素拮抗的雌激素长期刺激、遗传因素
卵巢肿瘤	初潮年龄早、绝经年龄晚、少育、不孕、激素替代治疗、高胆固醇饮食及遗传等

妇科常见肿瘤的临床表现

疾　病	临床表现
宫颈癌	阴道流血：早期多为接触性出血（性交或妇科检查后出血）； 阴道排液：白色或血性、稀薄如水样或米泔样、有腥臭味，晚期可有大量米泔样或脓性恶臭白带
子宫肌瘤	经量增多和经期延长：最常见的症状，多见于黏膜下肌瘤及较大的肌壁间肌瘤； 腹部肿块：浆膜下肌瘤最常见的症状； 子宫肌瘤红色变性：多见于妊娠期及产褥期，可有剧烈腹痛伴恶心、呕吐、发热，肌瘤增大、压痛
子宫内膜癌	阴道流血：典型表现为绝经后持续或间歇性阴道流血，量不多
卵巢肿瘤	卵巢良性肿瘤：单侧多，囊性，表面光滑，活动良好； 卵巢恶性肿瘤：双侧，实性或囊实性，表面不平，固定不动； 并发症：卵巢肿瘤蒂扭转常见，表现为突发一侧下腹部剧痛，常伴恶心、呕吐甚至休克

知识补充

妇科腹部手术备皮范围：**上至剑突下，下至大腿上1/3**，包括外阴部，需要剃除阴毛，两侧至腋中线。

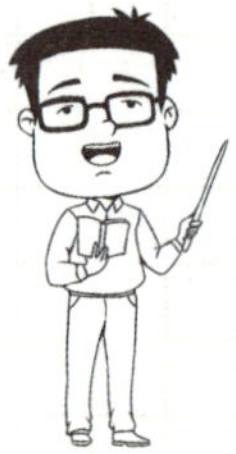

子宫肌瘤的症状与肌瘤的生长部位、有无变性有关。

宫颈癌临床分期

临床分期		特点	
Ⅰ期	ⅠA	肿瘤局限在宫颈	镜下浸润癌
	ⅠB		肉眼可见癌灶局限于宫颈
Ⅱ期	ⅡA	肿瘤超越子宫，但未达骨盆壁或未达阴道下1/3	癌灶侵犯阴道上2/3，无宫旁浸润
	ⅡB		有宫旁浸润，但未达盆壁
Ⅲ期	ⅢA	肿瘤达骨盆壁或达阴道下1/3	累及阴道下1/3，但未达盆壁
	ⅢB		癌已达骨盆壁和（或）引起肾盂积水或无功能肾
Ⅳ期	ⅣA	肿瘤超出真骨盆范围，或侵犯膀胱、直肠黏膜	癌灶侵犯邻近的盆腔器官
	ⅣB		癌有远处转移

妇科常见肿瘤的诊断和治疗要点

疾病	诊断	治疗要点
宫颈癌	宫颈刮片细胞学检查（筛查）；宫颈活组织检查（确诊）	手术治疗：适用于ⅠA~ⅡA的早期患者，一般采取宫颈癌根治术＋淋巴结切除，可保留卵巢和阴道功能；根治性放疗：适用于部分ⅠB2期、ⅡA2期及ⅡB~ⅣA期者
子宫肌瘤	B超检查	无症状肌瘤：一般无须治疗，特别是近绝经期妇女，定期复查即可
子宫内膜癌	诊断性刮宫	诊断性刮宫后2周内禁止性生活及盆浴；早期以手术治疗为主
卵巢肿瘤	血甲胎蛋白（确诊卵巢卵黄囊瘤）	首选手术治疗；卵巢肿瘤蒂扭转：立即手术

知识补充

宫颈刮片细胞学检查结果为巴氏Ⅲ级，为可疑癌，应行宫颈活组织检查明确诊断。

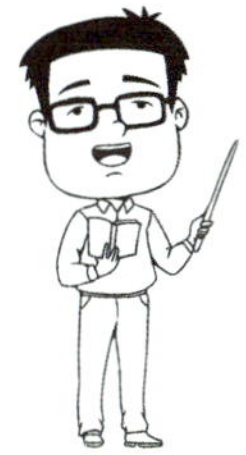

诊断性刮宫是早期确诊子宫内膜癌最常用、最可靠的检查方法，可区分宫颈和宫腔的病变。

妊娠滋养细胞疾病

(1分)

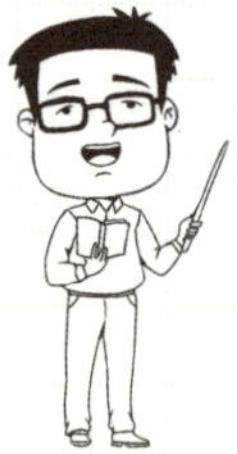

有无绒毛结构是侵蚀性葡萄胎和绒毛膜癌的主要区别。

知识补充

葡萄胎患者随访期间应可靠避孕1年。

妊娠滋养细胞疾病的病理

	葡萄胎	侵蚀性葡萄胎	绒毛膜癌
病灶部位	局限于子宫腔内，不侵袭肌层	侵入子宫肌层或转移至子宫外	侵入子宫腔或穿破浆膜，甚至穿透子宫壁达浆膜外
远处转移	无	主要转移途径为血行转移，最常见转移部位是肺	滋养细胞增生和分化不良，可见水泡状组织、绒毛结构
病理特点	滋养细胞不同程度增生，绒毛呈水泡状	滋养细胞增生和分化不良，可见水泡状组织、绒毛结构	滋养细胞极度不规则增生，绒毛或水泡状结构消失

妊娠滋养细胞疾病鉴别

要 点	葡萄胎	侵蚀性葡萄胎、绒毛膜癌
临床表现	不规则阴道流血，子宫异常增大、变软，卵巢黄素化囊肿，妊娠呕吐，子痫前期征象，腹痛	阴道转移：阴道紫蓝色结节； 肺转移：胸痛，呼吸困难； 脑转移：主要死因
辅助检查	B超：可靠和敏感的诊断方法； hCG明显高于正常妊娠周数的相应值	hCG水平异常：主要的诊断依据
治疗要点	一旦确诊，及时清宫	以化疗为主、手术和放疗为辅的综合治疗

第十四章 血液、造血器官及免疫疾病

血液系统疾病常见病因与发病机制

疾　病	常见病因与发病机制
缺铁性贫血	铁摄入不足：小儿、妊娠和哺乳期妇女缺铁性贫血的主要病因
	铁丢失过多：如慢性失血
	铁吸收不良：如胃大部切除术后
营养性巨幼细胞贫血	维生素 B_{12}、叶酸缺乏：如单纯母乳喂养而未及时添加辅食
再生障碍性贫血	病毒感染、化学因素、放射线
原发免疫性血小板减少症	自身免疫病
过敏性紫癜	毛细血管变态反应性疾病
血友病	遗传性凝血因子缺乏

贫血的分度

	轻　度	中　度	重　度	极重度
血红蛋白（g/L）	＞90	60~90	30~59	＜30

贫血分型

- 小细胞低色素性贫血
  - 缺铁性贫血（最常见）
  - 铁粒幼细胞贫血
  - 珠蛋白生成障碍性贫血
- 正常细胞性贫血
  - 再生障碍性贫血
  - 急性失血性贫血
  - 溶血性贫血
- 大细胞性贫血 —— 巨幼细胞贫血

血液系统疾病

(3分)

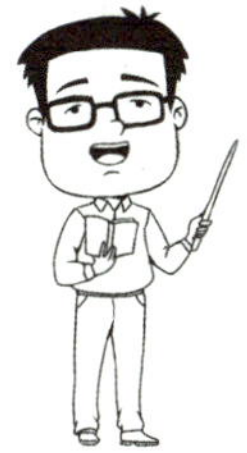

成人缺铁性贫血最常见和最重要的病因：慢性失血。

知识补充

血红蛋白（Hb）浓度是反映贫血最重要的检查指标。

助记口诀

巨幼大，铁珠小，再障急失溶血正。

网织红细胞：缺铁性贫血和营养性巨幼细胞贫血治疗后最早出现变化的疗效指标。

知识补充

再生障碍性贫血血象检查：全血细胞减少，但三系细胞减少的程度不同。

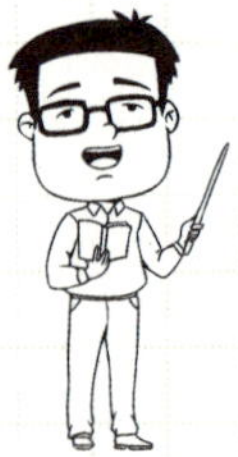

骨髓象检查为确诊再生障碍性贫血的主要依据。

贫血的护理措施

贫血类型	护理措施	说　明
缺铁性贫血	口服铁剂	为预防或减轻胃肠道反应，应在餐后或餐中服用； 反应过于强烈者：宜减少剂量或从小剂量开始
		避免与牛奶、茶、咖啡同服，可与维生素C、乳酸或稀盐酸等酸性药物或食物同服
		须使用吸管，避免牙齿染黑
		服用铁剂期间，大便会变成黑色，为铁与肠内硫化氢作用而生成黑色的硫化铁所致
	注射铁剂	须深层肌内注射并经常更换注射部位，减少疼痛与硬结形成
	预防出血	血小板＜$20\times10^9/L$：应绝对卧床休息； 警惕颅内出血：若患者出现头痛、恶心、呕吐，提示已有颅内出血发生
	预防感染	需要重点观察的部位是口腔
营养性巨幼细胞贫血	补充富含叶酸的食物，如绿叶蔬菜、水果、谷类和瘦肉等； 补充富含维生素B_{12}的食物，如瘦肉、肝、肾、禽蛋及海产品等	
再生障碍性贫血	雄激素：如丙酸睾酮、司坦唑醇，是非重型（慢性）再生障碍性贫血的首选药； 丙酸睾酮为油剂，不易被吸收，注射局部易形成硬块，须采用长针头深层、缓慢、分层注射； 造血干细胞移植主要用于重型再生障碍性贫血	

过敏性紫癜的类型及其症状

类　型	临床表现
紫癜型	最常见，以皮肤紫癜为首发的特征性表现，多见于下肢和臀部
腹　型	最具潜在危险、最易误诊，反复出现突发性腹痛，多位于脐周或下腹部，伴恶心、呕吐或便血
关节型	关节肿痛反复发作，多见于膝、踝、肘等关节，无关节畸形
肾　型	最严重且预后相对较差，可见血尿、尿蛋白及管型尿
混合型	具备两种以上类型的特点

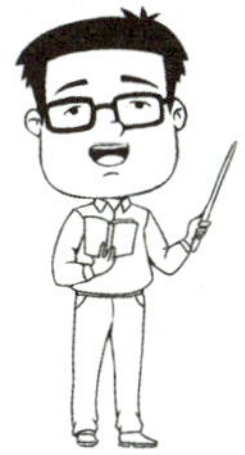

过敏性紫癜的病理基础：变态反应性全身小血管炎。

出血性疾病的治疗与护理

疾　病	治疗与护理
过敏性紫癜	治疗原则：先考虑消除致病因素，尽可能寻找并防止接触过敏原； 首选药：糖皮质激素，对关节型最有效
原发免疫性血小板减少症	首选药：糖皮质激素，治疗无效可采用脾切除； 最重要的护理措施：观察和预防颅内出血

知识补充

过敏性紫癜血小板计数正常，原发免疫性血小板减少症血小板计数减少。

血液系统疾病常见症状

常见症状	护理要点	护理措施
出血倾向	休息活动护理	严重出血或血小板计数 $<20\times10^9/L$ 者，绝对卧床休息
	鼻出血的护理	避免用力擤鼻或用手挖鼻痂，可用液状石蜡滴鼻，防止黏膜干裂出血
发　热	降温护理	物理降温可在颈部、腋下及腹股沟等大血管处放置冰袋； 血液病或有出血倾向者禁用乙醇或温水拭浴
	预防感染	白细胞 $<1.0\times10^9/L$ 时应实行保护性隔离

第十五章 内分泌、营养及代谢性疾病

内分泌系统疾病概述

（1分）

身体外形的改变

外形改变	异常激素	常见疾病及表现
身材过高或矮小	生长激素	分泌过多见于巨人症、肢端肥大症；分泌不足导致侏儒症
	甲状腺激素	分泌不足导致呆小病
面容改变	甲状腺激素	甲状腺功能亢进症患者常有眼球突出、颈部增粗； 甲状腺功能减退症患者可见黏液性水肿面容，颜面水肿、目光呆滞
	糖皮质激素	库欣综合征常有满月脸、痤疮和多血质貌等

甲状腺激素能促进机体的新陈代谢和生长发育，对脑和骨骼的正常发育及功能有重要作用。

营养的评估

评估方法	计算方法	评价标准	
理想体重	理想体重（kg）＝身高（cm）－105		
实测体重占理想体重的百分比	实测体重／理想体重×100%	＜80%	明显消瘦
		80%～90%	消瘦
		90%～110%	正常
		110%～120%	超重
		120%～130%	轻度肥胖
		130%～150%	中度肥胖
		＞150%	重度肥胖
体重指数（BMI）及营养评价标准	BMI＝体重（kg）／［身高（m）］^{2}	18.5～23.9kg/m^2	正常
		＜18.5kg/m^2	消瘦
		24.0～27.9kg/m^2	超重
		≥28.0kg/m^2	肥胖

知识补充

垂体前叶（腺垂体）可分泌生长激素，促进骨和软组织生长。

常见的内分泌腺

- 下丘脑——神经系统与内分泌系统的联系枢纽
- 垂体
- 甲状腺——分泌甲状腺激素
  - 促进机体糖代谢功能
  - 促进机体新陈代谢、增强能量代谢和生长发育
- 肾上腺
  - 皮质——分泌皮质醇
  - 髓质——分泌肾上腺素和去甲肾上腺素
- 胰腺
  - α 细胞——促进脂肪合成，抑制脂肪分解
  - β 细胞
    - 促进糖原的合成和贮存
    - 抑制糖原分解
    - 抑制蛋白质分解

常见的内分泌腺

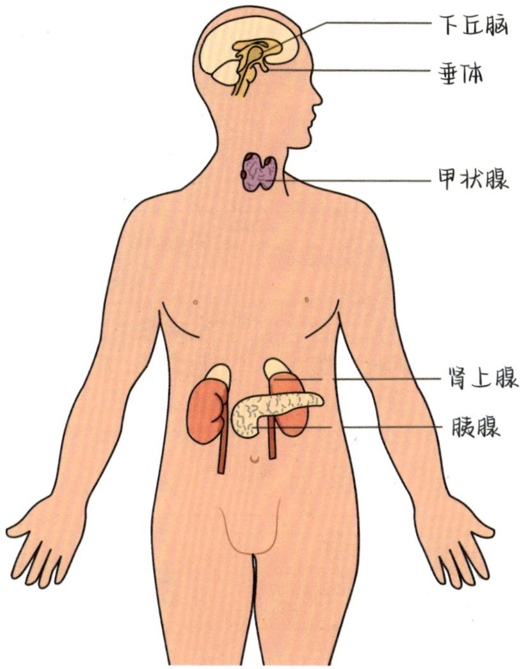

下丘脑是联系神经系统和内分泌系统的枢纽，与垂体构成下丘脑－垂体－靶腺轴。

知识补充

甲状旁腺分泌甲状旁腺素，可升高血钙，调节钙、磷代谢，与降钙素共同维持血钙稳定。

甲状腺功能亢进症

（2分）

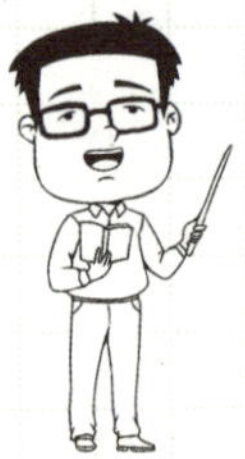

甲状腺功能亢进症（简称甲亢）、糖尿病共有的临床表现：多食、消瘦。

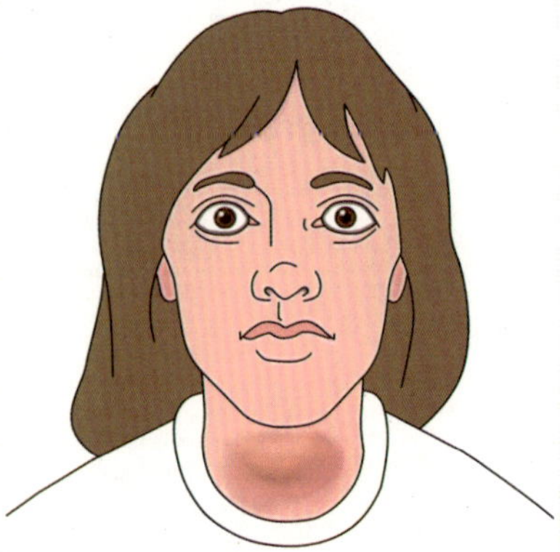

甲状腺肿与突眼

甲亢的临床表现

临床表现	要点
高代谢综合征	常有低热、心悸、乏力、怕热、多汗、消瘦、食欲亢进等
心血管系统表现	脉压增大；心律失常以窦性心动过速、房性期前收缩多见，合并甲状腺毒症心脏病时以心房颤动多见
甲状腺肿	甲状腺弥漫性、对称性肿大； 甲状腺上、下极可触及震颤，闻及血管杂音
甲状腺危象	原有甲状腺毒症的症状加重，高热或超高热（体温≥39℃）、心动过速（心率≥140次/分），大汗，烦躁，严重者可有心力衰竭、休克及昏迷
单纯性突眼	突眼度<18mm；瞬目减少或凝视；上眼睑挛缩，睑裂增宽；上眼睑移动滞缓；双眼内聚不能，辐辏不良
浸润性突眼	突眼度>18mm；眼内异物感、畏光、流泪；复视、视力减退、眼部静息或运动后疼痛；眼睑肿胀不能闭合；眼球活动度小甚至固定，视野缩小；角膜外露、溃疡，失明

甲亢的辅助检查

检查项目	临床意义
促甲状腺激素（TSH）	反映甲状腺功能最敏感的指标
甲状腺激素（TH）	T_3、T_4增高：甲亢
TSH受体抗体（TRAb）	对判断Graves病的病情活动、治疗后是否停药、停药后是否复发有指导作用
基础代谢率（BMR）	测定应在禁食12小时、睡眠8小时以上，静卧空腹状态下进行； 计算公式：基础代谢率（%）=（脉压+脉率）-111

甲亢的治疗要点

要点	抗甲状腺药物	碘剂
代表药物	甲巯咪唑（他巴唑）、丙硫氧嘧啶	复方碘化钠、碘化钾溶液
主要机制	阻断甲状腺激素的合成	大剂量碘剂：可抑制甲状腺激素的释放； 术前使用：减少甲状腺血流量
具体治疗	甲状腺功能亢进症：首选甲巯咪唑； 甲状腺危象、妊娠1~3个月：首选丙硫氧嘧啶	仅在手术前和甲状腺危象时使用
不良反应	粒细胞缺乏症：定期复查血象，若白细胞＜3.0×10^9/L或中性粒细胞＜1.5×10^9/L应停药	最突出的不良反应：血管神经性水肿

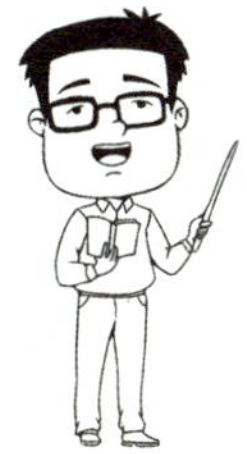

粒细胞缺乏症：抗甲状腺药物治疗最严重的不良反应。

甲亢的护理措施

要点	说明	
一般护理	饮食护理	高热量、高蛋白、高维生素饮食，忌食含碘丰富食物（海带、紫菜等）
	眼部护理	睡眠或休息时抬高头部，外出戴深色眼镜，多使用眼药水湿润眼睛
术前用药	阿托品	术前禁用，可引起心率加快，增加心肌耗氧量
	普萘洛尔	最后一次服药时间应在术前1~2小时
术后并发症	呼吸困难和窒息（最危急）	原因：切口内出血、喉头水肿、气管塌陷、声带麻痹等； 多发生于术后48小时内，应拆开缝线，必要时气管切开
	喉返神经损伤	单侧损伤：声音嘶哑
		双侧损伤：失声、呼吸困难，甚至窒息
	喉上神经损伤	外支损伤：声带松弛、音调降低
		内支损伤：误咽、呛咳
	甲状旁腺功能减退	多于术后1~2天出现面部、唇部或手足部的针刺感、麻木感或强直感
	甲状腺危象	表现：高热（>39℃）、心率增快（>120次/分），烦躁、谵妄等

知识补充

β受体阻滞剂禁用于支气管哮喘的甲亢患者。

知识补充

通常用碘剂进行术前准备，3次/天，从3滴/次开始，逐日增加1滴/次，至16滴/次为止，然后维持此剂量。

基础代谢率

基础代谢率	
-10%~+10%	正常
+20%~+30%	轻度甲亢
+30%~+60%	中度甲亢
>+60%	重度甲亢

甲状腺危象

要点	甲状腺危象
原因	多发生于较重甲亢未予治疗或治疗不充分，导致大量T_3、T_4释放入血的患者
诱因	应激状态（感染、手术、放射性碘治疗等）、严重躯体疾病、口服过量甲状腺激素（TH）制剂、严重精神创伤、手术中过度挤压甲状腺等
临床表现	原有甲亢症状加重，继而出现高热或过高热（体温≥39℃）、烦躁、焦虑不安、谵妄、恶心、呕吐、腹泻、大汗、心动过速（≥140次/分），常有心房颤动或心房扑动，危重患者可有心力衰竭、休克及昏迷
防治	去除诱因，积极治疗甲亢是预防甲状腺危象的关键； 首选丙硫氧嘧啶，作用迅速，可抑制外周组织将T_4转变为T_3
护理	避免诱因； 绝对卧床休息，避免一切不良刺激； 烦躁不安者遵医嘱给予适量镇静药； 呼吸困难时取半坐卧位，立即给氧； 观察生命体征和神志变化，准确记录24小时液体出入量； 注意碘剂过敏反应，如出现口腔黏膜炎症、腹泻、恶心、呕吐、鼻出血等症状，应立即停药，通知医师配合处理，准备好抢救药物，如镇静药、血管活性药物、强心药等； 体温过高者给予冰敷或乙醇擦浴降温，禁用阿司匹林，该药可与甲状腺球蛋白结合而释放出游离的甲状腺激素，加重病情； 躁动不安者使用床挡，昏迷者加强皮肤、口腔护理，腹泻严重者应注意肛周护理、预防肛周感染

1型和2型糖尿病鉴别

疾　病	1型糖尿病	2型糖尿病
发病年龄	多在30岁以前的青少年期，很少有肥胖	临床多见，多见于40岁以上的成人和老年人，多有肥胖
病　因	急性	缓慢，常见的环境因素包括年龄增长、不良生活方式、营养过剩、体力活动不足等； 由遗传因素和环境因素共同作用下所引起的肥胖，尤其是向心性肥胖
机　制	胰岛β细胞破坏，导致胰岛素绝对缺乏	胰岛素抵抗为主伴相对胰岛素缺乏
糖尿病酮症酸中毒	易发生	不易发生，但在感染等应激条件下亦可诱发
三多一少症状	典型	不典型
主要死亡原因	肾病	心血管疾病

烂苹果味

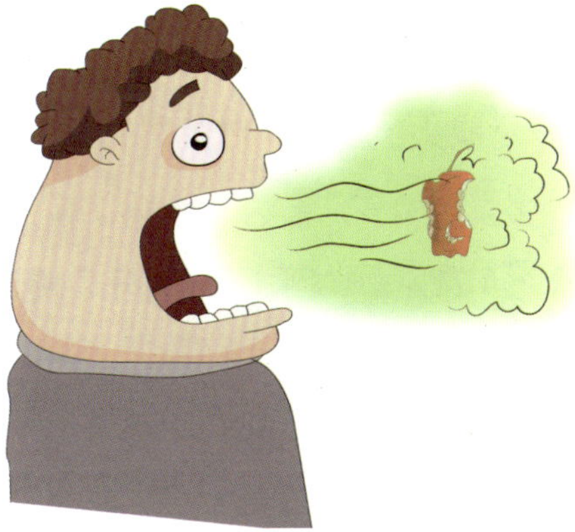

糖尿病

(2分)

知识补充

三多一少：由于血糖升高引起渗透性利尿导致尿量增多；多尿导致失水，患者口渴而多饮；由于机体不能利用葡萄糖，且蛋白质和脂肪消耗增加，引起消瘦、疲乏、体重减轻。

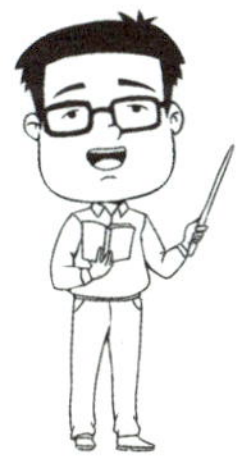

成人正常空腹血糖3.9~6.1mmol/L，正常餐后2小时血糖<7.8mmol/L。

知识补充

诊断糖尿病的标准：有糖尿病症状加空腹血糖≥7.0mmol/L或随机血糖≥11.1mmol/L或OGTT、餐后2小时血糖≥11.1mmol/L。

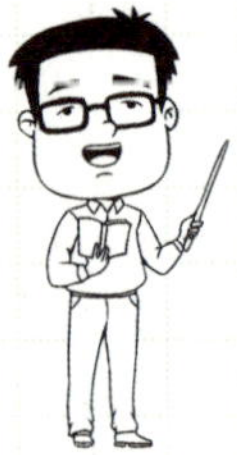

低血糖严重时应静脉推注50%葡萄糖溶液20~40ml。

糖尿病并发症

分类	并发症	表现
急性并发症	糖尿病酮症酸中毒（DKA）	最常见的糖尿病急症，早期“三多一少”症状加重，深大呼吸（库斯莫尔呼吸）、呼气中有烂苹果味；后期严重脱水、尿少、血压下降等；血糖16.7~33.3mmol/L，血酮>3.0mmol/L；尿酮阳性
	高渗高血糖综合征	严重高血糖，无明显酮症，血浆渗透压显著升高（重要特征），脱水，意识障碍，血糖>33.3mmol/L
慢性并发症	感染	肾盂肾炎和膀胱炎最常见，多见于女性
	血管病变	大血管病变：糖尿病最严重而突出的并发症，如动脉粥样硬化、冠心病等，是2型糖尿病患者的主要死因； 微血管病变：糖尿病的特异性并发症，以肾脏和视网膜病变最严重，是1型糖尿病患者的主要死因
	神经病变	周围神经病变：表现为四肢麻木、刺痛感、蚁走感、袜套样感，感觉过敏或消失
	糖尿病足	神经病变、血管病变及感染导致足部的溃疡和坏疽

糖尿病的辅助检查

- **血糖测定**——空腹及餐后2小时血糖升高是诊断的主要依据
- **口服葡萄糖耐量试验（OGTT）**——用于血糖高于正常范围而又未达到诊断标准者
- **糖化血红蛋白（HbA1c）测定**
  - 可反映取血前8~12周血糖的总水平
  - 可作为血糖控制的检测指标

糖尿病口服药物治疗

药物分类	常用药物	药理作用	给药原则
双胍类	二甲双胍 苯乙双胍	减少肝脏葡萄糖输出，抑制肝脏糖异生； 增加外周组织对葡萄糖的摄取、利用和无糖酵解； 延缓葡萄糖从胃肠道吸收入血； 改善外周组织对胰岛素的敏感性	餐中或餐后服，小剂量开始，每天最大剂量不超过 2g
磺酰脲类	格列本脲 格列吡嗪	刺激胰岛 β 细胞分泌胰岛素	从小剂量开始，于早餐前半小时口服
格列奈类	瑞格列奈 那格列奈	刺激胰岛素的早时相分泌而降低餐后血糖	餐前即刻服用
噻唑烷二酮类	罗格列酮 吡格列酮	增强靶组织对胰岛素的敏感性	1 次 / 天，固定时间
α- 葡萄糖苷酶抑制药	阿卡波糖 伏格列波糖	抑制小肠α- 葡萄糖苷酶而延缓碳水化合物的吸收，降低餐后高血糖	与第一口饭嚼服

DKA 的治疗

治疗要点	说　明
补　液	DKA 治疗的关键； 先使用生理盐水，开始速度较快，2 小时内输入 1000~2000ml
胰岛素治疗	小剂量短效胰岛素加入生理盐水中持续静脉滴注； 当血糖下降至 13.9mmol/L 时，开始输入 5% 葡萄糖溶液，按比例加入胰岛素
补　钾	治疗前血钾 < 3.3mmol/L 应立即补钾，血钾升至 3.5mmol/L 时再开始胰岛素治疗
补　碱	经输液及胰岛素治疗后，酮体水平下降，酸中毒可自行纠正，一般不必补碱； 严重酸中毒（pH ≤ 6.9）可补碱，但不宜过多、过快，以免诱发或加重脑水肿

知识补充

2 型糖尿病一经诊断，首选生活方式干预和二甲双胍治疗。

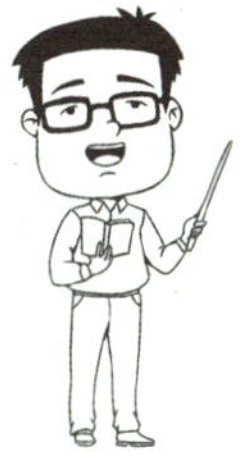

低血糖反应：服用胰岛素促泌药和注射胰岛素后，通常在没有进餐的情况下，出现心悸、疲乏、饥饿感、出冷汗、脉搏增快、恶心、呕吐等。

长效胰岛素于注射后 3~4 小时起效，8~10 小时达血药浓度峰值，维持时间为 20 小时，易发生夜间低血糖。

小儿维生素D缺乏性佝偻病

(3分)

助记口诀

三月枕秃六颅骨，大于六月镯手足。
七至八月见方颅，一岁鸡胸肋串珠。

知识补充

维生素D缺乏时，肠道吸收钙、磷减少，血钙水平降低，而刺激甲状旁腺激素分泌，动员骨释放钙、磷，以维持血钙正常或接近正常。

维生素D缺乏性佝偻病

时 期	初期（早期）	活动期（激期）	恢复期	后遗症期
发病年龄	3个月左右	＞3个月		＞2岁
临床表现	激惹、烦躁，出现枕秃	3~6个月：颅骨软化； ＞6个月：手镯、足镯； 7~8个月：方颅； 1岁左右：肋骨串珠、鸡胸、肋膈沟； ＞1岁："X"或"O"形腿	逐渐减轻或消失	残留不同程度的骨骼畸形
骨骼X线检查	可正常，或钙化带稍模糊	长骨钙化带消失，干骺端呈毛刷样、杯口状改变； 骨骺软骨盘增宽（＞2mm）； 骨质稀疏，骨皮质变薄	骨骼改变有所改善，出现不规则钙化线，以后钙化带致密增厚，骨骺软骨盘＜2mm，逐渐恢复正常	骨骼干骺端病变消失
健康教育	足月儿出生后2周补充维生素D 400U/d； 早产儿、低出生体重儿、双胎儿出生后即补充维生素D 800U/d			

第十六章 神经系统疾病

格拉斯哥昏迷量表（GCS）

睁眼反应	计 分	言语反应	计 分	运动反应	计 分
自动睁眼	4	回答正确	5	遵嘱活动	6
呼唤睁眼	3	回答错误	4	刺痛定位	5
刺痛睁眼	2	胡言乱语	3	躲避刺痛	4
不能睁眼	1	只能发声	2	刺痛肢屈	3
		不能发声	1	刺痛肢伸	2
				不能活动	1

肌力分级

分 级	临床表现
0 级	肌肉无任何收缩（完全瘫痪）
1 级	有肌肉收缩，但不产生运动
2 级	肢体能水平移动，但不能对抗地心引力，不能抬起
3 级	肢体可脱离床面，但不能对抗阻力
4 级	能够对抗阻力，但肌力弱
5 级	正常肌力

瘫痪的定位诊断

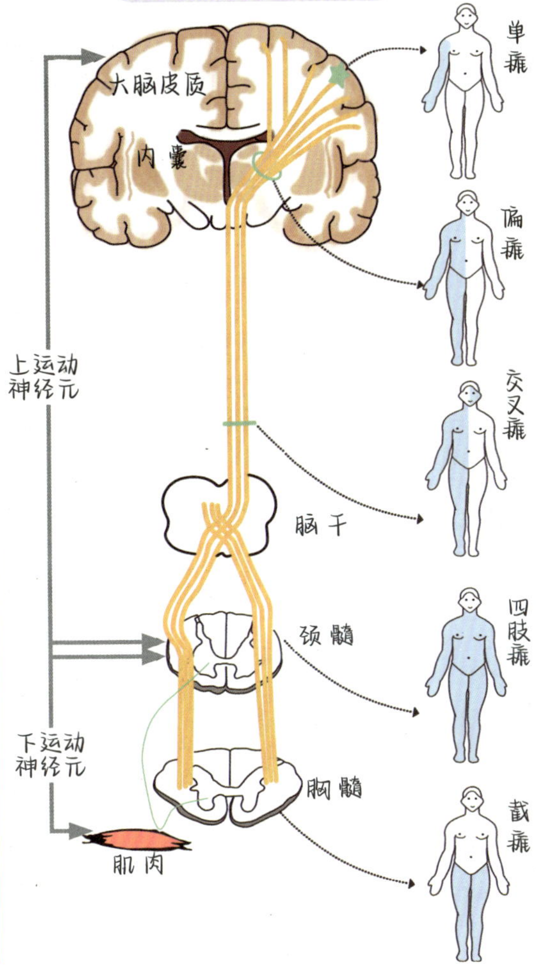

神经系统疾病概述

（1分）

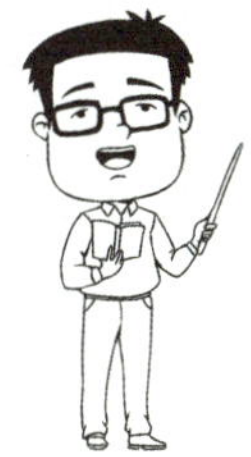

腰椎穿刺术后去枕平卧4~6小时，可预防颅内压降低引起的头痛。

助记口诀

“手动抬杠”：

手—1级肌肉可以收(手谐音)缩

动—2级可移动；

抬—3级可抬起；

杠—4级可对抗（杠谐音）阻力。

颅内压增高与脑疝

(1 分)

颅内压增高

要点		说明
临床表现	“三主征”	头痛：以早晨或晚间较重，多位于额部和颞部，表现为胀痛和撕裂痛
		呕吐：可呈喷射性
		视神经乳头水肿：重要的客观体征
	生命体征改变	库欣反应：“两慢一高”，即脉搏减慢、呼吸深慢、血压升高
	并发症	脑疝：由颅内占位性病变导致颅腔内压力分布不均所致
辅助检查		颅内压增高明显者或急性脑疝患者，禁忌腰椎穿刺
治疗要点	脱水治疗	首选 20% 甘露醇 250ml，并于 15~30 分钟内快速静脉滴注完毕
	激素治疗	通过改善毛细血管通透性，减轻脑水肿，降低颅内压
护理措施	补　液	应控制液体摄入量，成人静脉输液量为 1500~2000ml/d，尿量≥600ml/d
	体　位	颅脑手术患者术后床头抬高 15°~30°，以利于颅内静脉回流，减轻脑水肿
	脑室引流的护理	引流管开口应高于侧脑室平面 10~15cm，引流量不超过 500ml/d； 若引流管被小凝血块或破碎的脑组织阻塞，可用无菌注射器轻轻向外抽吸，切不可注入生理盐水冲洗

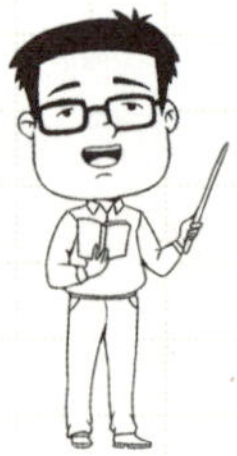

颅内压增高最严重的后果和主要死因：脑疝。

脑室引流

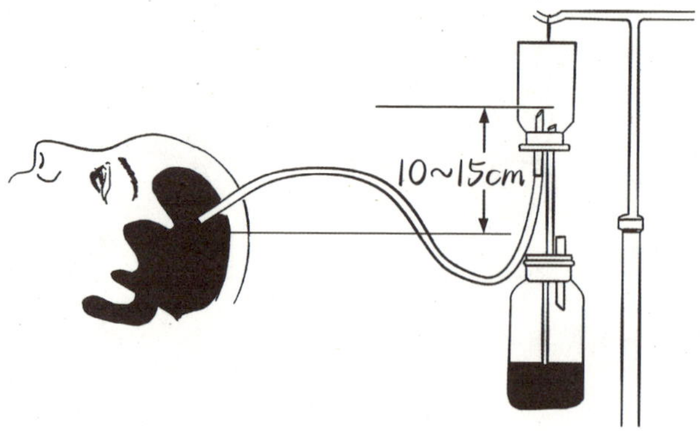

脑疝

要 点	小脑幕切迹疝	枕骨大孔疝
瞳孔改变	患侧瞳孔先缩小、后散大； 晚期表现为双侧瞳孔散大、固定，对光反射消失	瞳孔可忽大忽小
运动障碍	对侧肢体偏瘫	颈强直
意识障碍	进行性意识障碍	出现较晚
生命体征紊乱	脑干受压后可出现	出现较早； 早期即可突发呼吸骤停而死亡

双侧瞳孔不等大提示脑疝发生。

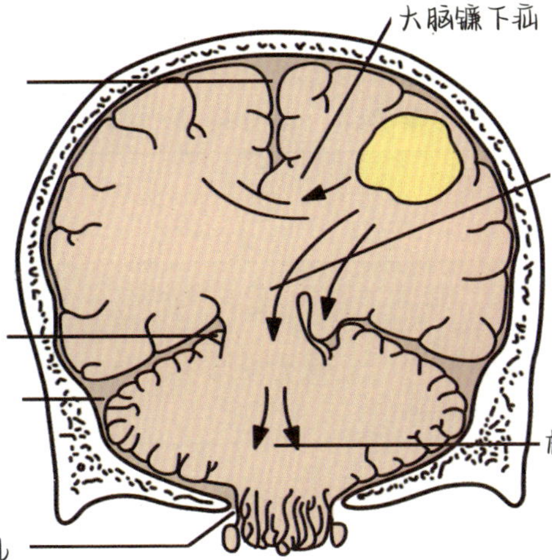

脑疝

知识补充

急性脑疝首要的治疗措施：**静脉输入高渗脱水药**。

颅脑损伤

(2分)

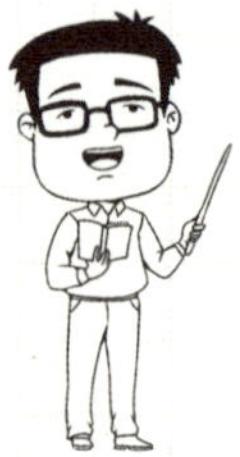

颅底骨折最可靠的诊断依据：脑脊液漏。

颅底骨折分类

分类	脑脊液漏部位	瘀斑部位
颅前窝骨折	鼻漏	眶周、球结膜下瘀斑（熊猫眼征，眼镜征）
颅中窝骨折	耳漏	鼻咽部血肿
颅后窝骨折	无	乳突区瘀斑（Battle征），咽后壁血肿

脑脊液漏的护理

要点	说明
体位	床头抬高15°~30°或半坐卧位，头偏患侧
保持局部清洁	生理盐水棉球清洁鼻前庭或外耳道
预防脑脊液反流	禁忌堵塞、冲洗、滴药入鼻腔和耳道，禁忌行腰椎穿刺； 脑脊液鼻漏者，严禁经鼻腔置管（胃管、吸痰管、鼻导管）； 避免咳嗽、打喷嚏、擤鼻涕、用力排便

脑震荡与颅内血肿

	临床表现	CT检查
脑震荡	伤后立即出现意识障碍，一般不超过半小时； 清醒后可有逆行性遗忘	无异常
硬膜外血肿	昏迷→中间清醒或好转→昏迷	双凸镜形或弓形高密度出血灶
硬膜下血肿	持续性昏迷或昏迷进行性加重	新月形或半月形高密度出血灶

知识补充

脑干损伤时可出现双侧瞳孔大小、形状改变。

出血性脑血管疾病

要 点	蛛网膜下腔出血	脑出血
病 因	先天性动脉瘤，动静脉畸形	高血压合并动脉粥样硬化
发病年龄	先天性动脉瘤：多见于35~65岁； 动静脉畸形：多见于青少年	50岁以上
典型表现	剧烈头痛，血压正常或增高	意识障碍出现迅速，基底神经节区出血最多见，剧烈头痛，血压显著升高
脑膜刺激征	多见	少见
神经系统定位体征	无	"三偏征"：对侧偏瘫、偏身感觉障碍和同向性偏盲
脑脊液	均匀一致血性	脑室出血可为血性
辅助检查	脑血管造影：重要的病因诊断； 头颅CT：见脑池高密度影	头颅CT：见脑组织局灶高密度影

脑出血好发部位

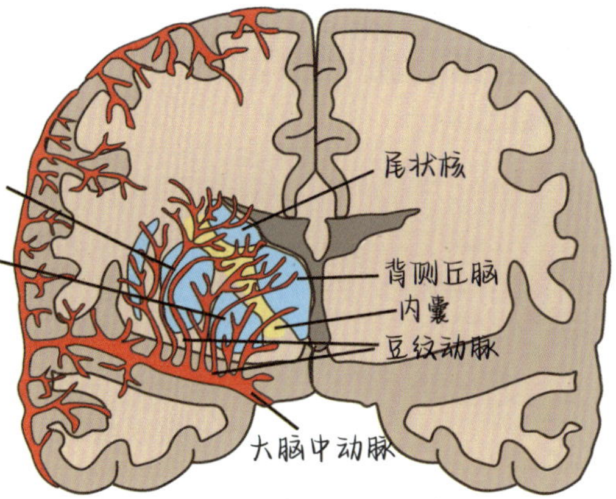

脑血管疾病

(2分)

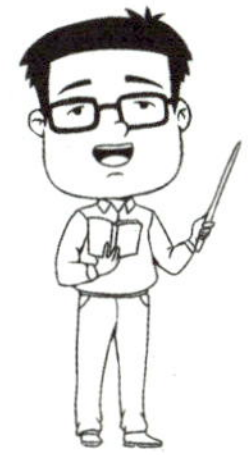

脑膜刺激征：颈强直、凯尔尼格征、布鲁津斯基征阳性。

知识补充

"三偏征"：对侧偏瘫、偏身感觉障碍和同向性偏盲。

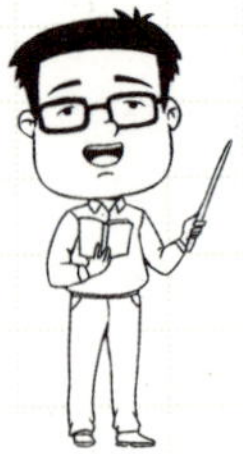

局灶定位症状指偏瘫、失语、偏身感觉障碍和共济失调等。

知识补充

发作间隔时间短、发作持续时间长、临床症状逐渐加重的进展性TIA是即将发生脑梗死的强烈预警信号。

缺血性脑血管疾病

要　点	短暂性脑缺血发作（TIA）	脑血栓形成	脑栓塞
病　因	脑动脉粥样硬化	脑动脉粥样硬化	风湿性心脏瓣膜病
起病时间	突发	缓慢	急骤
起病状态	反复发作	休息或睡眠	活动后
前驱症状	无	头晕、头痛、肢体麻木等	无
意识障碍	无	无	轻，恢复快
局灶定位症状	24小时内完全恢复	常见	常见

不同动脉系统TIA的表现

分　类	常见症状	特征性症状
颈内动脉系统TIA	可见病灶对侧发作性肢体单瘫、偏瘫和面瘫、单肢或偏身麻木	病变侧单眼一过性黑矇或失明，对侧偏瘫及感觉障碍，优势半球受累可有失语
椎基底动脉系统TIA	眩晕、恶心和呕吐、平衡失调	跌倒发作和短暂性全面遗忘症； 跌倒发作表现为转头或仰头时双下肢无力而跌倒，常可很快自行站起，无意识丧失； 短暂性全面遗忘症表现为发作时出现短时间记忆丧失，对时间、地点定向障碍，但对话、书写和计算能力正常，无意识障碍，持续数分钟或数小时

脑血管疾病的辅助检查

检　查	疾　病	临床意义
CT 检查	脑出血	CT 是确诊的首选方法，发病后即可见高密度出血灶
	脑梗死	CT 在发病当天多无改变，24 小时后出现低密度梗死灶
脑血管造影	蛛网膜下腔出血	最具定位意义的辅助检查，主要用于病因诊断
	脑血栓形成及脑栓塞	可显示血栓形成的部位、程度及侧支循环

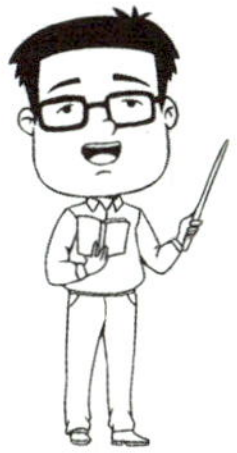

CT 检查是脑血管疾病首选的检查方法。

脑血管疾病的治疗与护理

疾　病	治疗与护理	
短暂性脑缺血发作	饮食护理	低盐、低脂、高蛋白、高维生素饮食
脑梗死	溶栓治疗	6 小时内采用重组组织型纤溶酶原激活剂（rt-PA）、尿激酶等
脑出血	休息与活动	急性期应绝对卧床，侧卧位，头胸抬高 15°~30°，避免搬动，保持安静
	预防脑疝	应密切观察瞳孔（主要），给予 20% 甘露醇快速静脉滴注
蛛网膜下腔出血	休息与活动	发病后绝对卧床 4~6 周，抬高床头 15°~20°
	预防出血	再次出血发生在 1 个月内的危险最大，2 周再发率最高

知识补充

偏身感觉障碍有皮肤感觉迟钝的表现，用热水袋温度过高易致皮肤烫伤。

第十七章　生命发展保健

计划生育

（1 分）

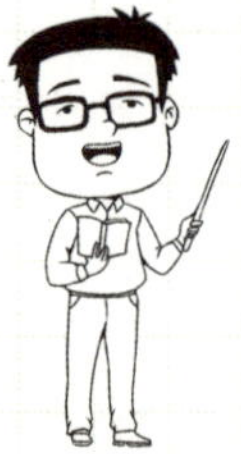

避孕药的不良反应多由雌、孕激素的综合作用所致。

常用的避孕方法及护理

要　点	宫内节育器（主要）	药物避孕
原　理	引起宫腔内局部炎症，损伤子宫内膜，改变宫腔内环境，干扰受精卵着床	抑制排卵
时　间	月经干净后3~7天； 产后42天； 剖宫产术后半年； 两次测体温≤37.5℃； 人工流产术后立即放置； 紧急避孕须性交后5天内	短效口服避孕药应从月经来潮第5天开始，1片/晚，连服22天，不能中断； 如果漏服，应于第二天清晨（12小时内）补服
护理措施	放置术后休息3天，取出术后休息1天； 1周内避免重体力劳动； 2周内禁止性生活及盆浴	不良反应：类早孕反应、不规则阴道流血、闭经（须停药）、色素沉着、体重增加等

知识补充

宫内节育器放置后1、3、6、12个月各复查1次，以后每年复查1次，直至取出停用。

输卵管结扎术结扎的部位是输卵管峡部。

人工终止妊娠的方法

方　法	适用妊娠周数	特　点
药物流产	7周内	常用米非司酮和米索前列醇
负压吸引术	10周内	利用负压，通过吸管将妊娠物从宫腔内吸出
钳刮术	10~14周	扩张宫颈管后，用卵圆钳夹取妊娠物，再行刮宫、吸宫
依沙吖啶引产	13~28周	依沙吖啶是强力杀菌药，刺激子宫平滑肌收缩
水囊引产	13~28周	水囊置子宫壁和胎膜间，增加宫腔压力及机械刺激宫颈管

产前检查

要 点	说 明
产前检查频率	妊娠6~13周末、14~19周末各检查1次
	妊娠20~36周，每4周检查1次
	妊娠37~41周，每周检查1次
	有高危因素者，酌情增加检查次数
推算预产期	自末次月经第1天算起，月数减3（或加9），日数加7

电子胎心监护评价指标及临床意义

名 称	临床意义
早期减速	宫缩时胎头受压，提示胎儿有缺氧的危险
变异减速	提示脐带受压
晚期减速	提示胎盘功能不良、胎儿宫内缺氧

孕期保健

（1分）

胎心音多在孕妇腹壁的胎背侧听得最清楚。

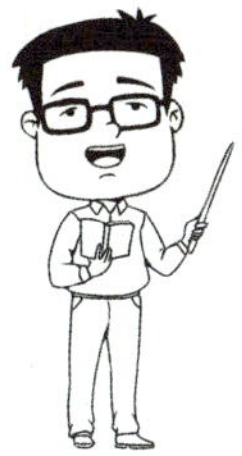

羊水卵磷脂/鞘磷脂（L/S）≥2代表胎儿肺成熟。

知识补充

胎动计数是孕妇自我评价胎儿宫内状况的简便方法。

生长发育

（7分）

知识补充

生长发育顺序的规律：由上到下、由近到远、由粗到细、由低级到高级、由简单到复杂。

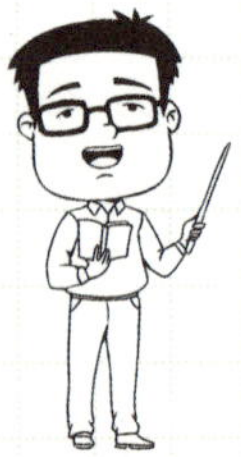

体重：最易获得的反映儿童生长和营养状况的重要指标。

身高：反映骨骼发育的重要指标。

体格增长常用指标

指 标	年 龄	说 明
体 重	出生时	3.25kg
	3~12月龄	[年龄（月）+9]/2kg
	1~6岁	年龄（岁）×2+8kg
	7~12岁	[年龄（岁）×7－5]/2kg
身 高	出生时	50cm
	1岁	75cm
	2~6岁	年龄（岁）×7+75cm
	7~10岁	年龄（岁）×6+80cm
胸围和头围	出生时	胸围32cm，头围33~34cm
	1岁	胸围和头围均为46cm
	1岁至青春前期	胸围：头围＋年龄－1cm； 头围：2岁时48cm，5岁时50cm
前 囟	通常1~1.5岁，最迟2岁	闭合时间
后 囟	6~8周	闭合时间
牙	4~10月龄	乳牙开始萌出
	2~2.5岁，最晚3岁	乳牙出齐
	6岁	萌出第一颗恒牙
	12岁	萌出第二恒磨牙
	17~18岁	萌出第三恒磨牙（智齿）

免疫规划

疫　苗	初种对象的月（年）龄	接种部位
卡介苗	出生时	左上臂三角肌外下缘
乙肝疫苗	0、1、6月龄	上臂三角肌
脊髓灰质炎减毒活疫苗	2、3、4月龄	—
百白破疫苗	3、4、5月龄	上臂三角肌
麻疹减毒活疫苗	8月龄	上臂外侧
乙脑减毒活疫苗	8月龄	上臂外侧

疫苗接种异常反应

分　类	出现时间	表　现
过敏性休克	接种后数分钟或0.5~2.0小时	四肢湿冷、呼吸困难、脉搏细速等
晕厥（晕针）	在空腹、疲劳等情况下，接种时或数分钟内	头晕，心悸，面色苍白，手足发麻、冰凉，心率、血压变化等
过敏性皮疹	接种后数小时至数天出现	荨麻疹最多见

小儿添加辅食的顺序

月　龄	食物性状	添加辅食举例
2周至3个月	流质食物	鱼肝油制剂、水果汁和菜汤
4~6个月	泥状食物	米汤、米糊、含铁配方米粉等、蛋黄（补铁）、鱼泥、豆腐、动物血、菜泥、水果泥
7~9个月	末状食物	稀（软）饭、烂面、饼干、蛋、鱼、肝泥、肉末
10~12个月	碎食物	软饭、挂面、馒头、面包、豆制品、碎肉

·小·儿保健

(4分)

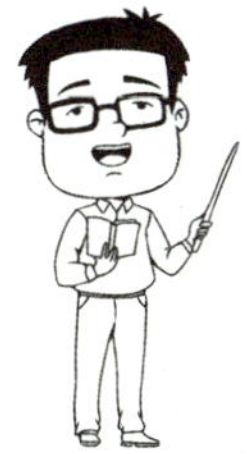

接种卡介苗多采用皮内注射。

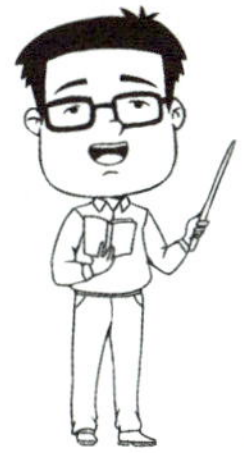

婴儿每天所需液体量为150ml/kg。

知识补充

小儿添加辅食顺序：应循序渐进，从少到多，从稀到稠，由一种到多种，逐步过渡到固体食物。

第十八章　中医基础知识

中医基础知识

(2 分)

五行相克规律：木克土，土克水，水克火，火克金，金克木。

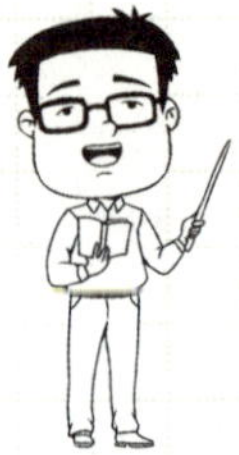

中药的“五味”：酸、苦、甘、辛、咸。

知识补充

中药的“四性”：寒、热、温、凉。

自然界和人体的五行属性归类

自然界					
五季	五味	五色	五化	五气	五方
春	酸	青	生	风	东
夏	苦	赤	长	暑	南
长夏	甘	黄	化	湿	中
秋	辛	白	收	燥	西
冬	咸	黑	藏	寒	北
人体					
五脏	五腑	五官	五体	五华	五志
肝	胆	目	筋	爪	怒
心	小肠	舌	脉	面	喜
脾	胃	口	肉	唇	思
肺	大肠	鼻	皮	毛	悲
肾	膀胱	耳	骨	发	恐

五行相生相克

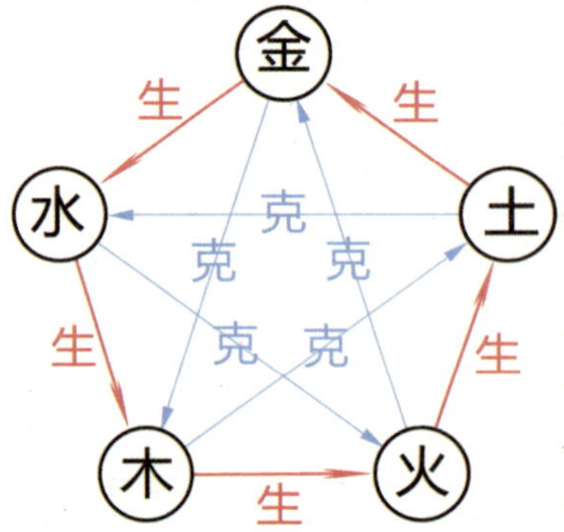

事物或现象的阴阳属性

属 性	空 间	时 间	季 节	温 度	湿 度	重 量	亮 度	运动状态
阳	天、上、外、左、南	昼	春、夏	温热	干燥	轻	明亮	动、升、兴奋、亢进
阴	地、下、内、右、北	夜	秋、冬	寒冷	湿润	重	晦暗	静、降、抑制、衰退

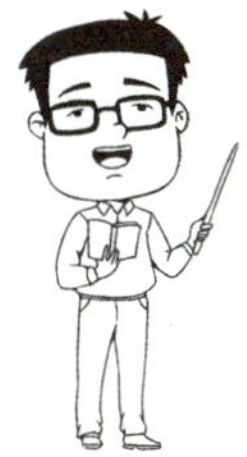

阴阳相互转变如“物极必反”“寒极生热、热极生寒”。

五行的特性

五 行	性 质	引申含义
木	木曰曲直，指木具有能屈能伸、向上向外舒展的特性	引申为具有生长、升发、伸展、舒畅等性质和作用的事物或现象
火	火曰炎上，指火具有炎热、上升、光明的特性	引申为具有温热、升腾、明亮等性质和作用的事物或现象
土	土爰稼穑，指土具有播种和收获，即孕育生机、长养万物的特性	引申为具有生化、承载、受纳等性质和作用的事物或现象
金	金曰从革，指金虽质地刚硬，但也可变革的特性	引申为具有沉降、肃杀、收敛、清洁、发声等性质和作用的事物或现象
水	水曰润下，指水有滋润、下行的特性	引申为具有滋润、下行、寒冷、闭藏等性质和作用的事物或现象

“藏”是指藏于体内的脏腑。“象”是指脏腑器官的形态结构，以及显现于外的生理功能和病理变化。

知识补充

藏象学说的特点：以五脏为中心的整体观；以“象”来考证“脏”的功能活动；解剖、生理、病理学的统一体。

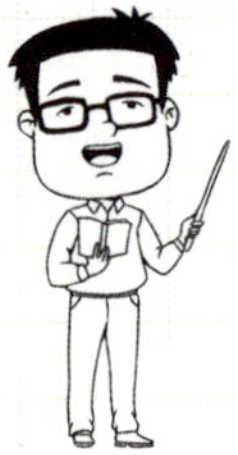

中医四诊包括望、闻、问、切。

知识补充

奇恒之腑包括脑、髓、骨、脉、胆和女子胞，它们在形态上多为中空器官，类似腑；功能上主贮藏精气，颇似脏。

五脏六腑

分类		说明
五脏	肝	"刚脏""将军之官"，主疏泄、主藏血
	心	"君主之官""五脏六腑之大主""生之本"，主血脉、主神志
	脾	"后天之本"，主运化、主升清
	肺	"相傅之官""华盖"，主宣降、主行水
	肾	"作强之官""先天之本""封藏之本"，主纳气、主藏志
六腑	胆	主决断，贮存和排泄胆汁
	胃	"太仓""水谷之海"，主受纳、腐熟水谷，主降浊
	小肠	"受盛之官"，主泌别清浊，受盛化物
	大肠	主要生理功能是传化糟粕
	膀胱	"州都之官"，主要生理功能是储存津液和排泄尿液
	三焦	主要生理功能是通行元气和运行水液

十二经脉名称

	阴经（属脏）	阳经（属腑）
手	太阴肺经	阳明大肠经
	厥阴心包经	少阳三焦经
	少阴心经	太阳小肠经
足	太阴脾经	阳明胃经
	厥阴肝经	少阳胆经
	少阴肾经	太阳膀胱经

十二经脉流注次序

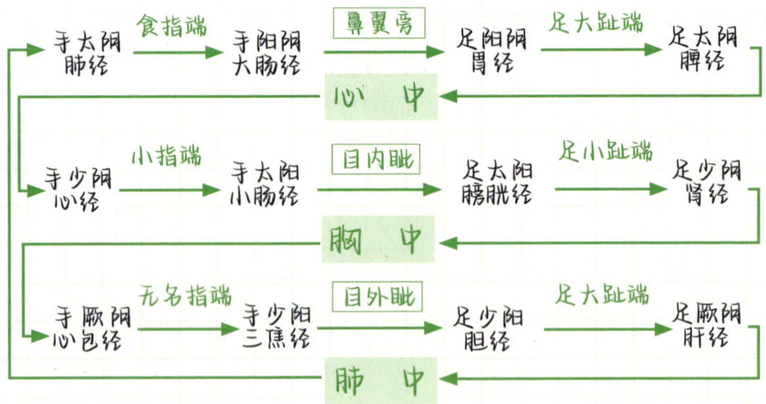

中医护理的基本原则

基本原则	内容	
预防为主	包括未病先防和既病防变2个方面	
护病求本	急则护其标，缓则护其本	
	正护	又称逆护法，是逆疾病证候性质而护的一种护理法则，如热者寒之，寒者热之，虚者补之，实者泻之，均为正护法，适用于疾病的本质与现象一致的病证，如寒证、热证、虚证、实证
	反护	又称从护法，是顺疾病假象而护的一种护理法则，主要有热因热用、寒因寒用、塞因塞用、通因通用的护理方法，适用于疾病的本质与现象相反的病证
同病异护	同一种疾病，因病邪性质或病程阶段不同，表现出不同的证候，可运用不同护理措施	
异病同护	不同疾病的发展过程中，出现相同的病机变化或同一性质的证候，可运用相同护理措施	
三因制宜	因时制宜	根据不同季节的气候特点或时间节律考虑护理原则和方法
	因地制宜	根据不同地区的地理环境考虑护理原则和方法
	因人制宜	根据患者的年龄、性别、体质、生活习惯等不同特点考虑护理原则和方法

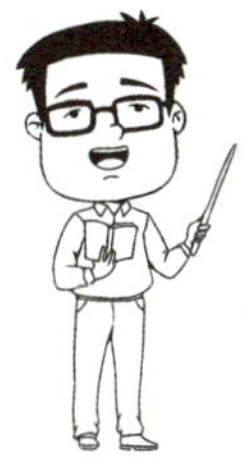

辨证论治是中医认识和治疗疾病的基本原则。

知识补充

阴证是体内阳气虚衰或寒邪凝滞的证候，以虚寒证为代表。

切脉常用“寸口诊法”，寸口脉即桡动脉的腕后浅表部分，以腕后高骨处（桡骨茎突）为标记，其内侧为关，关前（腕侧）为寸，关后（肘侧）为尺。

知识补充

寸、关、尺三部位置确定后，三指略呈弓形倾斜，指端平齐，与受诊者体表约成45°为宜，以使指腹紧贴于脉搏搏动处。

脉象及临床意义

脉　名	脉象特征	临床意义
平脉、常脉	寸关尺三部皆有脉，不浮不沉，不大不小，不快不慢	脏腑功能正常、气血充盈
浮　脉	轻取即得，重按稍减而不空	表证，亦主虚证
沉　脉	轻取不应，重按始得	里证
迟　脉	脉来迟慢，相当于每分钟脉搏在60次以下	寒证
数　脉	脉来急促，相当于每分钟脉搏在90~120次	热证
虚　脉	三部脉举按皆无力，按之空虚，应指松软，是无力脉的总称	气血两虚证
实　脉	三部脉举按皆有力，是有力脉的总称	实证
洪　脉	指下极大，滔滔满指，应指有力，来盛去衰	邪热炽盛所致
滑　脉	往来流利，如盘走珠，应指圆滑	见于痰饮、食滞、实热
涩　脉	形细而行迟，往来艰涩不畅，有如轻刀刮竹	多见于精血亏虚、脉失濡养、气滞血瘀等
弦　脉	端直以长，如按琴弦	多见于肝失疏泄、痰饮内阻
结　脉	脉来缓而时一止，止无定数	阴盛气结，寒痰血瘀
浮紧脉	浮脉+紧脉特征	表寒证，或风寒痹病疼痛
浮数脉	浮脉+数脉特征	主表热证
沉迟脉	沉脉+迟脉特征	主里寒证
弦数脉	弦脉+数脉特征	主肝郁化火或肝胆湿热、肝阳上亢等证
弦细脉	弦脉+细脉特征	主肝肾阴虚、血虚肝郁或肝郁脾虚等证
滑数脉	滑脉+数脉特征	主痰热、湿热或食积化热等证

四性的作用与适应证

四　性	作　用	适应证	举　例
寒凉性食物	清热、泻火、解毒、润燥、生津	热证	绿豆、西瓜、冬瓜、苦瓜、紫菜等
温热性食物	温中、祛寒	寒证	羊肉、辣椒、姜、葱、蒜、酒等

五味的作用与适应证

味	作　用	适应证	举　例
辛	发散、行气、行血	表证、气滞血瘀证	胡椒适用于腹部冷痛、腹胀等
甘	补益、和中、缓急	虚证、痛证	红糖用于脾胃虚寒的胃痛
酸（涩）	收敛、固涩	虚证多汗、泄泻、尿频、遗精	乌梅涩肠止泻，用于久泄者
苦	泄热、燥湿、坚阴	热证、湿证、气逆	苦瓜用于口臭、口苦、大便干燥等胃肠燥热证
咸	软坚、散结、泻下	热解便秘、瘿瘤、瘰疬等	海藻软坚，消散瘿瘤
淡	渗湿、利水	水肿、小便不利、湿盛等	薏苡仁渗湿利水，用于脾运失常、水湿内盛

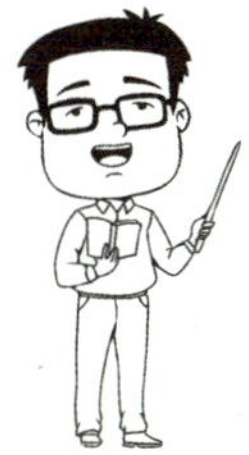

八纲，即表、里、寒、热、虚、实、阴、阳八个辨证的纲领。

知识补充

热证表现为小便短赤，大便干结，舌红苔黄燥少津，脉数等。

知识补充

表证：是六淫、疠气、虫毒等邪气经皮毛、口鼻侵入机体导致的外感疾病初期阶段，具有起病急、病情轻、病程短的特点。

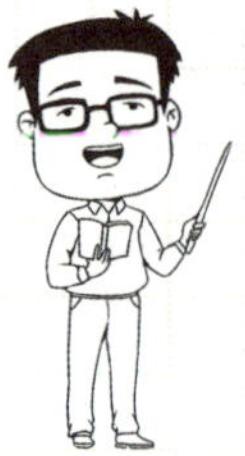

阳证：是体内热邪壅盛或阳气亢盛的证候，以实热证为代表。

寒证与热证的鉴别要点

	面色	寒热	口渴	四肢	小便	大便	舌象	脉象
寒证	白	恶寒	口淡不渴	厥冷	清长	溏薄	舌淡苔白	迟或紧
热证	红	发热	口渴喜冷饮	烦热	短赤	干结	舌红苔黄	数

虚证与实证的鉴别要点

	病程	体质	形态	疼痛	二便	舌象	脉象
虚证	久病	虚弱	精神萎靡、声低息微	隐痛喜按	小便清长、大便溏薄	舌质嫩、苔少或无苔	细弱无力
实证	新病	壮实	精神兴奋、声高气粗	疼痛拒按	大便秘结、小便短赤	舌质老、苔厚腻	实而有力

表证与里证的鉴别要点

	寒热症状	脏腑症状	舌象	脉象	病情	病程
表证	发热、恶寒同见	头身疼痛、鼻塞或喷嚏	变化不明显	浮脉	轻	短
里证	但热不寒或但寒不热	内脏证候，如咳嗽、心悸、腹痛等	多有变化	沉脉	重	长
半表半里证	寒热往来	胸胁苦满	变化不明显	弦脉		

中医治病八法

分类	原理	适用情况
汗法（解表法）	运用解表发汗的方药开泄腠理，驱邪外出，解除表证	一切外感疾病初起，某些水肿或疮疡病初起，麻疹将透未透等有表证者
吐法（催吐法）	运用涌吐的方药，引导病邪或毒物从口吐出	食积停滞胃脘、顽痰阻塞气道、误食毒物尚在胃脘
下法（泻下法）	运用泻下的方药，通泻大便，攻逐实邪，解除实热蕴结	胃肠积滞、实热内结、胸腹蓄水、瘀血内停、大便不通等里实证
和法（和解法）	运用和解疏泄的方药，祛除病邪，调理脏腑气血	应用广泛，如内伤病的肝胃不和、肝脾不和
温法（温里法、祛寒法）	运用温热的方药，补益阳气，祛除寒邪	中焦虚寒、阴盛阳衰、寒凝经脉、亡阳等里寒证
清法（清热法）	运用寒凉的方药，通过泻火、凉血、解毒等作用清除热邪	范围广泛，各种里热证
补法（补益法）	运用补益的方药，扶助正气，消除虚弱证候	各种原因导致的脏腑气血、阴阳虚弱或某一脏腑虚损病证
消法（消散法）	运用消导、消散、软坚、化积等方药，消除积滞的实邪	气、血、食、痰、湿（水）所形成的积滞、癥瘕、痞块等病证

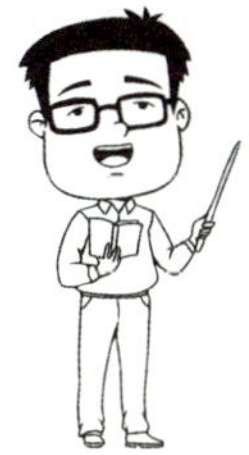

中医的预防原则有未病先防、既病防变、愈后防复发。

知识补充

中医的治疗原则有正治反治、标本缓急、扶正祛邪、调整阴阳、调理精气血津液、三因宜致。

护理管理

(2～3分)

知识补充

护理管理的其他原则：稳定性与适应性相结合原则、集权与分权结合原则、精干高效原则、执行与监督分设原则。

第十九章　护理管理

护理管理的组织原则

组织原则	内　容
目标明确原则 （任务和目标一致的原则）	整个组织的活动要始终围绕组织的总目标运转； 如护理部的目标必须根据医院总体目标制定，并始终保持一致
分工协作原则 （专业化分工与协作的原则）	分工是将整体功能划分为若干类别的功能单位，协作是各项工作顺利进行的保证，协调是促进组织成员有效协作的管理手段
等级和统一指挥的原则 （统一指挥原则）	将组织的职权、职责按照上下级关系划分，组织内各部门必须服从于它的上一级部门领导的命令和指挥，并且强调只能服从一个上级的命令和指挥； 如护理组织上划分护理部主任－科护士长－护士长是三级负责制的半垂直管理
层幅适当原则 （有效管理幅度的原则和管理层次的原则）	一般情况下，从最高领导层到基层是2～4层； 要做到组织有效运转，组织中的层次应越少越好，命令路线越短越好 窄管理幅度：可严密监控、上下级间联络迅速，但管理层次较多且费用高，上级会过多地参与下级的工作，最低层与最高层之间距离过长 宽管理幅度：可迫使上级授权且必须制定明确的政策，但上级负担过重，有失控的危险且容易成为决策的瓶颈，要求管理人员具备特殊的素质
责权对等原则 （职责与权限一致的原则）	授权时应遵循一定的原则：明确目标、合理授权、以信为重、量力授权、带责授权、授中有控、宽容失败

护理工作模式及优缺点对比

工作模式	内　容	优　点	缺　点
个案护理	一名护理人员负责一个患者的全部护理工作，实施个体化护理的工作模式； 常用于危重症、多器官功能障碍综合征、器官移植及大手术后需要特殊护理的患者	责任明确，护士对患者病情掌握全面并负责其全部护理工作，可充分发挥个人才华，促进护患关系和谐	耗费人力，只能实现在班负责，不能实施连续性护理
功能制护理	每个护士从事相对固定的护理活动； 如处理医嘱的主班护士、治疗护士、药疗护士等	工作内容单一，分工明确，节省人力，便于管理	护士机械重复单一工作，知识面变窄，与患者沟通减少； 易致护士疲劳厌烦，忽视整体护理，护理工作认同度与满意度下降
小组护理	护理人员和患者各分成若干小组，以小组形式负责一组患者的护理模式； 由组长制定护理计划和措施	可调动护理人力资源潜能，增强团队合作，融洽工作关系	个人责任感相对较弱，成员之间的磨合与沟通需要一定时间
责任制护理	由责任护士和相应辅助护士对患者从入院到出院实施有计划、有目的的整体护理； 以患者为中心，以护理计划为内容	工作自主性强，责任明确，对患者情况了解较全面，能提供连续、整体、针对性的护理	要求责任护士具备较高的能力水平，人力需求量大，难以实现对患者24小时全面负责，工作压力与风险明显增加

知识补充

临床路径指医生、护士及医技人员等的一组成员，共同针对某一病种建立一套标准化的治疗模式与治疗程序。

临床路径适用于诊断明确、预期结果相对确定、病情相对单纯的一般常见病及多发病的治疗护理。

知识补充

护理质量管理常用PDCA循环模式：Plan（计划）、Do（实施）、Check（检查）和Action（处理）。

病房发生护理差错后，护士长应及时上报护理部，时间不超过24小时。

护理质量标准的分类

分类	内容
要素质量标准	指提供护理工作的基础条件质量，是构成护理服务的基本要素；既可包括护理技术操作的要素质量标准，也可包括护理管理的要素质量标准； 如人员配备、环境质量、规章制度、仪器设备质量等
环节质量标准	指各种要素通过组织管理形成的工作能力、服务项目、工作程序和工序质量；主要指护理工作活动过程质量； 如执行医嘱、观察病情、护理文件书写、技术操作、心理护理、健康教育等
终末质量标准	患者所得到的护理效果的质量； 如皮肤压疮发生率、差错发生率、患者对护理服务的满意度等

常用的护理管理质量标准

内容	注意事项
急救物品质量标准	急救药品、器材准备完好率要求达到100%； 五定：定数量品种、定点安置、定人保管、定期消毒灭菌和定期检查维修； 三无：无责任性损坏、无药品变质、无过期失效； 二及时：及时检查维修、及时领取补充
无菌操作及消毒隔离质量标准	无菌物品注明灭菌日期，在有效期内使用； 医疗垃圾使用黄色塑料袋集中处理，生活垃圾使用黑色垃圾袋处理；可燃性污物应密闭运送，及时焚烧，非可燃性污物应分类处理；一次性注射器、输液器使用后针头必须置于锐器盒内，不得与其他医疗废物混放；医疗垃圾使用污染专梯专人回收
手术室质量标准	每月定期对手术室空气、医护人员的手及物品进行细菌培养
供应室质量标准	无菌物品灭菌合格率达100%

第二十章　护理法规

申请护士执业注册

护士执业注册	内　容
注册条件	具有完全民事行为能力，申请者年龄应在18周岁以上； 在中等职业学校、高等学校完成国务院教育主管部门和国务院卫生主管部门规定的普通全日制3年以上的护理、助产专业课程学习，并在教学、综合医院完成8个月以上护理临床实习，并取得相应学历证书； 通过国务院卫生主管部门组织的护士执业资格考试； 符合国务院卫生主管部门规定的健康标准
健康标准	无精神病史； 无色盲、色弱、双耳听力障碍； 无影响履行护理职责的疾病、残疾或者功能障碍
提交材料	护士执业注册申请审核表； 申请人身份证明； 申请人学历证书及专业学习中的临床实习证明； 护士执业资格考试成绩合格证明； 省、自治区、直辖市人民政府卫生行政部门指定的医疗机构出具的申请人6个月内健康体检证明； 医疗卫生机构拟聘用的相关材料

护理法规

(6分)

知识补充

护士执业注册申请，应当自通过护士执业资格考试之日起3年内提出。

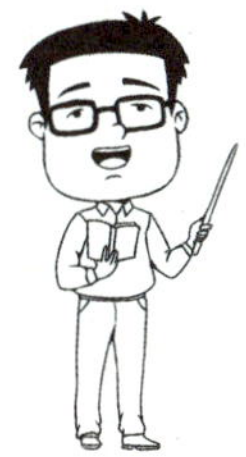

护士执业注册有效期为5年。

传染病的分类

分类	疾病
甲类传染病	鼠疫、霍乱
乙类传染病	严重急性呼吸综合征、艾滋病、病毒性肝炎、脊髓灰质炎、人感染高致病性禽流感、麻疹、流行性出血热、狂犬病、流行性乙型脑炎、登革热、炭疽、肺结核、伤寒和副伤寒、流行性脑脊髓膜炎、百日咳、白喉、新生儿破伤风、猩红热、布鲁菌病、淋病、梅毒、钩端螺旋体病、血吸虫病、疟疾
丙类传染病	流行性感冒（流感）、流行性腮腺炎、风疹、急性出血性结膜炎、麻风病、流行性和地方性斑疹伤寒、黑热病、包虫病、丝虫病、感染性腹泻病（除霍乱、伤寒和副伤寒外）、手足口病

知识补充

对乙类传染病中的严重急性呼吸综合征、炭疽中的肺炭疽、脊髓灰质炎，采取甲类传染病的预防、控制措施。

传染病的疫情控制

分类	疫情控制
甲类传染病	对患者、病原携带者予以隔离治疗，隔离期限根据医学检查结果确定；如霍乱患者隔离至症状消失后，隔天大便培养1次，连续2次，如阴性可解除隔离。 对疑似患者，确诊前在指定场所单独隔离治疗。 对医疗机构内的患者、病原携带者、疑似患者的密切接触者，在指定场所进行医学观察和采取其他必要的预防措施
乙类传染病	应当根据病情采取必要的隔离治疗和控制传播措施
丙类传染病	

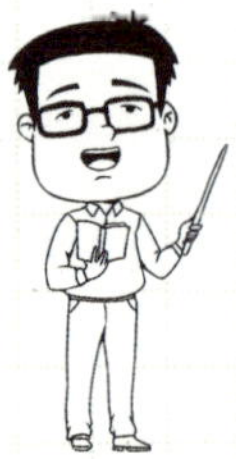

患甲类传染病、炭疽死亡的，应当将尸体立即进行卫生处理，就近火化。

医疗事故的分级和处置

分级	定义	处置
一级医疗事故	造成患者死亡、重度残疾的	患者有权复印或者复制其门诊病历、住院志、体温单、医嘱单、化验单（检验报告）、医学影像检查资料、特殊检查同意书、手术同意书、手术及麻醉记录单、病理资料、护理记录以及国务院卫生行政部门规定的其他病历资料； 患者死亡，医患双方当事人不能确定死因或者对死因有异议的，应当在患者死亡后48小时内进行尸检；具备尸体冻存条件的，可以延长至7天
二级医疗事故	造成患者中度残疾、器官组织损伤导致严重功能障碍的	
三级医疗事故	造成患者轻度残疾、器官组织损伤导致一般功能障碍的	
四级医疗事故	造成患者明显人身损害的其他后果的	

常见的法规条例

法律	常考内容
侵权责任法	因抢救生命垂危的患者等紧急情况，不能取得患者或者其近亲属意见的，经医疗机构负责人或者授权的负责人批准，可以立即实施相应的医疗措施
献血法	国家提倡18~55周岁的健康公民自愿献血； 血站对献血者每次采集血液量一般为200ml，最多不得超过400ml，2次采集间隔不少于6个月
人体器官移植条例	活体器官的接受人限于活体器官捐献人的配偶、直系血亲或者三代以内旁系血亲，或者有证据证明与活体器官捐献人存在因帮扶等形成亲情关系的人员

知识补充

对霍乱患者的密切接触者应严格检疫5天。

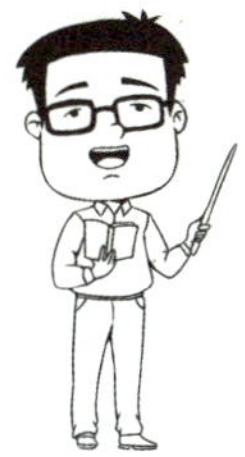

医生的会诊记录、病例讨论不可复印。

知识补充

医疗卫生法规的制订原则：促进健康原则、预防为主原则、公平原则、以患者为主原则。

护理工作中潜在的法律问题

- **侵权**
  - 有意侵权行为——行为当事人具有相关法律知识，但仍故意侵犯他人的权益
  - 无意侵权行为
    - 疏忽大意——行为人应当预见自己的行为可能发生危害患者的结果，因为疏忽大意而没有预见，以致发生不良后果
    - 渎职——医护人员在专业实践过程中因玩忽职守、滥用职权或者徇私舞弊，导致患者受到较大伤害的行为
- **犯罪**
  - 故意犯罪——明知自己的行为会发生危害社会的结果，并且希望或者放任这种结果发生，从而构成犯罪
  - 过失犯罪——应当预见自己的行为可能发生危害社会的结果，因为疏忽大意而没有预见，或者已经预见而轻信能够避免，以致发生不良结果而构成的犯罪

第二十一章　护理伦理

护理伦理学的基本原则

基本原则	内　容
尊重原则	尊重患者的生命，尊重人的生命及其生命价值是医学人道主义最根本的要求，也是护理道德的基本体现； 尊重患者及其家属的人格尊严，任何患者（包括已故患者）都具有基本的人格尊严，都应受到护士的尊重与维护； 尊重患者的隐私，要求医护人员不能随意泄露由于执行医疗任务而获得的患者隐私； 尊重患者的自主决定，最能代表尊重患者自主的方式是“知情同意”
自主原则	指有自主行为能力的个体，在不伤害社会和他人利益的前提下，有权自行决定是否接受或拒绝某些检查、治疗或临床试验
不伤害原则	不给患者带来本来完全可以避免的肉体和精神上的痛苦、损伤、疾病甚至死亡
公正原则	一般采用先来先服务、急症与重病优先的原则服务患者，如根据患者病情进行分级护理
行善原则（有利原则）	指护士始终把患者健康利益置于首位，并将其作为选择护理行为的首要标准，多为患者做善事，做有利于患者健康利益的事

护理伦理

(6分)

知识补充

属于侵犯患者隐私的情形：未经患者许可而允许学生观摩；未经患者同意公开患者资料；乘机窥探与病情无关的身体其他部位；其他与诊疗无关的故意探秘和泄露患者隐私。

知识补充

护士的权利：护理决策权，工资、福利待遇的保障权，职业卫生防护权，职称晋升、学习培训权，享有获得履行职责相关的权利，获得表彰和奖励权，人格尊严和人身安全不受侵犯权。

护士的义务

护士的义务	举例
依法进行临床护理义务	如术前护士向患者介绍病情及预后，体现了护士保证患者权益的义务
正确查对、执行医嘱的义务	护士发现医嘱违反法律、法规、规章或者诊疗技术规范规定的，应当及时向开具医嘱的医师提出；如果明知医嘱有误不提出质疑或由于疏忽大意未发现而执行酿成严重后果的，护士将与医生共同承担法律责任
向患者解释说明的义务	如因诊断结果不良，如恶性肿瘤、精神性疾病等，需要对患者实行保护性医疗时，护士应将有关情况告知患者家属
积极参加公共卫生应急事件救护的义务	当发生严重威胁公共生命安全的自然灾害、公共卫生事件时，护士应当服从县级以上人民政府卫生主管部门或所在医疗卫生机构的安排，参加医疗救护

患者的权利

患者的权利	内容
基本医疗权	享有基本的、合理的诊治、护理的权利和获得健康的权利，有权得到公正的、一视同仁的待遇； 任何医护人员和医疗机构都不得拒绝患者的求医要求
隐私权	患者的病情、家庭史、接触史、身体隐私部位、异常生理特征等个人私生活秘密，医院及其工作人员应保守，不得非法泄露
知情权	基本信息了解权：患者有权知道有关自己的病情、诊断、治疗情况的最新信息； 医疗风险知情权：患者有权知道医务人员拟定给自己实施的检查、治疗、手术和护理的适应证、禁忌证、并发症、疗效、危险性、可能发生的其他情况
公平权	分配性公平：公平享用医疗资源； 权利公平：尊重患者权利，公平对待每一位患者； 法律公平：法律面前人人平等

第二十二章　人际沟通

人际沟通的类型

分　类		定　义
按沟通的方式分类	语言沟通	以语言文字为媒介的一种准确、有效的沟通形式
	非语言沟通	通过非语言媒介，如表情、眼神、动作等实现的沟通
按沟通的组织系统分类	正式沟通	通过正式的组织程序，按组织规定的渠道进行信息交流； 沟通渠道固定，信息传递准确，但传递速度较慢
	非正式沟通	没有明确的规范，没有正式组织程序的约束，没有时间和场所的限制，没有固定的沟通渠道；非正式沟通为正式沟通的补充
按沟通的方向分类	上行沟通	指下级向上级传递信息
	下行沟通	指上级向下级传递信息
	横向沟通	指组织结构中同一层次的人员或部门之间进行的沟通，包括群体内部同事之间进行的沟通，如同病房责任护士之间的沟通
	斜向沟通	指组织内部既不属于同一隶属关系，又不属于同一层次之间的信息沟通

人际沟通概述

（1分）

知识补充

沟通的基本要素包括：信息环境、信息发出者、信息、传播途径、信息接受者、反馈（反馈是确定沟通是否有效的重要环节）。

根据语言的表达形式，语言沟通可分为口头语言沟通和书面语言沟通。

护理工作中的人际关系

(3～4分)

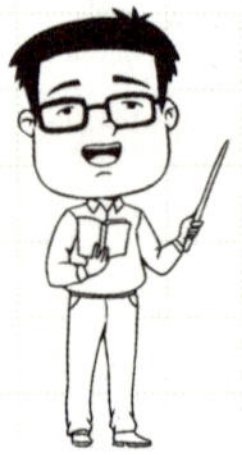

护患关系包括技术性关系和非技术性关系。

知识补充

技术性关系是护患关系的基础，是维系护患关系的纽带。

沟通的层次

沟通层次	概 念
一般性沟通（寒暄式沟通）	沟通的最低层次，沟通双方仅涉及一些表面性的、肤浅的、社会应酬性话题
事务性沟通（陈述事实）	沟通双方仅简单陈述个人的实际情况，属于工作性质的沟通，目的是将信息准确地传递给对方
分享性沟通（交换看法）	沟通除传递信息外，还分享个人的观点和判断
情感性沟通（分享感觉）	沟通双方除分享某一问题的观点和判断外，还会表达彼此的感觉、情感及愿望
共鸣性沟通（沟通高峰）	沟通的最高层次，沟通的双方达到一种短暂的高度一致的感觉

人际认知理论各效应的特点对比

效 应	特 点	举 例
首因效应	与陌生人交往时，根据对方的仪表、风度、言语、举止等外显行为做出综合性判断与评价而形成的初次印象，即“第一印象”“先入为主”； 最先获得的信息比后来获得的信息影响更大	护士前几次为患者输液都做到一针见血且疼痛不明显，患者会认为护士技术不错，后面就算遇到操作不成功，患者也会认为这是偶尔的
近因效应	人际交往中，人们常会比较重视新的信息，由于新信息的影响而改变之前的某些印象，即“日久见人心”； 最新获得的信息比以前获得的信息影响更大	最初觉得不好相处的同学，逐渐交往，深入了解，发现该同学其实很友好，待人和善

续　表

效　应	特　点	举　例
先礼效应	向对方提出意见或批评时，从礼貌的语言行为开始，有“先君子后小人”“先礼后兵”的意思	护士长对某护士最近的工作表现不满，与该护士交谈，对其说“你护理操作技能考试成绩很不错，要是工作中能更细心一点就更好了”
免疫效应	一旦接受并相信某种观点后，对相反的观点不易接受	被传销“洗脑”的人，很难接受“传销是违法的”等信息

护患关系的基本模式

模　式	特　点
主动-被动型	以疾病为中心，护士处于主动的、主导的地位；适用于不能表达主观意愿的患者；如休克、昏迷等意识严重障碍患者，智力低下及精神病患者，婴幼儿
指导-合作型	以患者为中心，是目前临床护患关系的主要模式；适用于病情较重但神志清楚、病程短的急性患者和外科手术后恢复期的患者
共同参与型	以健康为中心，护患双方都具有平等的权利；适用于受过良好教育或慢性病患者，了解自身所患疾病，有强烈的主动参与意识

知识补充

初始期护士通过询问病史、体格检查、翻阅病历等方式来了解患者；患者通过护士的主动介绍、仪表举止了解护士。

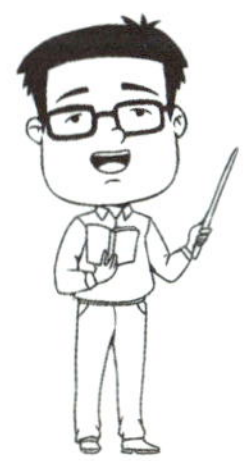

护患关系中最重要的非技术性关系是道德关系。

护理工作中的语言沟通

(5～6分)

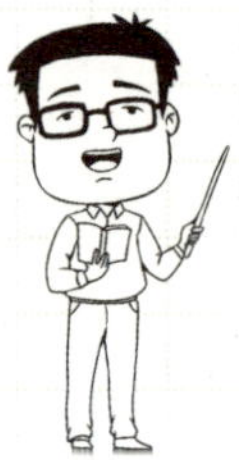

迎送用语表达的是欢迎或者送别，如“欢迎光临”“一路平安”等。

护患关系的发展过程

发展过程	解 释
初始期（熟悉期）	护士和患者的初识阶段，是护患之间开始建立信任关系的时期； 此期工作重点是建立信任关系，确认患者的需要
工作期（合作期）	是护士为患者实施治疗护理的阶段，也是护士完成各项护理任务的最主要时期； 此期工作重点是通过护士高尚的医德、熟练的护理技术和良好的服务态度，取得患者的信任，获得患者的配合，满足患者的需要； 此阶段护士的知识、能力和态度是保证良好护患关系的基础
结束期	经过治疗和护理，患者病情好转或康复，可以出院休养，护患关系转入结束期； 此期是护患关系最融洽的时期，绝大多数患者均能留下满意的评价

影响护士与患者家属关系的主要因素

原 因	解 释
角色期望冲突	由于亲人的病情，患者家属承受沉重的身心压力，并产生紧张、焦虑等心理反应，对医护人员期望值过高。然而，临床治疗和护理现状不能完全满足患者家属的需要，如果护士再出现不良的态度和工作方式，极易引发冲突
角色责任模糊	患者家属和护士对自己应承担的责任和义务不明确，有时会相互推卸责任，而影响护理质量，甚至出现护理差错、事故
经济压力过重	当患者家属耗费了高昂的医疗费用，但看不到明显的治疗效果时，容易产生不满情绪，造成护士与患者家属间的冲突

护患语言沟通的原则

原　则	内　容
尊重性	尊重是确保沟通顺利进行的首要原则
礼貌性	使用礼貌的语言和行为是有效沟通的最基本原则； 与患者及家属沟通的过程中，应注意使用礼貌用语，坚持文明优雅的语言； 日常护理用语包括招呼用语、介绍用语、电话用语、安慰用语和迎送用语
规范性	沟通应做到通俗易懂，吐字清楚，语义准确，语法规范，语速、语调适当，注意系统性和逻辑性，避免使用医学术语或医院常用的省略语； 同时注意清晰、准确地表达，以免引起患者的误解
情感性	在语言沟通过程中，护士应满腔热情、真心诚意地面对患者，做到态度谦和、语言文雅、语音温柔，给予患者精神上的安慰
保密性	护士必须尊重患者的隐私权，对患者的个人隐私做好保密工作，患者不愿意陈述的内容不可过分追问
科学性	护士在与患者沟通的过程中，应确保沟通内容的科学性； 作为专业人士，护士首先应保证沟通中所用的例证、资料均有可靠的科学依据； 应实事求是，不得任意夸张、歪曲事实

交谈技巧包括倾听、核实、提问、阐释、移情、沉默、鼓励和反应。

沟通的过程

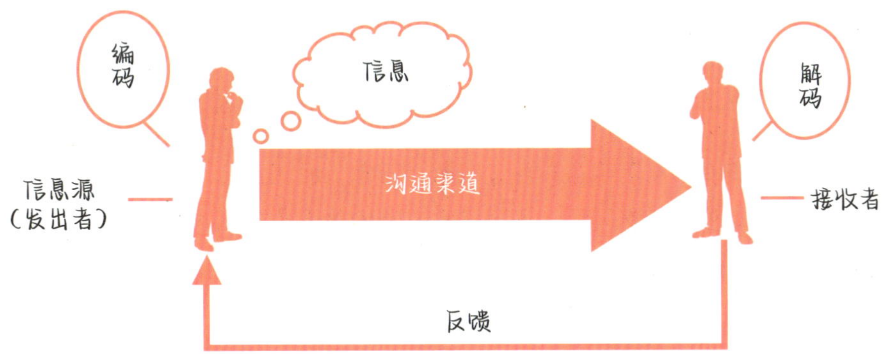

知识补充

封闭式提问：只要求患者回答“是”或“不是”，“有”或“没有”。

开放式提问：常使用“为什么”“能否”等提问词语。

护理工作中的非语言沟通

(1 分)

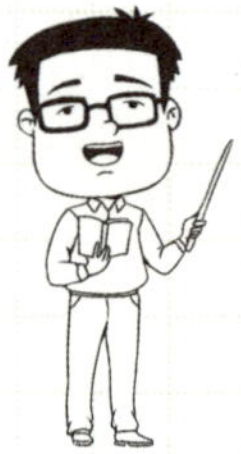

触摸是最有力、最亲密的沟通力量。

交谈的技巧

技巧	要点	
倾听	倾听过程中要与对方保持适当的距离（最佳距离 1m 左右），采取稍向对方倾斜的姿势，保持目光的接触； 避免随意插话或打断患者的话题	
核实	指交谈者在倾听过程中，为了核对自己对内容的理解是否准确所采用的交谈技巧	重述：可以将对方所说的话重述一遍，并不加判断；也可以要求对方将说过的话重述一遍
		改述：又称意译，是把对方的话改用不同的说法表达出来，但本质意思不变，或将患者的弦外之音阐述出来
		澄清：对于一些模棱两可、含糊不清、不够完整的信息提出疑问，以取得更具体、准确的信息
		归纳总结：用简单、概述的方式将对方交谈的主要意思概括出来，并可使对方的谈话聚焦在关键问题上
提问	提问时应注意选择合适的时机，分次提问，遵循中心性原则和温暖性原则，避免诱导	封闭式提问：将患者的应答限制在特定范围内的提问
		开放式提问：问题范围较广，不限制患者的回答
阐释	指叙述并解释，患者常存在许多问题或疑虑，护士应给予针对性的阐释； 阐释有助于患者认识问题，了解信息，消除患者的担忧和恐惧感	

续 表

技 巧	要 点
移 情	是从他人的角度感受、理解他人的感情，并对他人的感情做出恰当的反应； 移情的焦点是从对方的角度观察世界； 护患沟通过程中，护士应学会换位思考，注意倾听，尊重患者
沉 默	沉默可以表达接受、关注和同情，也可以表达委婉的否认和拒绝，可以给患者诉说或宣泄的机会，也可以给护士思考、冷静和观察的机会； 选择时机、场合及怎样运用是使用沉默技巧的关键

人际距离的分类

	空间距离（m）	适用对象	适用情况举例
亲密距离	0~0.5	夫妻、情侣、极亲密的朋友或孩子依恋父母	护士给予患者查体、治疗、安慰时
个人距离	0.5~1	熟人、朋友、同学、同事	护患沟通
社交距离	1~4	正式社交活动、外交会议	护士与同事一起工作；通知患者做检查、吃饭等
公共距离	＞4	公共场所	做报告、演讲、上课等

知识补充

目光接触可表达情感，调控互动，显示关系。

非语言沟通的特点

特　点	说　明
广泛性	非语言沟通的运用是极为广泛的，是不同文化背景下人们通用的交际手段
真实性	非语言沟通往往比语言沟通更能表露、传递信息的真实含义； 人的非语言行为是对外界刺激的直接反应，多为无意识的，而语言沟通中的词语选择是可以控制的
持续性	非语言沟通是一个持续的过程。从沟通开始，双方的仪表、服饰、举止就传递出行为者的有关信息，双方的距离、表情、身体动作也可反映各种特定的关系
情境性	在不同的沟通情境中，相同的非语言符号表达不同的含义，要结合当时的交往情境和其他同时出现的沟通行为（如表情、眼神或语言）方能确定

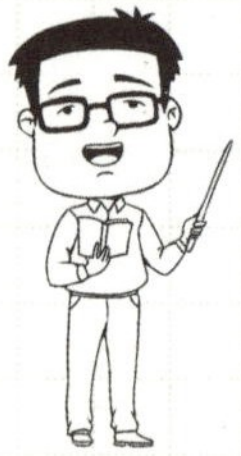

非语言沟通的特点：广泛性、真实性、持续性和情境性。